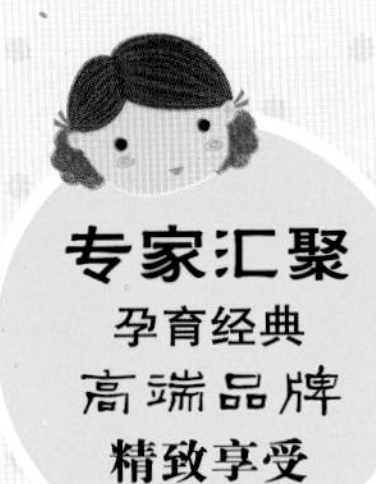

适合中国妈妈的权威孕育指南

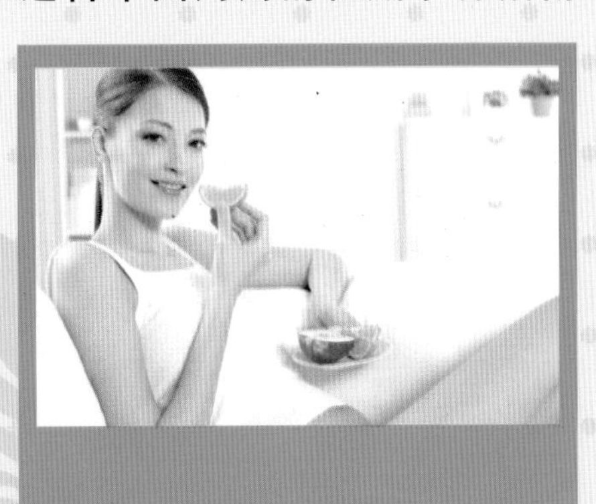

孕产期营养百科全书

Yunchanqi Yingyang Baike Quanshu

岳然 / 编著

上海科学普及出版社

图书在版编目（CIP）数据

孕产期营养百科全书 / 岳然编著. —上海：上海科学普及出版社，2013.1
（百科全书系列）
ISBN 978-7-5427-5561-2

Ⅰ.①孕… Ⅱ.①岳… Ⅲ.①孕妇－营养卫生－基本知识 ②产妇－营养卫生－基本知识 Ⅳ.①R153.1

中国版本图书馆CIP数据核字(2012)第254476号

责任编辑 徐丽萍
统　　筹 徐丽萍　刘湘雯

孕产期营养百科全书
岳　然　编著
上海科学普及出版社出版发行
（上海中山北路832号　邮政编码200070）
http://www.pspsh.com

各地新华书店经销　北京中振源印务有限公司印刷
开本720×1000　1/16　印张25　字数480 000
2013年1月第1版　2013年1月第1次印刷

ISBN 978-7-5427-5561-2　定价：24.80元

Contents 目录

Part 1 孕1月 培养良好的饮食习惯

Contents

Contents

目录

Part 5 孕5月 开始全面补充营养

Contents

Part 6 孕6月 不要让便秘困扰自己

目录

Part 7 孕7月 降压降糖，远离妊娠风险

妈妈变化与宝宝成长

本月饮食指导

本月开胃小菜

本月美味佳肴

本月鲜味靓汤

本月滋补粥品

本月营养主食

Contents

Part 8 孕8月 要控制体重了

Part 9 孕9月 为即将到来的分娩做储备

Contents

Part 10 孕10月 合理开发自己的好胃口

目录

Part 11 产后坐月子饮食调养

新妈妈身体变化及营养重点

哺乳妈妈的营养素需求

月子饮食原则

月子饮食细节

宝宝不能缺少的营养素

新生儿喂养

新妈妈开胃小菜

新妈妈美味佳肴

新妈妈鲜味靓汤

新妈妈滋补粥品

新妈妈营养主食

Contents

Part 12 孕产期常见症状食疗

孕中期

目录

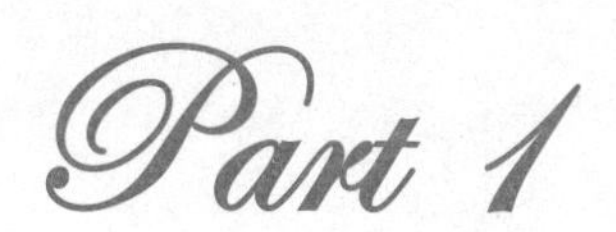

Part 1

孕1月 培养良好的饮食习惯

妈妈变化与宝宝成长

孕妈妈身心变化

这时期因为胚胎太小，母体的激素水平低，因此一般不会有不舒服的感觉，较敏感的人身体可能会有畏寒、低热、慵懒、困倦及嗜睡的症状，粗心的孕妈妈往往还误以为是患了感冒呢！这时子宫的大小与未怀孕时基本相同，只是稍软一点。

虽然已经怀孕了，但还没有什么感觉，而胚芽已经悄悄地在你的子宫里着床了！你还没发现身体的变化吧？现在你的子宫内膜受到卵巢分泌的激素影响，变得肥厚松软而且富有营养，血管轻轻扩张，水分充足，为胚胎植入做好了准备。一旦胚胎植入，子宫将开始慢慢长大。

这个阶段部分孕妈妈会出现类似感冒的症状，常常在没有任何原因的情况下出现轻微的发热、怕冷等现象。没关系，过几天它就会自动消失的。

小贴士

一旦发现自己怀孕，孕妈妈要避免剧烈运动，尤其是有习惯性流产的女性，更应在医生指导下卧床静养，采取相应的保胎措施。你的宝宝刚刚来到这陌生的环境，可不要惊吓了他。

为确保你体内宝宝的正常生长发育，你现在就应该调整自己的饮食习惯：每天清晨空腹喝一杯新鲜的白开水或矿泉水，可以起到洗涤体内器官的作用，而且对改善器官功能，防止一些疾病的发生都有很大好处；一定要吃早餐，而且要保证质量。

胎宝宝成长变化

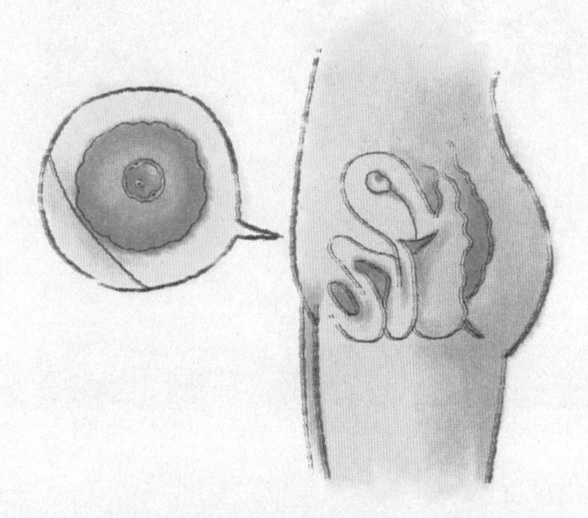

当卵子和精子结合后的7～10日，受精卵从输卵管游走到子宫，在子宫内着床，开始发育，就像种子埋入了土壤。在前8周时，还不成人形，还不能称为宝宝，应该称为胚胎。在怀孕第3周，这个小胚胎长0.5～1厘米，体重不到1克，像一条透明的小鱼，长有鳃弓和尾巴，这和其他动物的胚胎发育并无两样。原始的胎盘开始成形，胎膜此时形成。这时胚胎生活在一个毛茸茸的小球内，小球内充满了适宜胚胎生长的液体，胚胎像鱼一样在其中漂游。

小贴士

在这个阶段孕妈妈要注意自己的衣着起居，特别是在冬、春季节等流感高发期，不要到影院、剧院、商场等人多的公共场所，以避免患风疹、流感、水痘等疾病。流感的发烧症状不但会伤害胎儿正在发育着的中枢神经系统，严重的还会造成流产、死亡、畸形等。此外，还要注意室内经常开窗通风，保持空气的新鲜。

本月饮食指导

本月饮食原则

让身体达到最佳营养状态

如果孕妈妈的身体状况一直很好，营养供给均衡，也没有节食的经历，那么这个月的营养供给和饮食选择就可以不必太费心思，按照以前的饮食习惯，保证自己的食品选择是多样的、充足的就可以了。

如果孕妈妈以前经常采用控制饮食的办法减肥，或者本身体重较轻、长期素食，甚至有贫血、营养不良等症状，那么，就要及时调整饮食习惯，尽快使身体状况恢复到最佳状态。

养成良好的饮食习惯

如果孕妈妈饮食习惯不好，宝宝出生后容易出现没有胃口、不喜欢吃东西、常吐奶、消化吸收不良、偏食等现象。无论对于孕妈妈还是胎宝宝来说，良好的饮食习惯都能令其一生受益无穷。孕妈妈一定要养成和保持良好的饮食习惯。

良好的饮食习惯包括：

三餐定时：理想的吃饭时间为早餐7～8点，午餐12点，晚餐6～7点，进餐过程30～60分钟。

三餐定量：三餐不宜被忽略或合并，每餐各占一天所需热量的1/3，或呈倒金字塔形——早餐丰富、午餐适中、晚餐少量。

营养均衡：多变换食物的种类，尽量包括主食（米、面或其他杂粮），有色蔬菜（红、黄、绿色）与水果，鱼、肉、禽、蛋、奶及豆制品，食用油，调味品，坚果类食品等，保证营养充足。

本月末，有的孕妈妈可能出现早孕反应，恶心、呕吐及食欲缺乏是正常现象，这时孕妈妈可以少食多餐，选择符合口味的食物。

合理搭配食物

夫妻双方每人每天各种食物建议摄入量：

牛奶	肉类	鸡蛋	豆制品	蔬菜	水果	坚果
500毫升	150～200克	1～2个	50～150克	500克	100～150克	20～50克

小贴士

如果有晨起恶心的症状，这往往是空腹造成的，孕妈妈可以早晨醒来先吃一些含蛋白质、糖类的食物，如温牛奶加苏打饼干，然后再去洗漱，症状会得到缓解。

本月营养素需求

蛋白质：每天60～80克

蛋白质的供给不仅要充足还要优质，蛋白质是胎儿细胞分裂、发育的基础物质，必须充足摄入。每天饮食中应摄取蛋白质60～80克。尽量选择易消化吸收、利用率高的蛋白质，如鱼类、乳类、蛋类、肉类和豆制品。每周吃1～2次鱼；每天保证1～2个鸡蛋、250毫升牛奶和100～200克肉类。

糖类：每天150克

糖类简单来说就是主食，受孕前后，如果主食供给不足，身体就会“饥饿”，可能导致胎儿大脑发育异常，应保证每天摄入150克的糖类。考虑到下个月可能发生妊娠反应而影响营养摄入，因此这个月不要节制饮食，以便为日后的能量需求做一些储备。

维生素：叶酸

维生素对保证早期胚胎器官的形成发育有重要作用，尤其是叶酸，应该继续坚持补充，以防止胎儿神经管畸形。

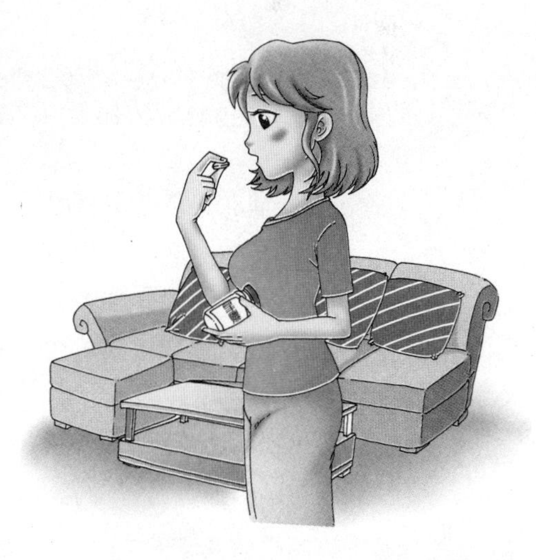

这个月除了遵照医嘱服用叶酸片之外，还可以多吃些富含叶酸的食物。富

含叶酸的食物有：

蔬菜	莴笋、菠菜、番茄、胡萝卜、龙须菜、花椰菜、青菜（又称油菜、小白菜）、扁豆、豆荚、蘑菇等
水果	橘子、草莓、樱桃、香蕉、柠檬、桃子、李子、杏子、杨梅、海棠、酸枣、石榴、葡萄、猕猴桃、梨等
谷物	大麦、米糠、小麦胚芽、糙米、黄豆等
坚果	核桃、腰果、板栗、杏仁、松子等
动物食品	肝脏、肾脏、禽肉、羊肉、牛肉、禽蛋类等

矿物质：锌、铜

补充叶酸的同时，也不应忽视微量元素的摄取，锌、铜等微量元素都参与中枢神经系统的发育。可以适当地吃一些香蕉、动物内脏，还有瓜子、花生、松子等含锌丰富的坚果。动物类食物及豆类、芝麻、番茄等均含铜丰富。

脂肪酸：植物油

孕妈妈和胎宝宝需要的必需脂肪酸来自食物中的脂肪，特别是在植物油中含量较高。芝麻油、豆油、花生油等都是不错的选择。

水：每天8杯

孕期妈妈体内的液体将大幅增加，需要足够的水分来补充体液，妈妈需要每天有意识地喝水，平均每 2 小时 1 次，最好养成“杯不离手”的习惯，切忌口渴后才喝，口渴说明体内水分已经失衡。早饭前喝一大杯凉开水可以促进胃肠的蠕动，方便排便，防止痔疮。

孕妈妈忌营养不良

孕妈妈在妊娠期间，必须有足够的营养物质供应，以满足自身和宝宝的需要。当孕妈妈营养摄入不足时，宝宝要吸收母体本身的营养素，最后出现母体营养缺乏，从而容易导致：

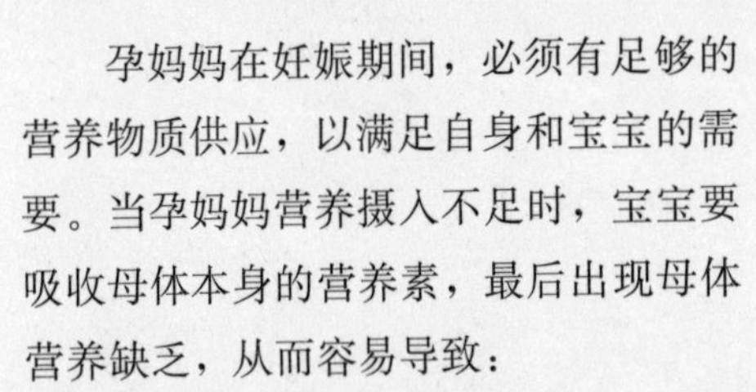

❶ 流产、早产、死产和宝宝畸形，增加宝宝的患病率和病死率。

❷ 宝宝体重下降和早产儿增多。

❸ 贫血。妊娠贫血有一定的危害性，往往引发早产，并使宝宝死亡率增高。妊娠贫血也会减弱宝宝的免疫系统功能，可引发水肿和上呼吸道感染。

❹ 影响宝宝智力发育。宝宝的大脑是所有器官中生长发育最早、最快的一个器官。孕妈妈营养不良会造成宝宝神经细胞的数量减少。这种后果即使在宝宝出生后再补充丰富营养，也难以挽回。

营养不良怎么吃

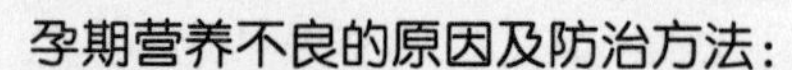

孕期营养不良的原因及防治方法：

原因	防治方法
剧烈孕吐让营养流失。某些孕妈妈的孕吐反应特别强烈，吃不下东西，睡眠质量差，引起营养缺乏	孕妈妈可以在孕吐反应较轻时增加食量，以满足营养需要。为缓解孕吐症状，可以吃些柑橘、杨梅等水果，这样可增加胃酸，促进肠胃道蠕动和增加食欲，有助于食物消化吸收
饮食超标导致营养不良。从营养学来讲，营养过剩其实是另一种营养不良	孕妈妈饮食宜定时定量。每顿饭的量要合适，早餐、午餐、午点、晚餐之间的比例以25%、35%、10%、30%为宜
挑食偏食导致营养不良。许多孕妈妈由于以前的饮食习惯或是怀孕期间口味的改变，仅仅依照自己的喜好与想法摄取食物，因此最终影响胎儿的发育	孕妈妈食物种类要多样，食物应注意粗细搭配，粮食类（包括粗粮、细粮）、豆类、肉蛋类、鱼类、蔬菜、水果、油、糖等各种食物都要吃

小贴士

孕妈妈在妊娠期间需要大量的营养物质来供给胎儿生长发育，不能为了保持身材而节食。孕期节食会造成蛋白质、脂肪摄取不足，缺乏锌、钙等微量元素，导致胎儿某些先天发育缺陷。

孕妈妈忌吃山楂

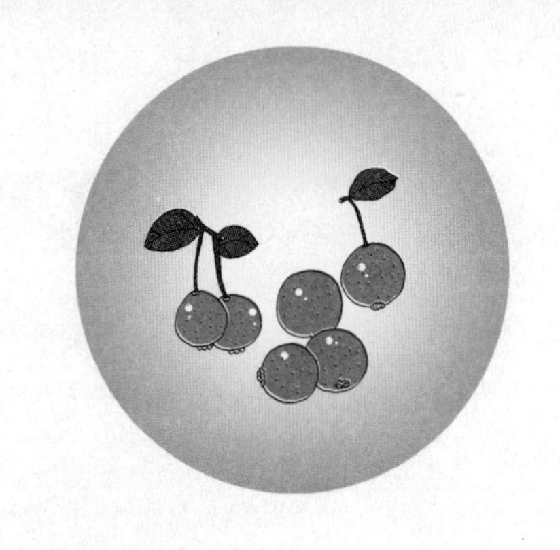

山楂开胃消食，酸甜可口，很多人爱吃，尤其孕妈妈在孕早期常有恶心、呕吐、食欲缺乏等妊娠反应，更愿意吃些山楂及山楂制品，调节口味，增强食欲，但是吃山楂对孕妈妈是十分不利的。

山楂对孕妈妈子宫有兴奋作用，可促进子宫收缩。倘若孕妈妈大量食用山楂或山楂制品，就有可能刺激子宫收

缩，进而导致流产，尤其是以往有过自然流产史或怀孕后有先兆流产症状的孕妈妈，更应忌食山楂和山楂制品。街头叫卖的糖葫芦，因其包裹的糖衣层加入了人工色素，更不可食用。

小贴士

传统上说的“酸儿辣女”是没有科学根据的，孕妈妈在怀孕期间喜欢吃一些酸、辣等味道重的食物，主要是因为怀孕期间的饮食过于清淡，影响了胃口，所以下意识地想要吃一些重口味的东西。这些酸的、辣的食物可以适当吃，但是不要吃刺激性太强的。

孕妈妈忌吃酸菜

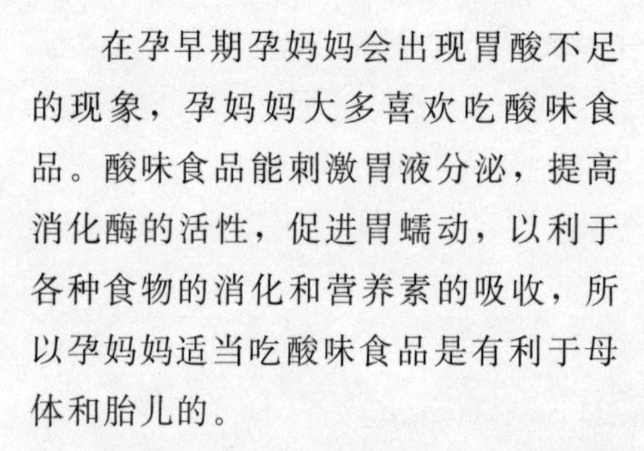
在孕早期孕妈妈会出现胃酸不足的现象，孕妈妈大多喜欢吃酸味食品。酸味食品能刺激胃液分泌，提高消化酶的活性，促进胃蠕动，以利于各种食物的消化和营养素的吸收，所以孕妈妈适当吃酸味食品是有利于母体和胎儿的。

但是，孕妈妈不可吃人工腌制的酸味食物，如酸菜、酸萝卜等，因为人工腌制的酸味食物所含的维生素、矿物质、氨基酸、糖分等营养成分几乎丧失殆尽，失去了原有的营养价值。同时腌菜中致癌物质亚硝酸盐含量较高，过多进食，显然对母体、宝宝健康不利。

小贴士

有酸味又营养丰富的天然酸味食物，是最适合孕妈妈的，比如番茄、樱桃、杨梅、石榴、橘子、草莓、酸枣、葡萄、苹果等，在开胃的同时还可以补充维生素、矿物质等营养成分。

应选择哪种叶酸补充剂

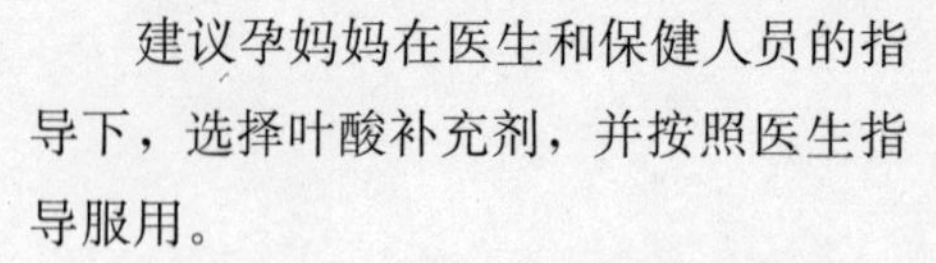
建议孕妈妈在医生和保健人员的指导下，选择叶酸补充剂，并按照医生指导服用。

目前市场上唯一得到国家卫生部门批准的、预防胎宝宝神经管畸形的叶酸增补剂是斯利安片，每片 400 微克。一般建议孕妈妈选择这种叶酸增补剂来补充叶酸。

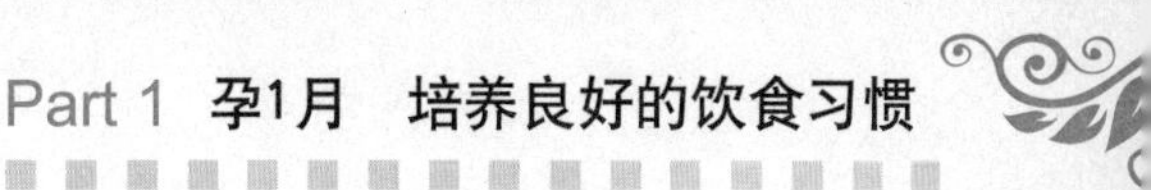

市场上还有一种供治疗贫血用的叶酸片，每片含叶酸5毫克，相当于斯利安片的12.5倍。不过孕妈妈可千万不要觉得这种叶酸片的叶酸含量更丰富，而选择用它代替小剂量叶酸增补剂来补充叶酸。长期大剂量服用叶酸片对孕妈妈和胎宝宝都会产生不良的影响。

补叶酸时要注意摄取锌

长期服用叶酸补充剂会干扰体内的锌代谢，锌一旦摄入不足，就会影响胎宝宝的发育。因此，孕妈妈在补充叶酸的同时，要注意补锌。

锌在牡蛎中含量十分丰富，其次是鲜鱼、牛肉、羊肉、贝壳类海产品。经过发酵的食品含锌量增多，如面筋、烤麸、麦芽都含锌。豆类食品中的黄豆、绿豆、蚕豆等，花生、核桃、栗子等坚果也富含锌。孕妈妈可以多食此类食物来补锌。

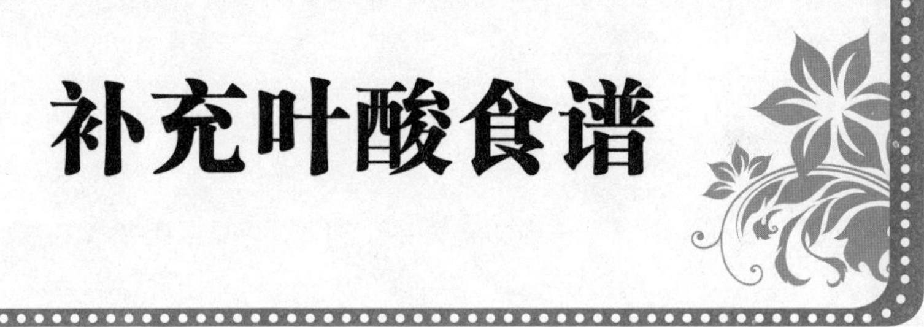

补充叶酸食谱

蔬菜沙拉

原料：卷心菜100克，番茄1个，黄瓜半根，青椒1个，洋葱半个，柠檬汁1大匙，蜂蜜、盐、香油各适量。

做法：

❶ 所有准备好的原料分别洗净，卷心菜、番茄、黄瓜均切片，青椒、洋葱切圈。

❷ 把切好的原料混拌匀，放入盘子中，将精盐、柠檬汁、蜂蜜混合均匀，淋在蔬菜上，再淋上少许香油即可。

营养解析：富含叶酸。番茄中含有丰富的胡萝卜素、维生素 C 和 B 族维生素，能有效地缓解孕吐等症状。

木耳肉丝蛋汤

原料：猪瘦肉 50 克，鸡蛋 1 个，菠菜 50 克，水发笋片 30 克，水发木耳、水发海米各 10 克，高汤、酱油、盐、香油各适量。

做法：

❶ 猪瘦肉洗净，切成细丝；鸡蛋打入碗内，搅匀；菠菜择洗干净，入沸水中焯一下，捞出沥水，切成段；水发木耳洗净切块，笋片洗净切丝。

❷ 炒锅内注入高汤，烧沸，下入肉丝、海米、木耳、笋丝、菠菜，加盐、酱油调味，汤沸后淋入蛋液，加入香油搅匀即可。

营养解析：木耳中铁的含量极为丰富，故可防治缺铁性贫血。菠菜含有丰富的维生素 C、胡萝卜素、蛋白质，以及钙、磷等矿物质。此汤对孕妈妈补充叶酸和铁有很好的食疗效果。

鸡汤豆腐小白菜

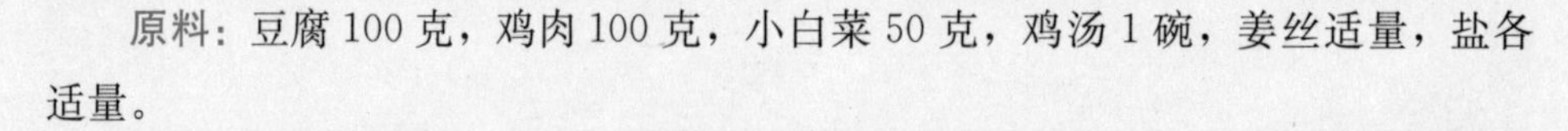

原料：豆腐 100 克，鸡肉 100 克，小白菜 50 克，鸡汤 1 碗，姜丝适量，盐各适量。

做法：

❶ 豆腐洗净，切成 3 厘米见方、1 厘米厚的块，用沸水氽烫后捞起备用。

❷ 将鸡肉洗净切块，用沸水氽烫，捞出来沥干水备用；小白菜洗净切段备用。

❸ 锅置火上，加入鸡汤，放入鸡肉，加适量盐、清水同煮。

❹ 待鸡肉熟后，放入豆腐、小白菜、姜丝，煮开即可。

营养解析：这道菜可以帮助孕妈妈补充所需的叶酸，还可以增强消化功能、增进食欲，并且对胎宝宝神经、血管、大脑的发育都有很大的好处。

本月开胃小菜

三色银芽

原料：绿豆芽100克，青红椒50克，水发冬菇25克，香油20毫升，熟猪油30毫升，精盐、白糖各适量。

做法：

❶ 将绿豆芽择洗净；青红椒去蒂、籽，洗净。

❷ 水发冬菇去蒂洗净；将青红椒、冬菇切丝。

❸ 锅内加清水烧开，放入绿豆芽，稍烫捞出，沥水。

❹ 炒锅上火，放熟猪油烧热，入青红椒丝、冬菇丝煸炒，加盐、糖翻炒，放盘内凉凉，再放入绿豆芽，淋上香油，食用时拌匀即可。

营养解析：清脆可口。富含维生素，适合孕早期女性食用。

小贴士

绿豆芽最好用旺火炒，炒的时间不要太长。

西芹拌香干

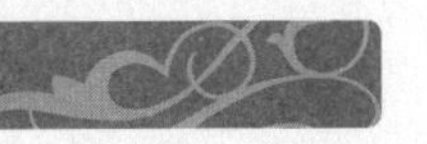

原料：西芹150克，绿豆芽150克，香干150克，香油40毫升，醋20毫升，精盐适量，蒜泥15克。

做法：

❶ 将西芹择洗净，切成3厘米长的段，放入开水锅焯一下，用清水过凉，沥水，备用。

❷ 将绿豆芽掐去两头洗净，放入开水锅内焯一下捞出，用清水过凉，和西芹

段放在一个盘中。

❸ 将香干洗净，切成细丝，放入西芹段、绿豆芽中，加入香油、醋、精盐、蒜泥，拌匀即成。

营养解析：色艳味美，脆嫩爽口。孕妈妈早期食用可防止贫血。西芹粗纤维多，能增加肠蠕动，防止孕妈妈妊娠早期便秘。

小贴士

西芹叶中所含的胡萝卜素和维生素C等营养物质比茎多，因此吃时最好不要把嫩叶扔掉。

什锦沙拉

原料：胡萝卜50克，土豆50克，小黄瓜1根，小火腿肠1根，鸡蛋1个，胡椒粉、白糖、盐和沙拉酱各适量。

做法：

❶ 将胡萝卜洗净切粒；土豆去皮，煮熟后捣成泥；黄瓜切粒并用少许盐腌一下；火腿肠切细粒；将鸡蛋煮熟后，蛋白切粒，蛋黄压碎，备用。

❷ 将胡萝卜粒、黄瓜粒、火腿肠粒及蛋白粒拌入土豆泥中，加入少许胡椒粉、白糖，再加沙拉酱拌匀，撒上碎蛋黄即成。

营养解析：富含多种维生素、矿物质和蛋白质。营养丰富而不失清淡，易消化，适合孕早期女性食用。

小贴士

土豆泥的一般做法是将土豆连皮一起煮，煮到透心为止（如用筷子能轻松插入土豆内部，说明已经煮好）。将煮熟的土豆凉凉，去皮，放到碗里，用工具捣烂土豆（建议使用打蛋器）即可。

五丝鱼

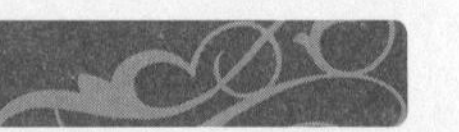

原料：鱼肉150克，水发香菇6朵，冬笋50克，青椒2段，泡红辣椒2段，料酒、盐、糖、胡椒粉、葱、姜、蒜、淀粉、鸡蛋各适量。

做法：

❶ 将鱼肉切成中粗丝，用料酒、盐、淀粉、蛋清调匀；香菇、冬笋、青椒、泡

椒切丝。葱、姜、蒜切丝；另用料酒、胡椒粉、盐、糖和淀粉加水调成芡汁，备用。

❷ 锅内放油烧热，先煸炒葱、姜、蒜出香味，后放入香菇丝、冬笋丝、泡椒丝、青椒丝和鱼丝翻炒，倒入调好的芡汁，翻炒收汁即可。

营养解析：色鲜味嫩，咸鲜清爽，富含蛋白质、维生素和多种矿物质，开胃健脾。

小贴士

注意炒冬笋的时候油不要太热了，否则不能使笋里熟外白。

本月美味佳肴

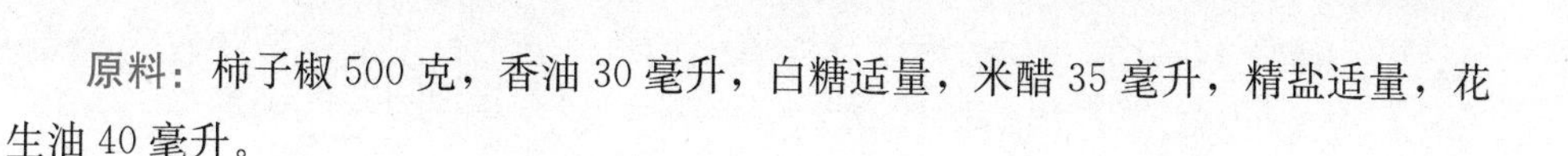

❀ 糖醋柿子椒

原料：柿子椒500克，香油30毫升，白糖适量，米醋35毫升，精盐适量，花生油40毫升。

做法：

❶ 将柿子椒去蒂、籽，洗净，切成骨牌块。

❷ 炒锅上火，放花生油烧热，放入柿子椒煸炒断生，加入精盐、白糖翻炒，放醋炒匀，淋香油，炒匀出勺。

营养解析：色鲜味美，兼有甜、酸、辣、咸多味。

小贴士

柿子椒独特的造型与生长姿势，使喷洒过的农药都积累在其凹陷的果蒂上，因此清洗时应先去蒂。

虾蟹豆腐

原料：嫩豆腐2块，虾仁60克，蟹柳3条，芫荽、上汤、盐、生粉、植物油、料酒各适量。

做法：

❶ 蟹柳切断略拆成粗丝；虾仁洗净，抹干水分，用生粉半茶匙拌匀，泡油后备用（可用焯水代替泡油）。

❷ 用少许油起锅，倒入料酒、上汤，放入豆腐煮至滚起，加入虾仁、蟹柳同煮，放入调味料，勾芡，即可上盘，以芫荽饰面。

营养解析：鲜香可口，含有丰富的蛋白质、脂肪、糖类、钙、磷、铁、维生素、尼克酸等。

小贴士

患有脾胃类病的人应不吃或少吃蟹肉，因易诱发腹痛或腹泻。

四喜豆腐

原料：豆腐60克，青菜叶50克，胡萝卜50克，木耳10克，冬菇10克，水淀粉10毫升，香油5毫升，姜、盐各适量。

做法：

❶ 豆腐放在碗内，加盐和淀粉，用手抓碎均匀；把青菜叶洗净，开水焯过，切成末；胡萝卜、木耳、冬菇都分别切末，加油、盐、姜末，拌成菜馅。

❷ 用豆腐包菜馅，做4个大丸子放在盘内上屉蒸熟，用水淀粉勾芡，用炒锅烧熟，浇在丸子上，淋香油即可。

营养解析：香软可口，富含钙、B族维生素和维生素C等养分。

小贴士

食用青菜时要现做现切，并用旺火爆炒，这样既可保持鲜脆，又可使其营养成分不被破坏。

口蘑烧茄子

原料：茄子500克，口蘑5克，毛豆50克，香油10毫升，酱油20毫升，白

糖10克，精盐2克，醋2毫升，料酒8毫升，葱6克，蒜片15克，淀粉10克，花生油500毫升。

做法：

❶ 茄子去皮洗净，切成0.7厘米厚的大片，在一面刻十字花刀，再斜刀改成象眼样块，用热油炸至呈金黄色捞出。

❷ 口蘑用温水泡好，洗净泥沙（留浸泡的原汁），切成薄片；毛豆子放入锅内煮熟。

❸ 用泡口蘑的原汁、口蘑、酱油、醋、白糖、精盐、料酒、淀粉和毛豆勾兑成芡汁。

❹ 炒锅上火，放入花生油10毫升烧热，下葱、蒜炝锅出味，倒入芡汁，下茄子翻炒均匀，淋香油，盛入盘内即成。

营养解析：香味浓厚，软烂可口，含有丰富的蛋白质、脂肪、糖类、钙、磷、铁和多种维生素。中医认为，茄子味甘性寒，有散血瘀、消肿止痛、止血等功效。

小贴士

最近研究发现，茄子所含维生素P具有降低毛细血管脆性、防止出血、降低血液中胆固醇浓度和降血压作用。

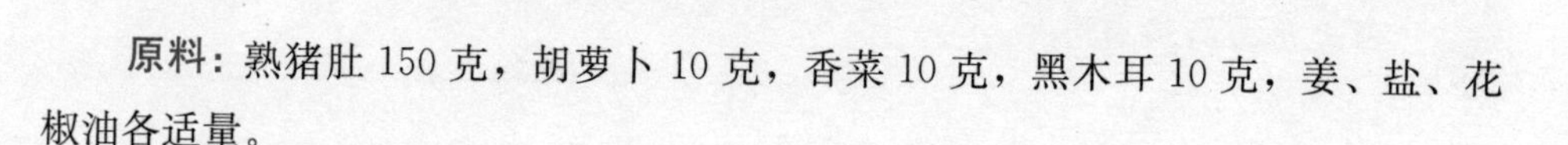

炝猪肚丝

原料：熟猪肚150克，胡萝卜10克，香菜10克，黑木耳10克，姜、盐、花椒油各适量。

做法：

❶ 猪肚切成丝；胡萝卜洗净切丝；香菜洗净切成2厘米长的段；黑木耳用温水泡开，洗净切丝；姜洗净拍散切成末。

❷ 肚丝、胡萝卜丝、木耳丝、香菜段均放入滚水中烫一下，捞出，控净水，放在大碗内，加姜末、精盐、花椒油拌匀装盘即成。

营养解析：含蛋白质、脂肪、维生素A等多种维生素和无机盐。

小贴士

孕妇吃猪肚，适合少量多次。

本月鲜味靓汤

黑芝麻粉汤

原料：黑芝麻80克，上等米粉50克，红糖适量。

做法：

把黑芝麻炒熟，放入研钵研碎，添水拌匀后倒入锅内，中火煮。加入上等米粉和红糖，用勺子不断搅拌，煮沸即成。

营养解析：含有丰富的优质蛋白质和钙、铁、锌、维生素 B_1。

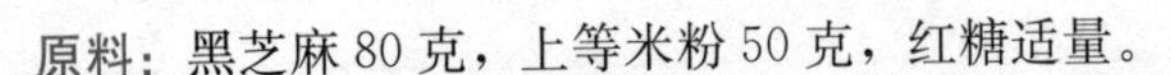

小贴士

黑芝麻忌与鸡肉同食。

酸辣汤

原料：豆腐50克，鸡蛋1个，熟白肉25克，菠菜梗25克，水发木耳5朵，水发玉兰片15片，香菜末1撮，花椒油5毫升，水淀粉15毫升，酱油15毫升，白胡椒8粒，香油7毫升，葱末适量，高汤500毫升，醋、植物油各适量。

做法：

❶ 将豆腐、熟白肉、水发木耳、玉兰片均切成丝，胡椒用刀拍碎，将四丝用开水焯一下。

❷ 锅内放植物油烧热，将胡椒炸一下，葱末炝锅，加入高汤，捞去胡椒，将烫好的四丝和菠菜梗下锅，加酱油，开锅后用水淀粉勾芡，甩鸡蛋花，出锅时放醋、花椒油、香油、香菜末即成。

营养解析：酸辣适宜，开胃健脾。钙、铁吸收率高，含有优质蛋白质。

小贴士

先在暖瓶中倒入开水，把玉兰片放进去浸泡，并盖紧盖子。10小时后，将玉兰片倒入锅中烧煮，水沸后用文火再煮10分钟左右捞出。

黄花菜汤

原料：黄花菜50克，鸡肉25克，蒿菜50克，干香菇、姜、盐各适量。

做法：

❶ 用冷水或温水将黄花菜、香菇泡开，去除花蒂，切成段；把蒿菜切成长条；鸡肉切成薄片。

❷ 锅内添水，煮至沸腾，加入姜丝，放入备好的黄花菜、蒿菜和香菇、鸡肉，慢火煮5分钟，加少许盐调味即成。

营养解析：富含维生素 B_1 和植物蛋白质。

小贴士

鲜黄花菜有微毒，不宜食用。

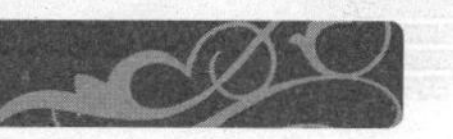

海米紫菜蛋汤

原料：紫菜10克，海米5克，鸡蛋1个，青菜叶4片，豆油10毫升，葱、盐各适量。

做法：

❶ 将海米用热水浸泡软透；葱切成葱花；鸡蛋搅匀；紫菜剁碎，除去杂质，放入汤碗内。

❷ 锅中放豆油，下葱花炝锅，加适量清水，下海米，用小火煮片刻，再加精盐，放入青菜叶，淋入鸡蛋液。待蛋花浮起时，将汤全部冲入紫菜碗中即成。

营养解析：汤味清鲜，味美可口。富含丰富的碘、钙等营养成分。

小贴士

泡发海米前先用清水冲洗一下，然后放入温水中浸泡至软即可。

菠菜鱼片汤

原料：鲤鱼肉 40 克，菠菜 100 克，火腿肉 5 克，猪油、料酒、葱、姜、盐各适量。

做法：

❶ 将鱼处理后，切成薄片，加入盐、料酒腌渍半小时。

❷ 猪油烧至五成热，爆香姜片、葱段，下鱼片略煎加水煮沸，用小火焖半小时，开盖投入切碎的菠菜，加盐调味，再撒上火腿末，沸后起锅即可食用。

营养解析：汤汁香鲜，富含优质蛋白质、铁、维生素、叶酸等。

小贴士

菠菜色泽浓绿，根为红色，不着水，茎叶不老，无抽薹开花，不带黄烂叶者为佳。

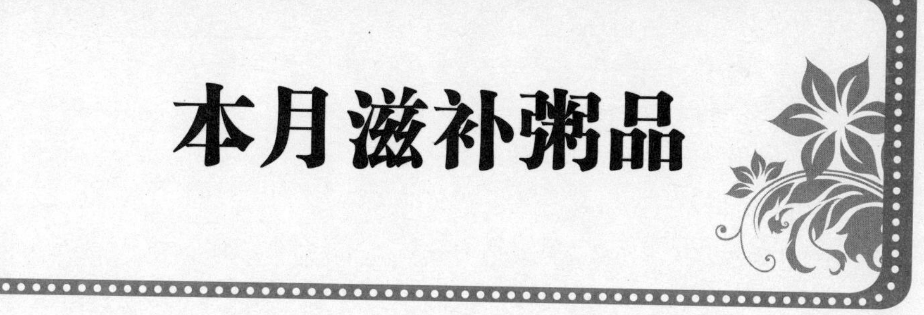

本月滋补粥品

葡萄粥

原料：葡萄干50克，粳米100克。

做法：

将葡萄干、粳米分别淘洗干净，加入锅中，放入清水适量，用旺火煮沸后，改用小火煮成粥即可。

营养解析：柔腻可口。葡萄干有补气血、宁心神、止渴安胎之功效，煮成粥最宜孕妈妈食用。

小贴士

有人为了卫生喜欢把葡萄干焯一下，这样做不仅会破坏口感，更会破坏葡萄干的糖分，使之变成有害物质。

乌贼鱼粥

原料：干乌贼鱼50克，粳米100克，精盐、葱段、姜片、花生油各适量。

做法：

❶ 将乌贼鱼用水泡发，冲洗干净，切成丁块；粳米淘洗干净。

❷ 炒锅放入花生油烧热，下葱、姜煸香，加入清水、乌贼鱼肉，煮至熟烂，加入粳米，继续煮至粥成，再放精盐即可。

营养解析：滋补养血，调经止带，养胎利产，适用于女性血虚经闭、崩漏、

带下，孕妈妈虚弱产生亏虚，是女性调经、止带、养胎、利产的养生保健佳品。

小贴士

干乌贼鱼泡发后要将表面的一层膜撕掉。

本月营养主食

玉米饭团

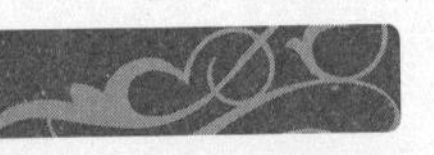

原料：糯米100克，玉米约30克，红小豆50克，红糖20克，精盐适量。

做法：

❶ 把糯米和玉米掺在一起洗净，加等量水浸泡一个晚上，煮成米饭，煮法与普通米饭相同。

❷ 把红小豆浸泡一个晚上，煮熟加红糖、精盐，搅拌成馅。用以上所有原料做成饭团。

营养解析：糯软，味香。含丰富的维生素B_1、糖类。

小贴士

糯米本身就较黏稠，所以用普通玉米更香，比黏玉米要好吃。

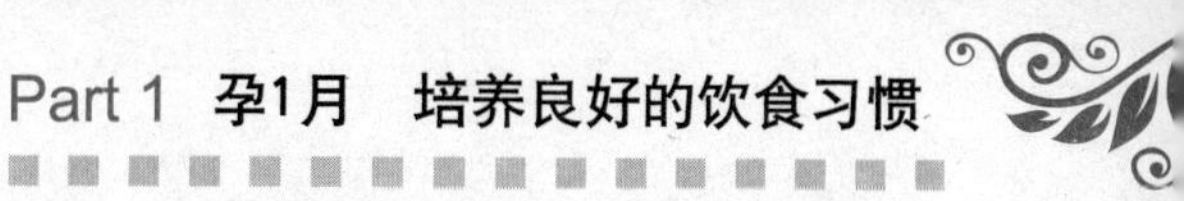

肉丝面条

原料：面条100克，瘦猪肉50克，菠菜50克，花生油、葱、姜、精盐、酱油、香油各适量。

做法：

❶ 将肉洗净，切成细丝；菠菜择洗干净，切成3厘米长的段；将葱、姜洗净，切成丝。

❷ 锅置火上，烧热后倒入花生油，待油热冒烟时，放入肉丝，迅速炒散，加入酱油、葱丝、姜丝，翻炒几下，倒入开水。

❸ 开锅后放入面条，煮至面熟，放入精盐、菠菜段、香油，用筷子在锅内搅一下即可出锅。

营养解析：汤味香鲜，面条滑软。糖类和蛋白质含量丰富，还含有多种矿物质和维生素。

小贴士

下面条之前向水中加一点盐，可以防止面条粘在一起。

Part 2

孕N月 还不是大吃大补的时候

妈妈变化与宝宝成长

孕妈妈身心变化

这个月你将可以确认自己是否怀孕，同时对你的第一个考验——早孕反应也可能来临。早孕反应在不同的人身上有不同的表现，开始和持续的时间也不尽相同。但是，你要相信自己有能力克服这些不适。发生了早孕反应，你还要说服自己尽量吃东西。

在第 2 个月内，妊娠反应始终伴随着孕妈妈，身体慵懒发热，食欲下降，恶心呕吐，情绪不稳，心情烦躁，乳房发胀，乳头时有阵痛，乳晕颜色变暗，有些人甚至会出现头晕、鼻出血、心跳加速等症状。

另外，会出现尿频与便意感。怀孕后，子宫逐渐变大，会压迫膀胱，膀胱的内容量会越来越小，所以当尿液积累到某一程度时，便有尿意感，须勤跑洗手间，造成尿频。同样的情形也发生在大肠，大肠一被刺激，就有便意感。这种情形会持续 3 个月，当超过 3 个月后，骨盆腔便容不下逐渐长大的子宫，子宫往上升到腹腔内，对膀胱、大肠的压迫逐渐消失，尿频及便意感便将消失。

小贴士

现在你的情绪波动很大，需要注意的是，在早孕 6～10 周是胚胎腭部发育的关键时期。导致胚胎的发育异常和宝宝腭裂或唇裂的原因之一就是孕妈妈长期情绪过度不安或焦虑。因此，一定要保持心情愉快。

不要养猫、狗等宠物，因为猫身上携带着弓形虫，你如果感染了弓形虫，不仅会影响胎宝宝的正常发育，还有可能造成流产、早产及先天畸形。而狗身上寄生的一种慢性局灶性副黏液病毒，进入血液后会侵害骨细胞，导致骨质枯软变形，引起畸形骨炎。

怀孕的惊喜被随之而来的不适所代替，这些都是妊娠早期特有的现象，不必过于担心。

在第2个月里，孕妈妈的子宫如鹅卵一般大小，比未怀孕时要稍大一点，但孕妈妈的腹部表面还没有增大的痕迹。

胎宝宝成长变化

怀孕满7周时，胚胎身长约2.5厘米，体重约4克，满8周已初具人形了。心、肠、肝等内脏及脑部器官开始分化。手、足、口、耳等器官已形成，小尾巴逐渐消失，可以说已是越来越像人了，但仍是头大身小，眼睛就像两个黑点分别位于头的两侧。因为宝宝所需的营养越来越多，绒毛膜更发达，胎盘形成，脐带出现，母体与宝宝的联系更加密切。

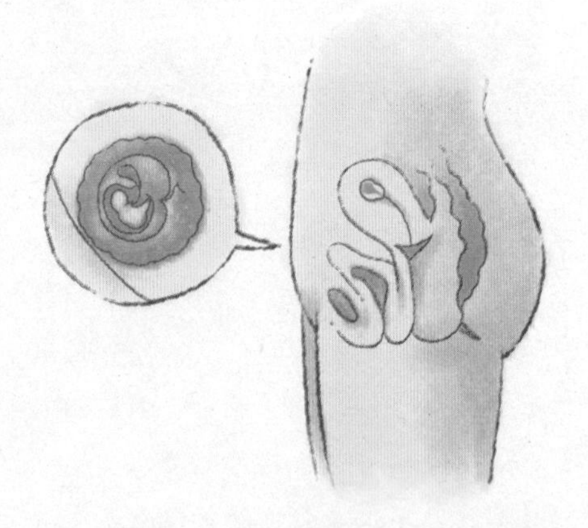

8周后胚胎的细胞仍在快速地分裂，而且分裂速度就像他形成的初期一样快。到本周末时，他的大小就像一颗豆子，他有一个特别大的头，在眼睛的位置会有两个黑黑的小点，而且鼻孔开始形成，腭部开始发育，耳朵部位明显突起。胚胎的手臂和腿开始伸出嫩芽，手指也从现在开始发育。这时心脏开始划分成心房和心室，而且每分钟的心跳可达150次，是成人心跳的2倍，脑垂体也开始发育。

小贴士

目前这几周是宝宝发育的关键时期，维持宝宝生命的器官正在生长，所以更应注意营养。另外，胚胎期是宝宝各器官分化发育的时期，许多导致畸形的因素都非常活跃。在第4～5周，心脏、血管系统最敏感，最容易受到损伤。在这个敏感的阶段，孕妈妈更要注意自己的生活环境和饮食起居，减少剧烈运动，以使宝宝安然度过。

本月饮食指导

本月饮食原则

少量多餐，克服孕吐

有了早孕反应，孕妈妈应选择易消化、易吸收的食物，如烤面包、饼干、大米或小米稀饭及营养煲粥等。正餐时若没有胃口可以少量多餐，一天5～6餐，甚至可以想吃就吃。一定要吃早餐，而且要保证质量。恶心时吃干的，不恶心时吃稀汤。如果孕妈妈呕吐剧烈，可以尝试用水果入菜，如利用柠檬、脐橙、菠萝等做材料来烹煮食物的方法，来增加食欲，也可添加少量的醋来增添菜色美味。

根据自身的体质状况来安排饮食

如果孕妈妈孕前的营养状态很好，体质也好，一般说来，就无须再特意去加强营养。如果孕前营养状况已欠佳，体质又较弱，就应该及早改善营养状况，把增加营养当成孕早期保健的一项重要内容。

警惕矿物质缺乏

许多孕妈妈会在孕期的头3个月有恶心、呕吐的症状，食欲不佳；但也有一些孕妈妈在孕早期有很强的食欲。

孕妈妈可以偶尔屈从一下这个愿望，但千万记着营养均衡饮食，不可乱吃。如果渴望的是“非食品”如冰块、黏土、颜料、头发或沙砾等，很可能患了异食癖，意味着体内缺乏某种矿物质，应该立刻咨询医生。

别用水果代替蔬菜

各种新鲜的蔬菜、谷物、水果等都可以提供各类维生素，但注意不要用水果代替蔬菜来补充维生素。维生素和矿物质如钙、铁、磷等微量元素不足时，可用保健药物补充。整个孕期要保证足量叶酸的摄取。这些都有利于胎儿的发育，预防畸形。

小贴士

怀孕以后，孕妈妈不要过于担心营养补充不够，常强迫自己猛吃猛喝，或者盲目补充保健食品，这样反而会给自身和胎宝宝的健康埋下隐患。

营养素需求

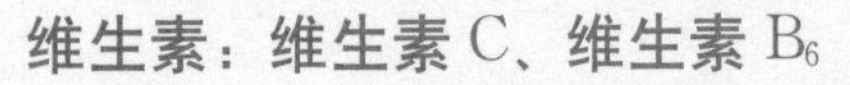

维生素：维生素C、维生素B_6

孕2月，有些孕妈妈会发现在刷牙时牙龈出血，适量补充维生素C能缓解牙龈出血的现象，同时，可以帮助提高机体抵抗力，预防牙齿疾病。多吃新鲜的水果蔬菜，就可以补充足够的维生素C。

对于那些受孕吐困扰的孕妈妈来说，可以补充维生素B_6。维生素B_6在麦芽糖中含量最高，每天吃1～2勺麦芽糖不仅可以有效抑制妊娠呕吐，而且能使孕妈妈精力充沛。

蛋白质：每天80克左右

可以考虑以植物蛋白代替动物蛋白，豆制品、蘑菇、坚果等食品也可以多吃一些。对蛋白质的摄入，不必刻意追求一定的数量，但要注意保证质量。今天想吃就多吃一点，明天不想吃就少吃一点，或者不吃也可以，顺其自然。

保证糖类及脂肪充足

糖类及脂肪是为人体提供能量的重要物质，缺乏的话容易造成低血糖、能量不足、体重下降。孕妈妈可以吃一些五谷杂粮（如大米、高粱米、小米、玉米、薯类等）和动物脂肪来补充所需的碳水化合物和能量。

小贴士

烹调过程中要尽量减少营养素的损失，洗菜、淘米的次数不能过多，不能用热水淘米。不要切后洗菜、泡菜，蔬菜在烹调过程中应急火快炒，与动物性食物混合烹调时可加少量淀粉，因为淀粉中有还原型谷胱苷肽，对维生素C有保护作用。

孕妈妈不宜吃的食物

甲鱼、螃蟹

甲鱼又称鳖，具有滋阴益肾功效，被作为高档补品而选用，并且还是味道鲜美的菜肴；螃蟹也因其味道鲜美而深受很多人的青睐。倘若孕妈妈在怀孕早期食用则会造成出血、流产。甲鱼和螃蟹都具有较强的活血祛瘀之功效，尤其是蟹爪、甲鱼壳，具有明显的堕胎作用。

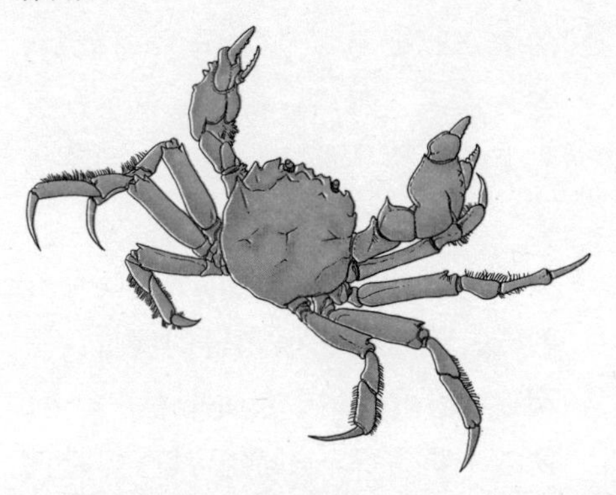

薏苡仁和马齿苋

薏苡仁和马齿苋都属滑利食物，既可作为食品食用，也可入药。两者均对子宫肌肉有兴奋作用，从而可使子宫收缩次数增多，强度增大，容易引发流产。

油炸食品及香辣调料含有较多的铝及含苯环的芳香族物质，不仅催人衰老，还会影响宝宝发育，而且可诱发癌肿、畸形等，故孕妈妈不宜选用。

未煮熟的鱼、肉、蛋等食品

生的或未熟透的食品不仅营养不易吸收，而且病菌不一定能被杀死，对母子健康都不利。

高糖食品

高热量食品以及过咸、过辣的食品孕妈妈都不宜食用，如奶油、肥肉、糖果、糕点、巧克力等。因为这些食物含较多热量，孕妈妈如果多吃，会导致体重剧增、脂肪蓄积以及引发中毒症、糖尿病、肥胖症等合并症。

腌制食品

香肠、腌肉、熏鱼、熏肉、烤羊肉串等食物，因其含有可致宝宝畸形的亚硝酸胺，孕妈妈不宜吃。

活血类的食物

一怀孕，尤其是有老人的家庭，第一个想到的就是进补。补品分温热寒凉，其中有不少是活血化瘀的，放在平时，这些补品吃一点对身体是有好处的，但是在孕期尤其是孕早期，吃活血类的补品引起流产的危险很大。

小贴士

在生活中，如果碰到不新鲜的食物、不能确认的野生蘑菇以及久放的水果、蔬菜等，孕妈妈都不宜食用，安全为大。

减轻孕吐有方法

半数以上孕妈妈在怀孕期间会有早期妊娠反应，主要症状表现为恶心、呕吐、食欲缺乏，其症状的严重程度和持续时间因人而异，一般从怀孕的第 6 周

开始，至第12周消失。呕吐严重者，无法进食，导致营养缺乏和脱水。孕妈妈思想紧张，顾虑重重，会使呕吐加剧。若不予调理，会影响孕妈妈的健康，使宝宝先天发育不良。调理饮食，减轻或抑制呕吐的正确方法是：

❶ 保持精神愉快，解除思想顾虑。饭菜要清淡、爽口、不油腻。另外，舒适的环境、可口的食物也有增强食欲的作用。

❷ 多吃容易消化的食物，如烤面包、饼干、大米或小米稀饭等。每天要少食多餐，吃饭时间不必严格规定。正常饮食开始，可以吃一些糖类和蛋白质混合的小餐，但不要吃刺激性的东西和精制糖块等。吃饭时要细嚼慢咽，饭后注意休息。早晨起床前吃少量食物对减轻恶心也有帮助。

❸ 食物烹调要多样化。根据孕妈妈的不同情况和嗜好，选择不同的原料和烹调方法。呕吐严重、出现脱水的孕妈妈要选择含水分多的食品。各种水果、西瓜、新鲜蔬菜不仅含有大量水分，而且含有丰富的维生素C和钙、钾等无机盐。

❹ 顺应自己的胃口。有的孕妈妈会有酸味、辣味和其他味道的嗜好，烹调食物时可使用少量香辛料，如姜、辣椒、紫菜等，使食物具有一定的刺激性，有增加食欲的作用。柠檬汁、醋拌凉菜、酸奶等酸味食品能引起食欲，备受孕妈妈的喜爱。

恶心呕吐的中医食疗法

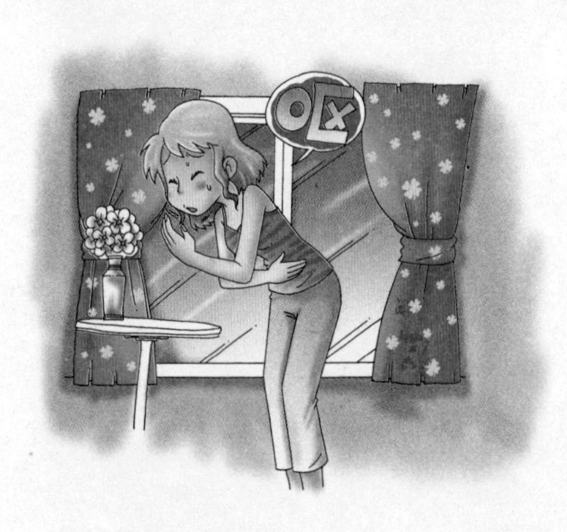

中医认为产生恶心、呕吐等症状是由胃气虚弱或肝热气逆造成的。属胃气虚弱的，症状有呕恶不食、脘腹胀闷，或食入即吐、全身乏力、头晕思睡、舌苔白、舌质淡、脉滑无力。饮食以牛奶、豆浆、蛋羹、米粥、软饭、软面条为主，可选用健胃和中、降逆止呕的食品调治。属肝热气逆的，则宜多吃蔬菜和水果。一般症状有呕吐苦水或酸水、胸腔及脘腹胀满，嗳气、长出气、头晕且涨、烦急易怒、舌苔微黄、舌边尖红、脉弦滑，可选用清热和胃、凉血安胎的食品调治。

砂仁是有效的缓解孕吐的中药，功

效显著，且很安全。此外，生姜、藿香也是中医认为可以用来缓解孕吐的良药，孕妈妈可以在食物中适当添加。

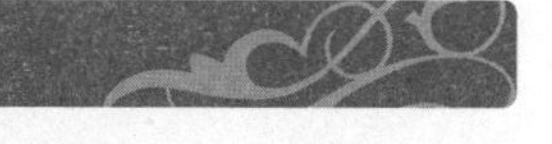

服用维生素 B_6 可以抑制孕吐吗

维生素 B_6 是妊娠早期经常用到的维生素，可以用来治疗孕吐。

维生素 B_6 在氨基酸代谢中扮演着重要角色，它能增进 γ-氨基丁酸的生成，而后者是大脑内一种重要的抑制性神经传导物质，可以抑制呕吐。不过，专家提示孕妈妈们，不要自行滥用维生素 B_6，应该在医生的指导下合理应用，千万不可过量服用。

过量服用维生素 B_6 的危害

过量服用维生素 B_6 也会给胎儿带来不良后果，比如造成胎儿对它产生依赖性，即维生素 B_6 依赖症。当胎儿出生后，由于维生素 B_6 的来源突然减少，会产生诸多神经系统异常的表现，如经常哭闹、容易兴奋或受惊、眼珠颤动等。

用食物补充维生素 B_6

对于孕妈妈来说，怀孕的前两个月，应多吃一些动物肝脏、鱼、蛋、豆类、谷物、葵花子、花生仁、核桃等食物。这些食物中均含有较多的维生素 B_6，可减轻呕吐等早孕反应。

此外，维生素 B_6 在麦芽糖中含量最高，每天吃 1～2 勺麦芽糖不仅可以防治妊娠呕吐，而且可以使你精力充沛。

小贴士

维生素 B_6 要在酸性环境中才能比较稳定，叶酸则需要碱性的环境。如果吃含叶酸的食物或叶酸补充剂时服用维生素 B_6，由于稳定环境相抵触，两者的吸收率都会受影响。所以，维生素 B_6 不能和叶酸一起服用，时间最好间隔半个小时以上。

孕吐期间需要补充营养素制剂吗

除了一些孕吐现象比较严重的孕妈妈外，一般情况的孕吐是不需要补充营养剂的。

孕妈妈一旦发生孕吐现象，应该顺其自然，因为孕期呕吐症状一般都较轻微，而且多数在妊娠 12 周左右自行消失。虽然孕吐暂时影响了营养的均衡吸收，但在怀孕早期，胎宝宝主要是处于器官形成阶段，对营养的需求相对后期要少。真正解决孕吐最好的办法是消除思想顾虑，适当调整饮食。

如果你呕吐现象比较严重，那么为了保证你及胎宝宝营养健康的需求，可以在医生的指导下适当地补充一些营养剂。比如服一些B族维生素和维生素C，这些营养素还可以减轻其他妊娠反应的不适。

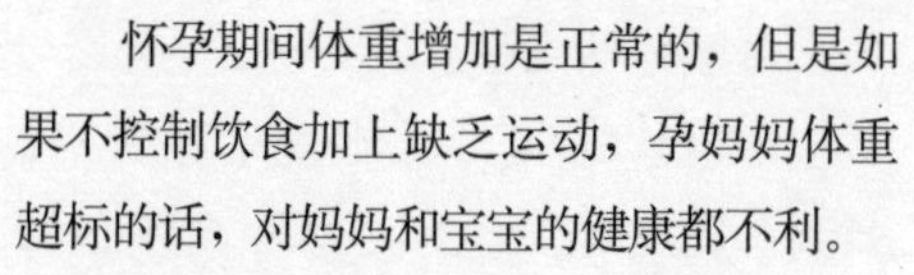

平衡饮食，防止肥胖

怀孕期间体重增加是正常的，但是如果不控制饮食加上缺乏运动，孕妈妈体重超标的话，对妈妈和宝宝的健康都不利。

孕妈妈肥胖可导致分娩巨大胎宝宝，造成妊娠糖尿病、妊娠中毒症、产后出血情况增多等并发症。因此孕期一定要合理营养，平衡膳食，不可暴食，防止肥胖。

控制进食量。主要是控制糖类食物和脂肪含量高的食物，米饭、面食等粮食均不宜超过每日标准供给量。动物性食物可多选择含脂肪相对较低的，如鸡、鱼、虾、蛋、奶，少选择含脂肪量相对较高的，如猪、牛、羊肉。另外，可适当增加一些豆类，这样既可以保证蛋白质的供给，又能控制脂肪量。要少吃油炸食物、坚果、植物种子类的食物，这类食物含脂肪量也较高。

主食和脂肪减少后，会觉得非常饿，可多吃一些蔬菜、水果，注意要选择含糖少的水果，既可缓解饥饿感，又可增加维生素和有机物的摄入。

养成良好的膳食习惯。有的孕妈妈喜欢吃零食，边看电视边吃东西，不知不觉就吃了大量的食物，这种习惯容易造成营养过剩。肥胖孕妈妈要注意饮食有规律，按时进餐。可选择热量比较低的水果做零食，不选择饼干、糖果、瓜子、油炸土豆片等热量比较高的零食。

胎宝宝大脑发育需要哪些营养素

胎宝宝大脑发达必须具备三个条件：大脑细胞数目要多；大脑细胞体积要大；大脑细胞间相互连通要多。这三点缺一不可。

要想满足这三大条件，就不能忽视以下营养素：

营养素	对大脑的作用	食物推荐
蛋白质	含量占脑干的总重量的30%～35%，是人的大脑复杂智力活动中不可缺少的基本物质，缺乏会引起胎宝宝大脑发育障碍，影响智能水平	肉、动物内脏、鱼、虾、蛋、乳类、豆类、谷类、坚果等
脂肪	占脑重的50%～60%，在大脑活动中起着不可代替的作用。其中对大脑发育最重要的脂质是不饱和脂肪酸、卵磷脂	食用油、核桃、鱼、虾、动物内脏等
糖类	是大脑活动能量的来源，具有刺激大脑的活动能力的作用	白糖、红糖、蜂蜜、甘蔗、萝卜、主食、红薯、大枣、甜菜及水果等
维生素A	可以促进脑的发育，缺少会导致智力低下	肝脏、鱼、海产品、鸡蛋、牛奶等
B族维生素	通过帮助蛋白质代谢而促进脑部活动	芦笋、杏仁、肉、蛋、花生、牛奶、动物肝脏、五谷杂粮、绿叶蔬菜等
维生素C	在胎宝宝大脑发育期起到提高脑功能敏锐性的作用	樱桃、猕猴桃、西蓝花、草莓、柿子、柠檬、番茄、苦瓜等
维生素E	具有保护细胞膜的作用，还能防止不饱和脂肪酸的过氧化	坚果、植物油、麦芽、谷物、新鲜绿叶蔬菜、动物内脏、豆类、蛋黄、瓜果、瘦肉、花生等
钙	具有保证大脑顽强工作以及使大脑产生异常兴奋得到抑制，使脑细胞避免有害刺激的作用	牛奶、乳酪、绿色蔬菜、大豆、小鱼干、芝麻等
碘	是胎宝宝神经系统发育的必要原料	碘盐及海带、海蜇、紫菜、苔条和淡菜等海产品

宝宝益智补脑食谱

炒腰脑

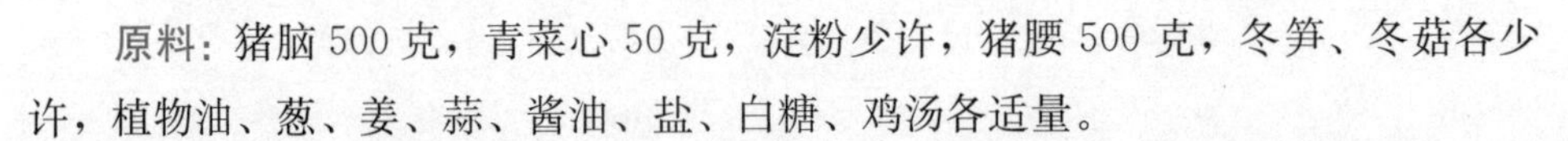

原料：猪脑500克，青菜心50克，淀粉少许，猪腰500克，冬笋、冬菇各少许，植物油、葱、姜、蒜、酱油、盐、白糖、鸡汤各适量。

做法：

❶ 葱、姜、蒜、冬笋、冬菇等切成薄片，青菜心切段；猪脑蒸熟（可以在超市熟食柜台买到做熟的猪脑），切丁。

❷ 将猪腰切成腰花（可以请卖猪腰的人代为加工腰花），用6毫升的酱油腌一下，使之入味，冲洗，去掉腰臊味，加淀粉拌匀。

❸ 将酱油、淀粉、盐、白糖、鸡汤（清水也可）等在碗里调成汁。

❹ 热好油锅，把腰花、葱、姜、蒜、青菜心、冬笋、冬菇等一齐下锅，炒至猪腰变色，将调味汁和猪脑丁倒进去，略炒，用淀粉勾芡即成。

营养解析：营养丰富，有利于宝宝大脑发育。

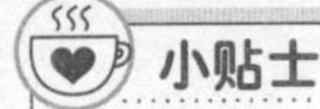

小贴士

猪脑只要将其表面的血筋除去即可食用。

腰果炒虾仁

原料：鲜虾300克，熟腰果50克，胡萝卜100克，葱、姜、蒜、盐、湿淀粉、植物油各适量。

做法：

❶ 鲜虾去沙线，洗净；半根胡萝卜洗净，切成菱形小条。

❷ 锅上火，油烧热，下葱、姜、蒜末，放入虾仁、胡萝卜翻炒，加入熟腰果（超市干果柜台有售）、盐，用少量湿淀粉勾薄芡即可。

营养解析：健脑补钙。

小贴士

腰果热量较高，多吃易致发胖。

蟹肉烧豆腐

原料：蟹 500 克，豆腐 200 克，植物油、葱花、姜丝、料酒、盐、淀粉各适量。

做法：

❶ 将蟹洗净蒸熟，取出蟹肉；豆腐切成小块；锅内油烧热，下葱花、姜丝煸炒，将豆腐倒入，用旺火快炒。

❷ 将蟹肉倒入，加入料酒、盐等急炒，将淀粉调成水汁倒入调匀，烧开即成。

营养解析：营养全面，有利于宝宝神经系统发育。

小贴士

取蟹肉先将蟹蒸熟，然后把蟹腿掰下剪去两头，用细筷子将腿肉推出；再打开蟹脐，挖出脐盖上的黄，剥下蟹盖，用竹扦拨开蟹胃取出蟹黄；用剪刀把蟹身剪开，用竹扦将蟹肉剔出。

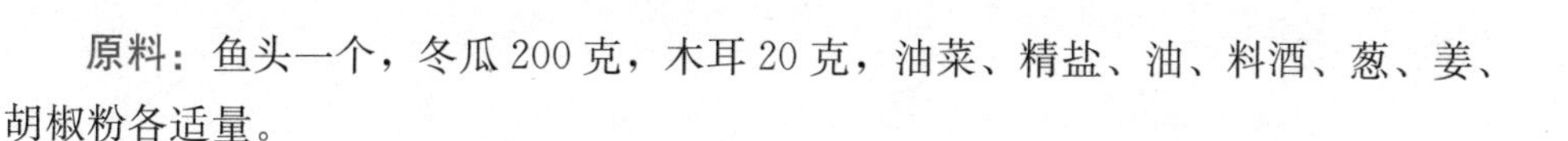

鱼头木耳汤

原料：鱼头一个，冬瓜 200 克，木耳 20 克，油菜、精盐、油、料酒、葱、姜、胡椒粉各适量。

做法：

❶ 鱼头洗净，抹上精盐；冬瓜切片；油菜切薄片；水发木耳择洗干净。

❷ 炒锅上火，倒油 50 毫升烧热，把鱼头沿锅边放入，煎至两面金黄时，烹入料酒，加盖略焖，加精盐、葱段、姜片、清水，用旺火烧沸，盖上锅盖，用小火焖 20 分钟，待鱼眼凸起，鱼皮起皱，汤汁呈乳白色而浓稠时，放入冬瓜、木耳、油

菜，加胡椒粉，烧沸后即可。

营养解析：有益于宝宝脑和神经系统的生长发育。

小贴士

平时我们食用的鱼头一般都是花鲢鱼头，花鲢鱼头个大，而且营养丰富。

香椿芽拌鲜核桃仁

原料：鲜香椿芽 200 克，鲜核桃 500 克，盐、糖、醋、香油各适量。

做法：

鲜香椿芽在春季上市，香椿芽去根、洗净，用淡盐水浸上。核桃仁用淡盐水浸上，去内皮。捞出后加盐、糖、醋、香油拌匀即可。

营养解析：有利于宝宝神经系统发育。

小贴士

香椿芽以谷雨前的为佳，谷雨后，其膳食纤维老化，口感乏味，营养也会降低。

什锦豆腐煲

原料：豆腐 500 克，青菜、火腿、鲜虾、香油、盐各适量。

做法：

按个人口味将火腿片、鲜虾与豆腐同炖，快熟时加入青菜（可选择白菜、油菜或生菜），最后别忘加入香油、盐调味。

营养解析：营养丰富，有利于宝宝大脑发育，是孕早期佳肴。

小贴士

南豆腐细嫩，适宜于烧、烩和做汤；北豆腐适宜于烧、炸、煎和做汤。

水果拌酸奶

原料：香蕉、草莓、圣女果、黄瓜、苹果、梨、黄桃等其中 2～3 种，酸奶适量。

做法：

从香蕉、草莓、圣女果、黄瓜、苹果、梨、黄桃等你喜爱的水果中挑选2～3种，洗净，去皮和核，切成1厘米见方的小块，再倒入新鲜酸奶，以没过水果为好，拌匀即可。

营养解析：补充叶酸，有利于宝宝神经系统早期发育。

小贴士

饮用酸奶不能加热，否则其中的有益菌会失去活性。夏季饮用宜现买现喝。

槐花猪肚汤

原料：猪肚200克，木耳15克，槐花20克，盐适量。

做法：

❶ 将猪肚用盐擦过，除黏液，冲洗干净，切块；木耳浸软去蒂；槐花洗净后煮水，去渣留汁。

❷ 先将猪肚与10杯清水同放入煲内，煮滚后加木耳、槐花汁再煮至猪肚软熟，加盐调味即可食用。

营养解析：开胃健脾，补脑益智。

小贴士

脾胃虚寒及阴虚发热而无实火者慎服。

黑木耳炒黄花菜

原料：黑木耳50克，黄花菜100克，花生油、葱花、高汤、盐、湿淀粉各适量。

做法：

❶ 黑木耳和黄花菜（都是干品）用温水泡发，洗净。

❷ 加热花生油，用葱花炝锅，再放入黑木耳、黄花菜煸炒，加入高汤（超市有袋装产品出售）、盐煸炒至木耳、黄花菜熟入味，用湿淀粉勾芡即成。也可根据自己的口味，加一些瘦肉、香肠一起炒。

营养解析：益智健脑。

小贴士

温水中放入黑木耳，加入两勺淀粉进行搅拌，可以去除木耳上细小的杂质和残留的沙粒。

本月开胃小菜

芙蓉菜花

原料：菜花250克，鸡蛋清4个，熟猪油、料酒、精盐各适量。

做法：

❶ 将菜花掰成小朵，洗净，备用。

❷ 将鸡蛋清兑少量水及料酒、精盐，调匀后放在汤盘内，上屉蒸5分钟即成芙蓉；炒锅上火，放油烧热，放入料酒、精盐和适量清水，然后把菜花放入煮熟。

❸ 把菜花码在蒸好的芙蓉盘内，把汤浇上即成。

营养解析：清淡适口，开胃去腻。孕早期女性食用可减轻孕期反应，增强免疫能力，促进宝宝生长发育。

小贴士

菜花里面可能有小虫子，洗菜花之前先浸泡几分钟。

❀ 虎皮核桃仁

原料：核桃仁 500 克，白糖 125 克，香油 500 毫升，精盐 3 克。

做法：

❶ 将核桃仁用开水烫一下，用竹扦挑去内衣皮，再用清水冲洗干净。

❷ 锅内加入白糖、盐和清水，投入核桃仁用小火煨，至糖汁黏稠并包在核桃仁上，离火。

❸ 锅内放入香油，用旺火烧至四成热时，将核桃仁倒入，改用小火炸至金黄色捞出，冷却后即可。

营养解析：香、酥、脆、甜。含有丰富的蛋白质、脂肪、糖类、铁、锌、维生素 B_1、维生素 B_2，尼克酸的含量最丰富。对于孕早期宝宝脑的发育有良好的作用。

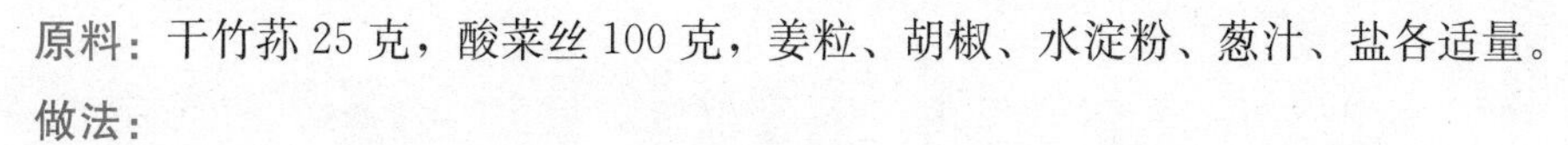

❀ 酸菜竹荪

原料：干竹荪 25 克，酸菜丝 100 克，姜粒、胡椒、水淀粉、葱汁、盐各适量。

做法：

❶ 将干竹荪浸泡涨透，放入开水中煮沸 10 分钟，用清水漂净，备用。

❷ 加 200 毫升水到炒锅中，放酸菜丝、姜粒、胡椒、竹荪、盐，烧 3 分钟至入味，用水淀粉勾芡，放葱汁搅匀起锅。

营养解析：酸辣可口，营养丰富。

小贴士

竹荪干品烹制前应先用淡盐水泡发，并剪去菌盖头（封闭的一端），否则会有怪味。

❀ 果干茄子

原料：茄子 30 克，奶油话梅、葡萄干、盐、麻油各适量。

做法：

❶ 选择新鲜的长条茄子，清洗干净，切除茄子的根蒂，对半切开；奶油话梅去除话梅果核，将话梅肉切成碎末，备用。

❷ 取一盘子，将切好的茄子依次平铺，放入盘中。

❸ 蒸锅内倒入适量的清水，将装盘的茄子放入锅中，开大火蒸煮至熟后取出，用筷子将蒸熟的茄子划成细条状，撒入少许盐，淋上麻油，用筷子搅拌均匀，将切好的话梅肉和葡萄干撒在茄子上即可。

营养解析：此菜香味浓厚，软烂可口，含有丰富的蛋白质、脂肪、糖类、钙、磷、铁和多种维生素。

小贴士

老茄子不仅皮厚口感差，而且含有一定对人体有害的碱性成分，所以挑茄子越嫩越好。

本月美味佳肴

软烧仔鸡

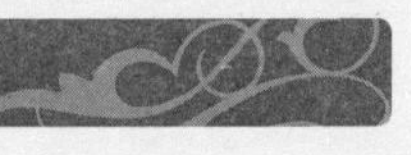

原料：仔公鸡2只（2千克左右），猪肉150克（肥三瘦七），生菜叶数片，葱、姜、盐、料酒、桂皮、八角、花椒、酱油、香油、花生油、白糖、普通汤各适量。

做法：

❶ 鸡由腋下开膛，从下腿关节处剁去足爪，斩下头、颈，翅扭向背别上；猪肉切成丝；生菜叶消毒洗净；葱、姜切成片。

❷ 水烧开，用钩钩住鸡的脖根骨，在开水中涮几下，取出擦去水分，趁热用料酒加少许盐在鸡身上抹遍，挂于通风之处，晒干皮面。

❸ 在凉鸡的同时，烧热锅，放入花生油50毫升，油热时下入肉丝、姜、葱干

炒，待肉丝断生时，加酱油、料酒、盐、桂皮、八角、花椒、白糖、汤（以能灌两只鸡腹的一半为度），开后倒入容器内晾凉。

❹ 用一节高粱秆堵住鸡的肛门，由腋下开膛处灌入炒好的肉丝和汤汁，挂于烤炉内烤熟，刷上香油。

❺ 烧菜时，在鸡的两大腿间顺拉一刀，将汁和肉丝流入碗内，剔下腿（连骨）、脯（去骨），剁成块，摆入盘内（脯在上），围上生菜叶，浇上汁（肉丝不用）即可。

小贴士

感冒、发热、咳嗽患者忌食。

泡菜炒肉末

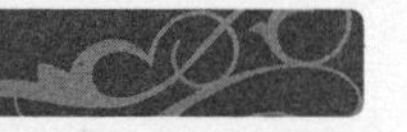

原料： 净猪肉 100 克（肥三瘦七），四川泡菜 200 克，花生油 50 毫升，精盐 2 克，白糖 3 克，料酒 3 毫升，花椒 10 粒。

做法：

❶ 将猪肉切碎剁末；泡菜剁成末（轻轻挤去水分）。

❷ 炒锅上火，放油烧热，下花椒炸煳捞出不要。放肉末，用手勺推动煸炒，待肉末水分炒干时，加入精盐、白糖、料酒、泡菜，翻炒均匀即成。

营养解析： 此菜鲜脆略酸，味美适口，含有丰富的蛋白质、脂肪及钙、磷、铁等营养物质。

小贴士

泡菜中的辣椒、蒜、姜、葱等刺激性作料可起到杀菌、促进消化酶分泌的作用。

甜椒肉丝

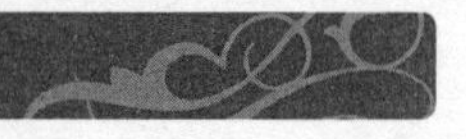

原料： 猪里脊肉 200 克，甜椒 150 克，姜 25 克，酱油、甜面酱、精盐、花生油、淀粉、鲜汤各适量。

做法：

❶ 将猪肉洗净，切成细丝，装碗内用淀粉、精盐拌匀。

❷ 甜椒去蒂、籽切丝；姜洗净，切丝。将鲜汤、酱油、淀粉均放碗内，兑成调味汁，待用。

❸ 炒锅上火，放花生油烧热，下甜椒丝炒至断生，盛入盘内。

❹ 炒锅上火，放油烧热，下肉丝滑散，放甜面酱炒至断生，再放入甜椒丝、姜丝炒出香味，烹入调味汁，翻炒均匀起勺装盘。

营养解析：色泽鲜艳，肉丝嫩鲜。孕妈妈常食能摄取丰富的营养，对防止便秘有益处，并有利于防止早期流产。

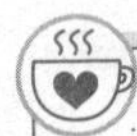
小贴士

越红的甜椒营养越多，所含维生素C远胜于其他柑橘类水果，所以较适合生吃。

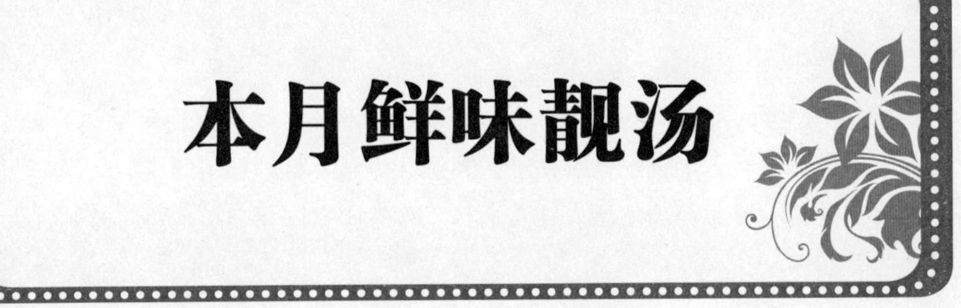

本月鲜味靓汤

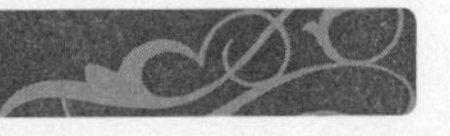

草菇黄花汤

原料：鲜草菇150克，嫩丝瓜150克，熟猪油40毫升，黄花菜50克，姜、葱各40克，精盐、鲜汤各适量。

做法：

❶ 将草菇去蒂择洗净，撕成条；丝瓜去皮洗净，切成长片；黄花菜择洗净；姜切片；葱切段。

❷ 锅置中火上，下熟猪油烧至五成热，加姜片、葱段炝锅，倒入鲜汤，加草菇稍煮片刻，再下丝瓜片、黄花菜，煮沸后撇净浮沫，放精盐调味即成。

营养解析：汤味鲜香。可预防维生素D缺乏症，为宝宝补充足够的钙质。

小贴士

草菇无论鲜品还是干品都不宜浸泡时间过长。

刀鱼珍珠丸子汤

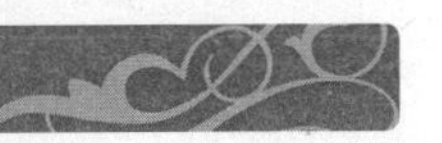

原料：刀鱼500克，豌豆苗250克，蛋清、干淀粉、葱姜汁、黄酒、精盐、鸡汤各适量。

做法：

❶ 刀鱼取肉，剁成鱼蓉，加干淀粉、蛋清、葱姜汁搅拌上劲，放冰箱冷藏一下。

❷ 锅放清水，将鱼蓉挤成珍珠大小的丸子入锅中慢火煮熟，捞出，放汤碗中。锅上火，加鸡汤，兑入黄酒、精盐烧开，投入豌豆苗烫熟，倒进汤碗中即可。

营养解析：清香爽口，营养丰富。

小贴士

皮肤病患者不宜食用。

火腿冬瓜汤

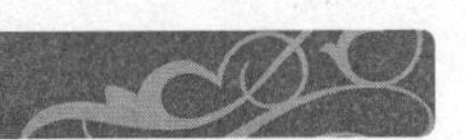

原料：冬瓜150克，熟火腿25克，葱花20克，精盐、高汤各适量，花生油40毫升。

做法：

❶ 冬瓜去皮，洗净切成长方块；火腿切成片。

❷ 炒锅上旺火，放油，烧至五成热，放入葱花炝锅，放入冬瓜块略煸，放入高汤、精盐，盖上盖儿烧至冬瓜酥烂，再放入火腿片，出锅装汤碗内即成。

营养解析：汤白味鲜，是孕妈妈补钙的美味佳肴，有清热、利水、降胃火的功效。

小贴士

冬瓜皮利尿效果更好，切下来的冬瓜皮可以一起熬汤，口感较差，可以不吃。

什锦蛋花汤

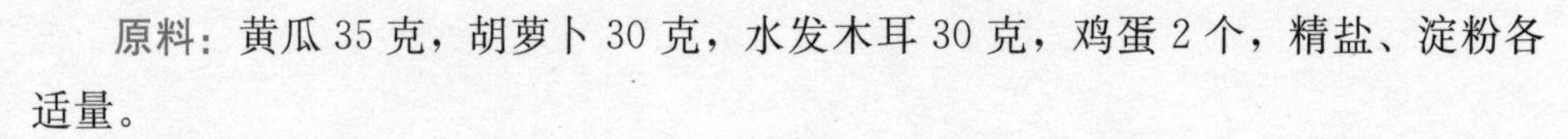

原料：黄瓜35克，胡萝卜30克，水发木耳30克，鸡蛋2个，精盐、淀粉各适量。

做法：

❶ 将黄瓜、胡萝卜洗净切成1厘米见方的薄片；将木耳择洗干净；鸡蛋打入碗中搅匀。

❷ 锅上火加水，把黄瓜、木耳、胡萝卜、精盐都放入锅内，烧开后勾入适量淀粉，在开锅时将蛋液淋入汤中，随淋随开，淋完即可。

营养解析：蛋花细嫩，鲜咸适口。含蛋白质、脂肪、糖类、维生素和矿物质。

黄瓜银耳汤

原料：鲜嫩黄瓜100克，水发银耳50克，精盐、胡椒粉、香油各适量。

做法：

❶ 锅置火上添入适量的水；将黄瓜洗净切成1厘米见方的薄片放盘内；银耳择洗干净。

❷ 水烧开后将银耳、精盐、胡椒粉入锅烧开，再放入黄瓜片，见开后淋入香油即可。

营养解析：银耳脆嫩，黄瓜清香，味美适口。含有丰富的蛋白质、糖类、纤维素、钙、铁、维生素B_2及尼克酸等。有滋补健身、润肺养胃、强壮身体和安胎的作用。

小贴士

水发后的银耳最好当天就吃，否则会变质。

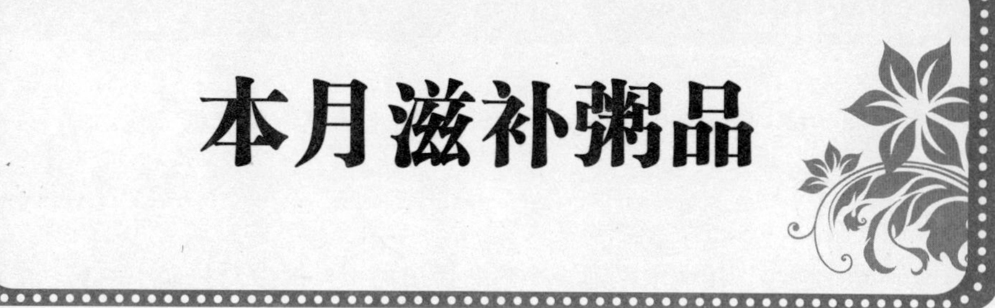

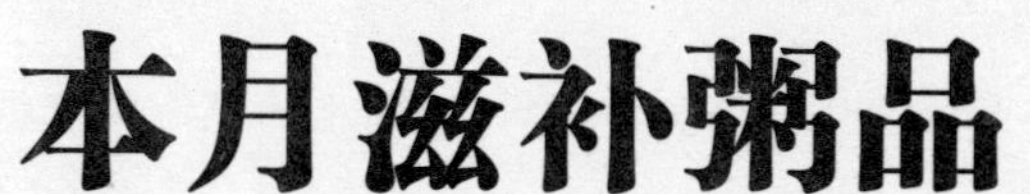

本月滋补粥品

❀ 五色豆粥

原料：绿豆 25 克，红豆 25 克，眉豆 50 克，大米 50 克，陈皮 1 小片，红糖适量。

做法：

❶ 拣去豆中杂质，洗净浸水，备用；米洗净；陈皮浸软、洗净。

❷ 锅内加水，烧开后下豆、大米及陈皮同煮至烂。食时用红糖调味（也可用白糖）。

营养解析：豆粒酥软，香甜可口。含有丰富的维生素 B_1。

小贴士

只要是各种颜色的杂粮做粥，效果都一样好。

❀ 黑米粥

原料：黑米 50 克。

做法：

❶ 将黑米用水洗净，捞出，放在锅里炒熟。

❷ 取炒好的黑米放入锅中，加 8 倍的水，用小火烧开锅后煮 7～8 分钟。

营养解析：味醇厚，浓郁芳香。富含丰富的 B 族维生素，且易被人体吸收。

小贴士

黑米的米粒外部有坚韧的种皮包裹，不易煮烂，故黑米应浸泡一夜再煮。

淮山芝麻粥

原料：淮山药 15 克，黑芝麻 120 克，冰糖 120 克，玫瑰糖 6 克，鲜牛奶 200 毫升，粳米 60 克。

做法：

❶ 将粳米洗净，用清水浸泡 1 小时，捞出沥干；淮山药切成小颗粒；黑芝麻炒香。

❷ 将以上三种原料放入盆中，加水和鲜牛奶拌匀，磨碎后滤出细蓉，浆汁备用。

❸ 锅中加入清水，冰糖溶化过滤，烧开后将粳米、山药、黑芝麻的浆汁慢慢倒入锅内，加入玫瑰糖，不断搅拌成糊，熟后起锅即成，早晚空腹服。

营养解析：香甜可口。有滋阴补肾、益脾润肠的功效。孕妈妈早期食用可健身，防治便秘，有利安胎。

小贴士

山药切片后需立即浸泡在盐水中，以防止氧化发黑。

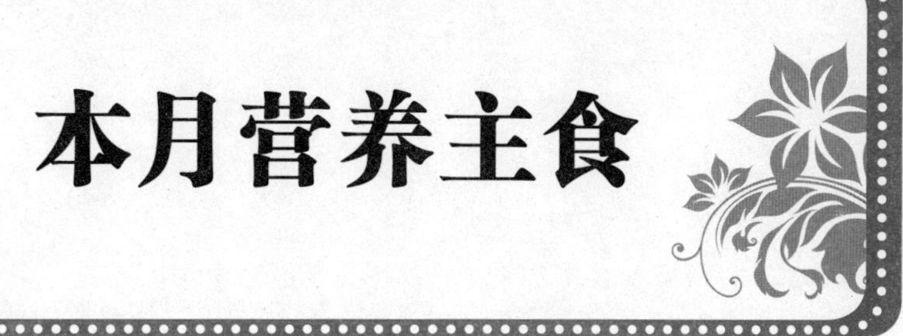

本月营养主食

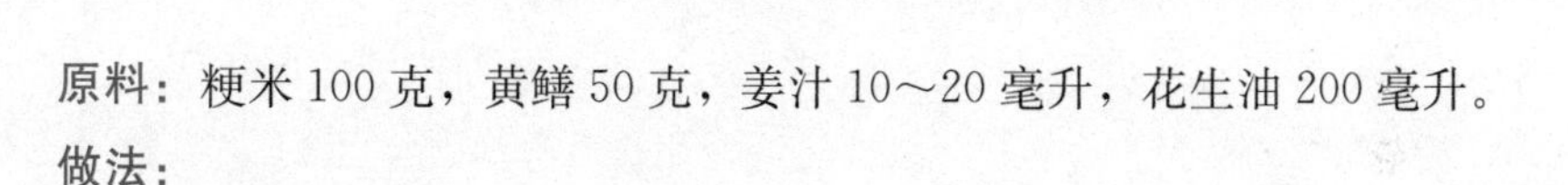

姜汁黄鳝饭

原料：粳米100克，黄鳝50克，姜汁10～20毫升，花生油200毫升。

做法：

❶ 先将黄鳝处理干净，以姜汁、花生油拌匀。

❷ 锅中加水，待水开后放入粳米，待饭煮至水分将干时，放黄鳝于饭面上，收火煮15～20分钟即成。

营养解析：具有补血健胃的作用，尤其适合妊娠呕吐、食欲缺乏的孕妈妈食用。

小贴士

死后的鳝鱼体内的组氨酸会转变为有毒物质，故所加工的鳝鱼必须是活的。

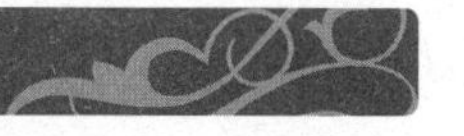

鸡汤馄饨

原料：面粉130克，虾仁50克，海参50克，香菇50克，香菜50克，紫菜10克，香油30毫升，干淀粉、葱、姜、酱油、精盐、鸡汤各适量。

做法：

❶ 将面粉和好，把面团擀成大薄片，边擀边撒上干淀粉，擀薄后，切成四方皮子。

❷ 虾仁剁成蓉，海参切成丁，香菇切成丁；将虾仁蓉、海参丁、香菇丁放到

一起加酱油、精盐、葱、姜、香油拌匀，然后用馄饨皮包上。

❸ 用鸡汤加少许开水煮馄饨，开锅煮熟后，加入紫菜、香菜、精盐、香油即可。

营养解析：含有丰富的铁、维生素 A，易消化，能增进食欲。

小贴士

涨发好的海参应反复冲洗，以去除残留化学成分。

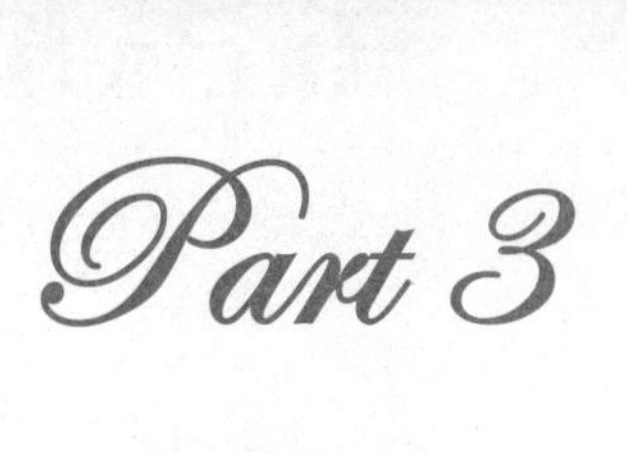

孕4月 孕吐减退更要保证营养

妈妈变化与宝宝成长

孕妈妈身心变化

孕早期就快结束了。现在早孕反应开始减轻，恶心呕吐、食欲缺乏的现象也在逐渐消失。那时你会时常感到饥饿，每天吃大量的食物都不能满足你的需求。现在，你的胎宝宝大得充满了整个子宫，如果你轻轻用手触摸你的耻骨上缘，会摸到子宫。现在你可能已经注意到你的腰变粗了，但是还不用穿孕妈妈装。

现在你的皮肤可能有些变化，一些孕妈妈的脸和脖子上不同程度地出现了黄褐斑，这是孕期正常特征，产后就会逐渐消退。这时你还可能看到，在你的小腹部从肚脐到耻骨还会出现一条垂直的黑褐色妊娠线。

这个阶段，你可能情绪不稳定，易于激动或流泪；也可能寡言少动，对事物过于敏感，极易受到伤害。只要不影响别人，你可以适度地放纵自己，借以调整心态，但也需要试着培养自己豁达的态度。

你的兴趣爱好也会发生变化，开始对儿歌童谣、孩子们的游戏感兴趣，这说明你在适应躯体的生理变化时开始输入眷恋小生命的母爱。

另外，这个阶段，你可能会出现畏惧和回避性生活的现象，也可能性兴奋会增强，这都属于正常现象。

小贴士

不要使用有美白祛斑作用的化妆品，这些化妆品常常添加铅、汞等重金属，对宝宝非常不利。可以通过喝美白茶、美容药膳或自制美白面膜来减轻面部色斑，还原美丽。同时还要注意防晒。

胎宝宝成长变化

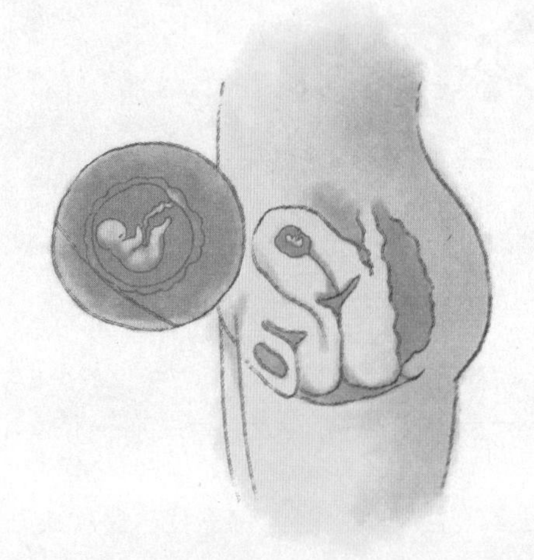

至孕3月底时，胚胎可正式称为宝宝了。宝宝的身长约7.5厘米，体重约为20克。宝宝尾巴完全消失，眼、鼻、口、耳等器官形状清晰可辨，手、足、指头也一目了然，几乎与常人完全一样。内脏更加发达，肾脏、外阴部已经长成。开始形成尿道及进行排泄作用，而宝宝周围会充满羊水。

小贴士

早孕反应严重的孕妈妈，现在尤其要注意加强钙和维生素D的补充，每天钙的需求量应在800毫克左右。现在要多喝牛奶，因为它富含钙质，可以使尿液中的钠排泄增多，降低血容量以消除水肿，还可以防治妊娠高血压，并有益于宝宝骨骼的发育。

本月饮食指导

本月饮食原则

重视脑发育

怀孕第 7 周胎儿开始出现大脑雏形，神经管开始发育，3 个月后神经管闭合，大脑和脊椎开始发育。因此这个阶段是胎宝宝脑组织增殖的激增期，也是胎宝宝成长的关键阶段。孕妈妈要特别注意多吃富含 DHA、胆碱的海产品、花生等，以及补充充足的蛋白质，满足胎宝宝脑部发育所需营养。

食物不仅要重质，还要加量

在受孕 11 周以后，由于胎宝宝迅速成长和发育，需要营养也日渐增多。从这个时期起，不仅食品的质要求高，而且量也要逐渐增多，但由于胎宝宝的体积尚小，所以食物的量应逐步增多，不可以一次吃太多。

少吃多餐，食物应易消化

有的孕妈妈这个月还会有早孕反应，另外，增大的子宫压迫胃和其他消化器官，常会出现消化不良、食欲缺乏等情况。孕妈妈除了少吃多餐外，在饮食结构方面应挑选容易消化的、新鲜的食物，尽量避免吃油炸、辛辣的食物。

少喝饮料多喝水

这个月每天应保证水的供应，养成定时喝水的习惯。市售的饮料要少喝或不喝，特别是含有糖或糖精、食品添加剂的饮料。可以自己榨制果汁饮用，现榨现喝，不要煮沸。

另外，不要喝久沸的水，因为水反复沸腾后，水中的亚硝酸银、亚硝酸根离子以及砷等有害物的浓度会相对增加。

小贴士

这个时期，如果孕妈妈的胃口好转，可适当加重饭菜滋味，但仍需忌辛辣、过咸、过冷的食物，以清淡、营养的食物为主。

营养素需求

维生素：维生素 A、维生素 D

维生素 A 参与了胎宝宝发育的整个过程，对胎宝宝皮肤、胃肠道和肺部发育尤其重要。由于孕早期的 3 个月内，胎宝宝自己还不能储存维生素 A，因此孕妈妈一定要及时补充足够的维生素 A。建议孕妈妈多吃南瓜、甘薯、菠菜、芒果等补充维生素 A。

如果妊娠反应比较严重，并因此造成体重减轻的话，一定要在医生指导下补充维生素 D，以促进钙的吸收。

优质蛋白质：每日80～100克

胎宝宝进入快速生长发育期，需要足量的优质蛋白质，可以选择猪肉、牛肉、鸡肉、鱼、虾做成红烧肉、清蒸鱼、清炒虾仁、蒸肉饼等清淡点的菜肴来食用。如果吃不下肉，还可以选择豆制品及菌类。保持量宜在每日 80～100 克。

钙：每天800毫克

现阶段的孕妈妈每天钙的补充量应在 800 毫克左右。要多喝牛奶，一袋 250 毫升的牛奶可补充 250 毫克的钙，所以建议孕妈妈每天喝 2 袋牛奶。其中一袋应该在晚上睡前喝，这样可以维持半夜血钙正常，防止腿抽筋。

盐：控制在每日5～6克

孕妈妈的食盐量控制在每日 5～6 克为宜，盐中含有大量的钠，过多的钠容易形成水肿，并且使血压升高。

其他矿物质：碘、镁

缺碘的胎儿出生后智力低下，个子矮小，有可能得克汀病。你每天需碘量应在 175 微克左右，食用加碘盐最佳，含碘食物有海带、紫菜、海蜇等。

孕早期镁摄入不足，会影响到胎宝宝以后的身高、体重和头围大小，孕妈妈可以多吃绿叶蔬菜、坚果、大豆、南瓜、甜瓜、香蕉、草莓、葵花子和全麦食品等，来保证镁的摄入。

小贴士

无论需要补充何种营养素，首先都应该考虑食补，如果经检查认为营养缺乏，才考虑在医生的指导下进行药剂补充，不然容易补充过量，会导致体内调节系统紊乱。

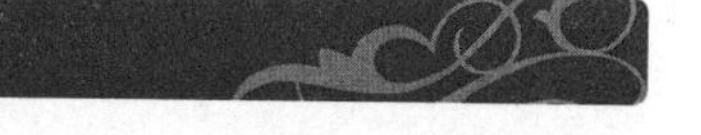

孕妈妈需要喝孕妇奶粉吗

孕妇奶粉是专门为孕妈妈准备的一种奶粉，它在牛奶的基础上，特别添加了叶酸、钙、铁、DHA 等各种孕期所需要的营养成分，营养搭配合理，有条件的孕妈妈可以适当饮用。

孕早期可以不用喝孕妇奶粉，到了妊娠中、晚期可以将牛奶换成孕妇奶粉，以保障充足的营养。因为孕早期胚胎较小，生长比较缓慢，孕妈妈所需热能和营养素基本上与孕前相同，所以在孕早期不需要马上食用孕妇奶粉，再加上早孕反应，孕妈妈可能也喝不下孕妇奶粉。

到了妊娠中期，胎宝宝所需的营养也越来越多了，即便均衡饮食，也有相当一部分孕妈妈由于食量、习惯等，难以获得满足胎宝宝生长及自身健康的诸多营养素，尤其是钙、铁等。所以建议有条件的孕妈妈可以在孕中、晚期，把孕期所需的牛奶换成孕妇奶粉，来弥补营养不足。

孕妈妈不宜多吃罐头食品

罐头食品味美、方便，便于家庭保存，许多人喜欢食用。但是孕妈妈如果常吃罐头食品，对健康非常不利。

在罐头食品的生产过程中，往往加入一定量的添加剂，如人工合成色素、香精、甜味剂和防腐剂等，这些都是人工合成的化学物质，对胚胎组织有一定影响。在胚胎早期（受孕20～60天），细胞和组织严格按一定步骤和规律进行繁殖和分化，这时的宝宝对一些有害化学物质的反应和解毒功能尚未建立，在此期间如果受到这些有害物质的影响，容易导致畸胎的发生。

罐头保鲜期一般为半年至1年，市场上出售的罐头食品往往存放时间较长，甚至超过保质期，质量已经发生变化，孕妈妈吃了当然对健康不利。

另外，罐头食品在制作、运输、存放过程中如果消毒不彻底或密封不严，就会导致食品被细菌污染。细菌在罐头内生长繁殖，可产生对人体有害的毒性物质，若被人误食后可造成食物中毒，其危害相当严重。

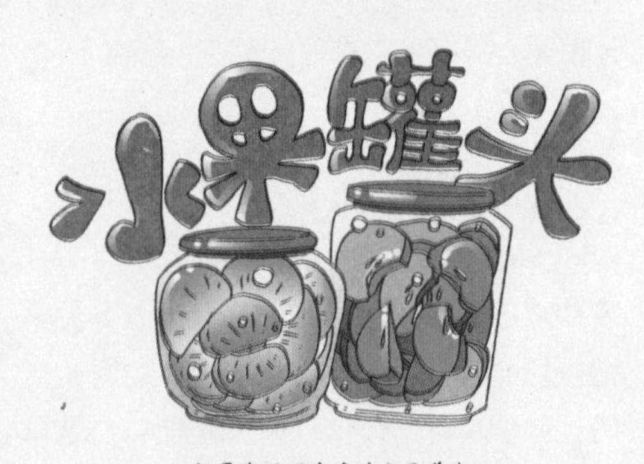

怀孕期间不宜多吃水果罐头

因此，怀孕后最好不要吃罐头食品。孕妈妈可以根据季节多吃一些新鲜的水果蔬菜，鸡蛋、鱼、肉也要买新鲜的。

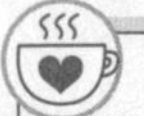

小贴士

除罐头以外，成品或半成品食物都要少吃，一些成品、半成品的食物为了增加保质期，都会放一些防腐剂，对宝宝的健康不利。怀孕了以后，最好是买回食材在家现做。

不爱吃肉的孕妈妈怎么补充营养

不爱吃肉的孕妈妈应多吃奶制品、豆制品、全谷物粮食、鸡蛋和坚果等食物。

肉类为人体提供的营养主要是蛋白质，而动物性蛋白质是人体最容易吸收利用的蛋白质。此外，动物的内脏是无机质（磷、铁、镁、锌等）以及B族维生素（猪肉的维生素 B_1 是牛肉的10倍）的重要食物来源。不爱吃肉的孕妈妈容易缺蛋白质、B族维生素，因此，在日常饮食中尤其要注意补充这类易缺营养素。

以下是给不爱吃肉以及素食孕妈妈的营养补充建议：

❶ 多摄取奶制品。这类孕妈妈可以每天喝3杯牛奶，或每天250毫升牛奶、1杯酸奶，也可以每天吃2～3块奶酪。

❷ 多选用豆制品。豆类富含植物蛋白，并且其必需的氨基酸组成与动物性蛋白相近，比较容易被人体吸收利用。可以常吃豆腐、豆芽、豌豆、扁豆，平常多榨点豆浆喝。

❸ 选择全谷物粮食、鸡蛋和坚果。全麦面包和麦片都是全谷物粮食，可在早餐时适当增加。每天适当地吃几粒坚果和两个鸡蛋。

不爱吃蛋的孕妈妈怎么补充营养

不爱吃蛋的孕妈妈应多吃坚果及富含维生素C的蔬菜和水果等。

常见的蛋有鸡蛋、鸭蛋、鹅蛋、鸽蛋及鹌鹑蛋等。蛋类是优质蛋白质（氨基酸组合良好）的来源，利用率很高。蛋中的脂肪绝大部分含于蛋黄中，而且分散成小颗粒，容易被吸收。蛋黄中还含有丰富的钙、铁、维生素A、维生素 B_1、维生素 B_2、维生素D以及磷质等。不爱吃蛋的孕妈妈可能会缺蛋白质、铁、钙及维生素A、维生素 B_1、维生素 B_2。因此，在日常饮食中尤其要注意补充这类易缺营养素。

以下是给不爱吃蛋的孕妈妈的营养补充建议：

❶ 喝点醋蛋口服液。鸡蛋不仅含有丰富的蛋白质，而且还包括人体不能自行合成的 8 种必需氨基酸、各种维生素及一些微量元素。不喜欢吃蛋的孕妈妈可以喝些此类的替代品。

❷ 每天固定两份坚果。

❸ 多吃点富含维生素 C 的蔬菜和水果，可以增加铁质的吸收。

不爱吃鱼的孕妈妈怎么补充营养

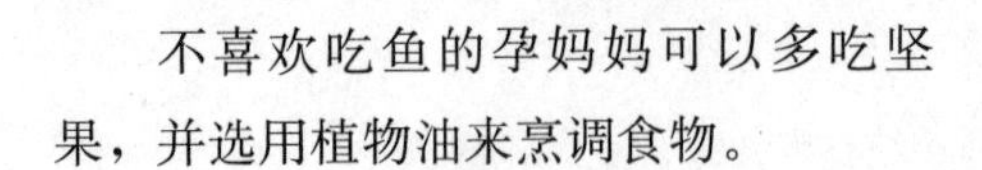

不喜欢吃鱼的孕妈妈可以多吃坚果，并选用植物油来烹调食物。

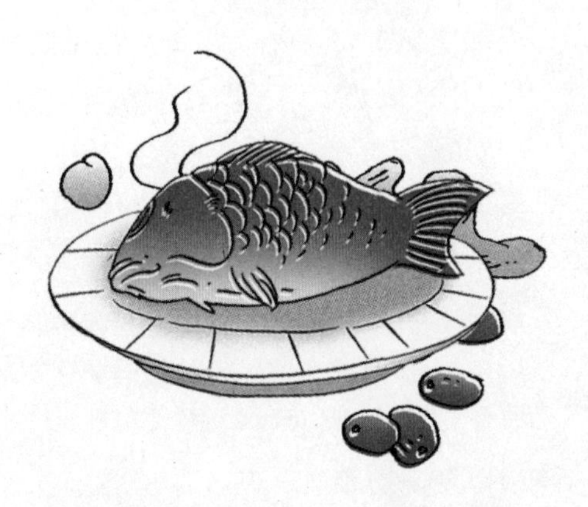

鱼肉和畜肉一样，蛋白质含量丰富，而且含有丰富的维生素 D，能有效促进钙的吸收。此外，有些种类的鱼，例如鳗鱼，还富含维生素 A。鱼类含有大量脂肪酸 DHA，与脑部及神经传导有很大关系。

不爱吃鱼的孕妈妈，可能会缺乏蛋白质、脂肪、矿物质和维生素 D、维生素 A。建议这类孕妈妈在日常饮食中适当增加以下食物的摄入量，以补充易缺乏的营养：

❶ 食用鱼油。孕妈妈最好选择以深海鱼为原料提炼而成的那种。

❷ 用坚果当加餐。坚果脂类含量丰富，可以作为不吃鱼孕妈妈的一种营养补充剂。

❸ 做菜时多选用植物油。植物油如大豆油、菜籽油、橄榄油等是脂肪酸很好的来源，但要控制用量。

不爱吃蔬菜的孕妈妈怎么补充营养

不喜欢吃蔬菜的孕妈妈可适当多吃富含维生素 C 的水果和富含铁、B 族维生素的燕麦等。

蔬菜是含有抗酸化维生素、食物纤维、钾、钙等重要营养素的食品源。根据颜色和种类的不同，蔬菜分为黄绿色蔬菜和其他蔬菜（淡色蔬菜），其中尤以黄绿色蔬菜的营养素含量最为丰富。黄绿色蔬菜是指那些可食部分 100 克中胡萝卜素含有量在 600 微克以上的黄绿颜色的蔬菜，例如目前市场上常见的番茄、大辣椒、竹笋等。正常的人，每天

的蔬菜食用量应该是350克，其中120克是黄绿色蔬菜。作为孕妈妈，所需要食用的量更要增加。

不爱吃蔬菜的孕妈妈，可能会缺乏各种维生素、纤维素以及微量元素。建议这类孕妈妈在日常饮食中适当增加以下食物的摄入量，以补充易缺乏的营养：

❶ 日常饮食中多吃富含维生素C的食物。蔬菜富含维生素C，不爱吃蔬菜的孕妈妈可在两餐之间多吃一些富含维生素C的水果，如橙子、草莓、猕猴桃等，也可以将它们打成新鲜的果汁。

❷ 早餐增加一份燕麦。燕麦富含铁、B族维生素及纤维素，可以将其加在早餐的牛奶里。此外，也可以吃些全谷物粮食及坚果。

❸ 补充叶酸及少量辅助补充铁质的片剂。

宝宝会遗传妈妈的饮食习惯

据研究调查发现，妈妈的饮食习惯确实会影响到宝宝出生后的饮食习惯。

如果妈妈在孕期胃口不好、偏食、挑食，或吃饭过程常被干扰，甚至有一餐没一餐的，那么，宝宝出生后就会经常表现出没有胃口、不喜欢吃东西、常吐奶、消化吸收不良，甚至较大宝宝出现明显偏食的现象等。

所以，如果妈妈希望日后宝宝能有良好的饮食习惯，自己就要养成良好的饮食习惯。

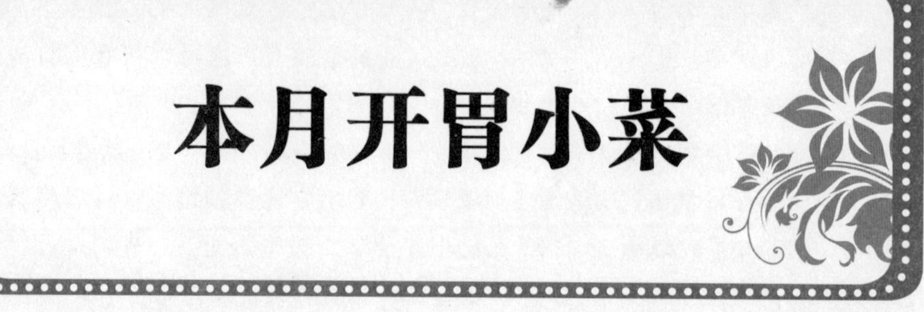

本月开胃小菜

酸辣白菜

原料：白菜心 500 克，胡萝卜 200 克，芹菜 200 克，干红辣椒、花椒、色拉油、虾油、白醋、食盐、白糖各适量。

做法：

❶ 将白菜心、胡萝卜切成菱形块；芹菜切成 3 厘米长的斜段。

❷ 水烧开后，把上述半成品放入开水中焯一下立即捞出，不可焯得太软，以免丧失鲜脆感，再用自来水激凉，控干水分后，放入干净的盆内。

❸ 取 50 毫升色拉油放入炒锅内烧热，先放入花椒，再加入两三个干辣椒，炸黄后立即离火，趁热倒于菜上，并放入白醋、盐、白糖、虾油适量，拌匀后盖上盖子稍闷一会儿，即可装盘上桌。

营养解析：富含维生素，适合孕早期女性食用。

小贴士

用大白菜叶子效果也是一样，入水焯的时间略长几秒即可，不过口感略差些。

香辣黄瓜丝

原料：黄瓜 100 克，香油 5 毫升，精盐 3 克，白糖 20 克，白醋、干红椒、姜丝、花椒各适量。

做法：

❶ 黄瓜洗净，切成长条，放盐腌 20 分钟，备用。

❷ 将白糖放入碗内，冲开水 100 毫升待凉后，再加少许白醋，调成糖醋汁。

❸ 把腌好的黄瓜挤去水分，整齐地放入碗内，浇上调好的糖醋汁。

❹ 炒锅上火，加少许香油，把干红椒切成丝，放入锅内，略煸出辣味，放入姜丝稍炒后，捞出姜丝、辣椒丝放在黄瓜上，再放入花椒粒，炸出香味，连油一同倒在黄瓜上，用一容器压着，腌 3 小时即可。

营养解析：香辣爽口，能增进食欲，富含铁、钾、维生素 A 和维生素 C。

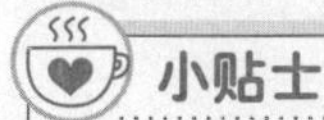

小贴士

脾胃虚弱、腹痛腹泻、肺寒咳嗽者应少吃，因黄瓜性凉，胃寒患者食之易致腹痛泄泻。

卷心黄瓜

原料：卷心菜 100 克，韭菜 30 克，黄瓜 100 克，姜末、蒜末适量，醋 2 勺，糖 2 勺，盐 1 勺，鲜辣椒 1 勺（能吃辣的可多一点，干辣椒则可少点）。

做法：

❶ 卷心菜切大小适中的方片；黄瓜切薄片；韭菜切成 4 厘米长的段。

❷ 烧一锅滚水，将卷心菜和韭菜倒入之后立刻关火（使得卷心菜和韭菜的生味去掉而又不失鲜脆，这样做同时让调料容易入味），卷心菜和韭菜稍微变色即可捞出控干水分。

❸ 将卷心菜、韭菜、黄瓜片放大碗中，放入姜末、蒜末、醋、糖、辣椒、盐搅拌均匀即可。

营养解析：清脆可口，富含维生素，适合孕早期女性食用。

小贴士

韭菜不宜多吃，尤其胃不好的人，不要生吃韭菜。

❀ 凉糕

原料：山药100克，白糖50克，青梅和红樱桃各少许，琼脂5克。

做法：

❶ 将山药洗净，上屉蒸熟，去皮搓成泥；将琼脂洗净，放入锅，加入清水和白糖，上火熬至溶化，琼脂溶解后，过滤，再将汁水倒入锅内，放入山药泥，上火熬开，倒入搪瓷盆内。

❷ 凉后放入冰箱，食时取出，改刀成菱形块，装盘，每1块糕上摆1个青梅、1个红樱桃即成。

营养解析：清凉适口，味道鲜美。含大量钙及叶酸。

小贴士

山药汁粘在手背上会发痒，可以用姜片涂抹擦一下，然后洗干净就不痒了。

❀ 凉拌芹菜叶

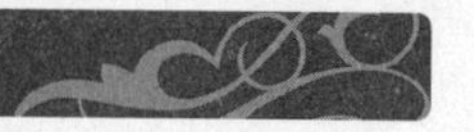

原料：芹菜嫩叶200克，香豆腐干40克，精盐适量，白糖半汤匙，香油1汤匙，酱油1汤匙。

做法：

❶ 将芹菜叶清洗干净，放开水锅中烫一下即可捞出，摊开凉一下，沥水，剁成细末，撒上精盐拌匀。

❷ 将香豆腐干放开水锅中烫一下，捞出切成小丁，撒在芹菜叶末上，加入酱油、白糖、香油拌匀即可。

营养解析：清凉适口，味道鲜美。含大量钙及叶酸。

小贴士

芹菜叶是一种可口的食品，平时不要随便扔掉，用开水烫一下去味，或炒或凉拌都很不错。

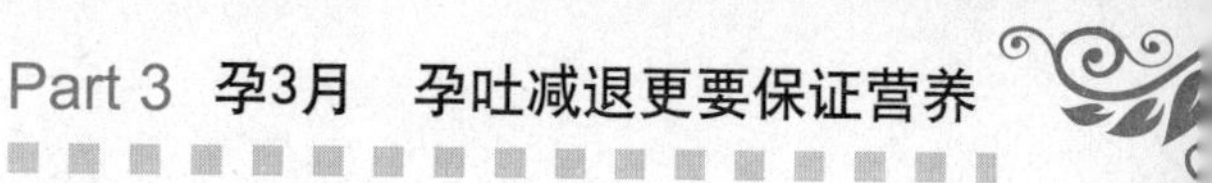

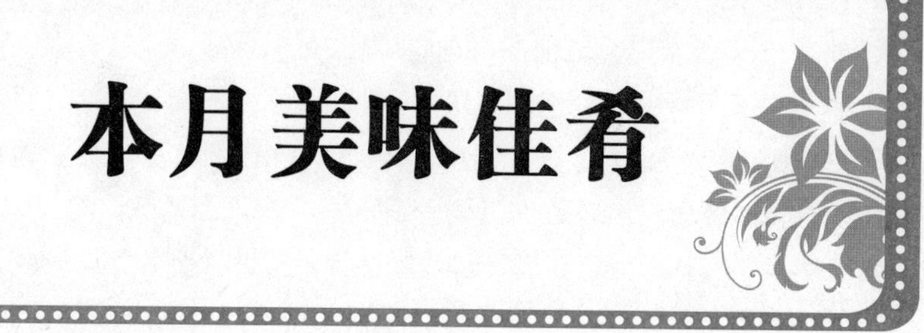

本月美味佳肴

虾皮炒茭白

原料：嫩茭白300克，虾皮50克，青椒25克，花生油、葱、姜、精盐、白糖各适量。

做法：

❶ 将茭白削去皮，洗净，放入沸水中焯一下捞出，直剖成两瓣，再切成斜刀片。

❷ 青椒去蒂、籽，洗净，切成片。

❸ 将虾皮拣净杂质，洗净，捞出，控干水分；将葱、姜洗净，用刀拍散，切成末。

❹ 烧锅下油，炒香葱、姜，下入虾皮，煸炒出香味，加入茭白、青椒、精盐、白糖，煸炒几下，倒一点水，炒匀装盘。

营养解析：含有多种维生素、蛋白质及无机盐类。有止渴、利尿、降血压等作用。

小贴士

如茭白黑心，是品质粗老的表现，不要食用。

核桃仁烧丝瓜

原料：丝瓜200克（食部），鲜核桃仁100克，姜5克，盐2克，料酒10毫升，淀粉5克，鸡油10毫升，食油500毫升（实耗30毫升）。

做法：

❶ 鲜核桃仁用开水泡发后，剥出外皮洗净待用。

❷ 丝瓜剥去老皮，切成3～6厘米长的段。

❸ 炒锅上火，入油烧至四五成热，下核桃仁、丝瓜滑透后，将油沥出。

❹ 锅内留少许油，下姜末炝锅，速下核桃仁、丝瓜，再下调料，炒片刻后，用淀粉勾芡，淋入鸡油盛盘。

营养解析：核桃的营养成分包括蛋白质、脂肪、维生素和矿物质，有美化肌肤及乌发的作用。

炝芹菜

原料：嫩芹菜200克，海米20克，精盐、酒、花椒、生姜、花生油各适量。

做法：

❶ 海米用温水泡好；生姜去皮洗净切细丝；芹菜去根和叶，洗净，粗的一劈为二，切成3厘米长的段，放入沸水中焯2分钟左右，捞出控净水，装盘。

❷ 撒上海米、姜丝，放入精盐、酒拌匀。

❸ 烧锅下油，放入花椒，炸出香味捞出，将油倒在芹菜上，拌几下稍闷片刻即成。

营养解析：含蛋白质、纤维素、维生素A和维生素C等，钾、钙、磷、锌等矿物质的含量尤为丰富。

小贴士

芹菜叶的降压效果很好，营养成分很高，而且滋味爽口。择下的芹菜叶可以凉拌食用。

青豆炒牛肉

原料：牛肉100克，青豆角150克，姜片1.5克，蒜蓉少许，油500毫升，芡汤25毫升，湿淀粉、胡椒粉、精盐各适量。

做法：

❶ 将青豆角洗净切段；牛肉洗净，沥干水，按横纹切薄片。用油15毫升起锅，将青豆角放入锅中，加精盐、沸水煸至九成熟，倾在漏勺里，滤去水分。

❷ 烧锅下油，下牛肉烧至六成熟，倾在笊篱里。

❸ 利用锅中余油，放入姜、蒜蓉和青豆角，翻炒数下，加入牛肉，用清汤、湿淀粉、胡椒粉调匀打芡，加明油5毫升，炒匀上盘。

营养解析：此菜营养丰富，含蛋白质、脂肪、胆固醇、钙、磷、铁、维生素B_1、维生素B_2等。

小贴士

牛肉的纤维组织较粗，结缔组织又较多，应横切，将长纤维切断，不能顺着纤维组织切，否则不仅没法入味，还嚼不烂。

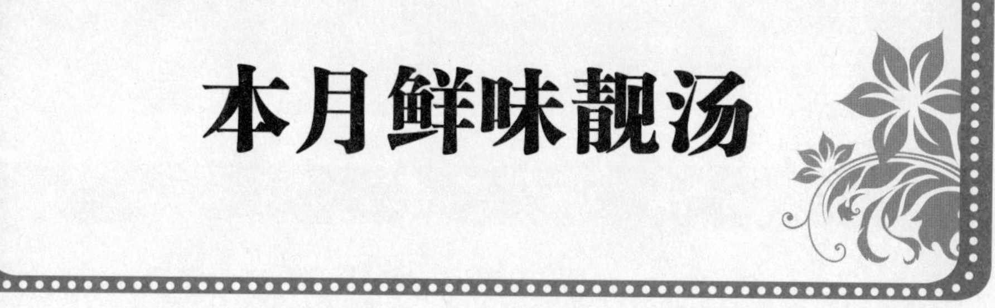

本月鲜味靓汤

发菜豆腐汤

原料：豆腐25克，水发发菜5克，笋片10克，鲜蘑菇片5克，番茄25克，植物油10毫升，淀粉1克，黄酒2毫升，精盐1克。

做法：

将植物油烧至八成热，下笋片、蘑菇片，炒熟，加入发菜，烹上黄酒，加适量水，煮沸5分钟，推下豆腐片、番茄，待汤再沸加精盐调味，用淀粉勾薄芡即成。

营养解析：低脂肪、高蛋白质。

小贴士

发菜在食用前，应先用温水浸泡2小时左右，去杂质，洗净后轻轻揉搓，使其松散，再用清水漂洗。

❀ 氽丸子汤

原料：瘦猪肉 150 克，鸡蛋清 1 个，黄瓜 50 克，精盐、香油、葱、姜、上汤、料酒各适量。

做法：

❶ 将瘦猪肉剁成细馅，再用刀背砸成肉泥；黄瓜洗干净切成片；葱、姜洗净切成末；将肉泥加鸡蛋清拌匀，放入姜末、葱末、精盐、料酒，再加入少量上汤调匀。

❷ 锅中加清水烧至五成热时，将肉泥挤成丸子放入水中，氽熟，锅中加盐，放入黄瓜片，沸后，撇去浮沫，滴香油装入汤盆。

营养解析：含极丰富的肉类蛋白质，还含多种矿物质和维生素。

小贴士

剁完肉馅用刀背拍一下，拌的时候可以更容易入味，口感也更好。

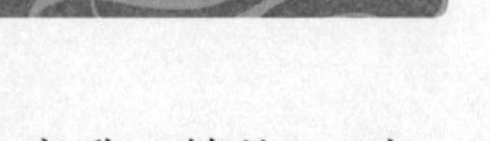

❀ 海带冬瓜汤

原料：淡菜 25 克，水发海带 50 克，冬瓜 150 克，料酒 10 毫升，精盐 10 克，葱结 1 个，姜 2 片，豆油 8 毫升。

做法：

❶ 将淡菜用冷水泡软，去尽泥沙及筋，放在锅内，加少许水和料酒、葱结、姜片，用中火煮至酥烂；海带切成菱形块；冬瓜去皮及籽，洗净，切成块。

❷ 炒锅上火，放入豆油烧至五成热，放入冬瓜、海带煸炒 2 分钟，放入开水约 1000 毫升，用大火煮 15 分钟，再放入淡菜及原汤，用大火煮 15 分钟，待瓜烂时，放入精盐，装入汤碗内即可食用。

营养解析：口味清香。含有丰富的蛋白质、钙、铁、锌、碘等。

❀ 五彩鲜蔬汤

原料：番茄 50 克，黄瓜 40 克，紫菜 10 克，鸡蛋 1 个，食盐 5 克，猪油 6 毫升，麻油 2 毫升，鲜肉汤 200～300 毫升。

做法：

❶ 番茄、黄瓜洗净，番茄切成大片，黄瓜切成长片；鸡蛋磕破盛入一小碗中调散；紫菜洗净，撕碎，盛入汤碗中。

❷ 锅内加猪油，倒入鲜肉汤，烧开后放入黄瓜片煮约 2 分钟，即投入番茄片、盐调好味，随后将调匀的蛋液冲入锅中，起锅舀入盛紫菜的汤碗内，淋麻油即成。

营养解析：汤味香浓，营养丰富。富含维生素 A、维生素 C、叶酸、碘、钙、铁等。

小贴士

蔬菜的颜色和营养价值有一定关系，所以吃蔬菜要换着颜色吃。

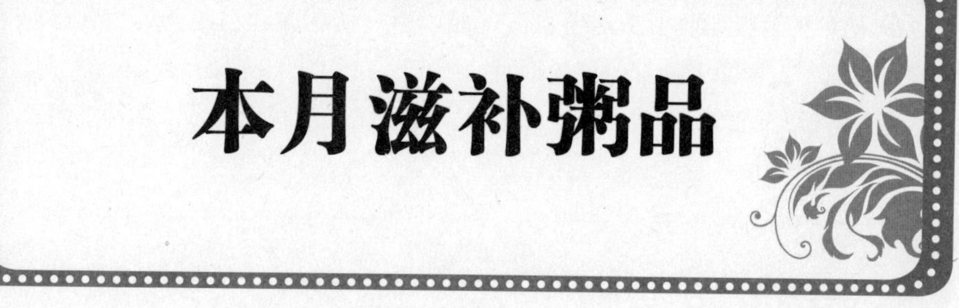

本月滋补粥品

胡萝卜肉末粥

原料：大米 100 克，胡萝卜 100 克，瘦肉末 50 克，精盐、料酒、葱花、姜末、花生油各适量。

做法：

❶ 将大米淘洗干净，放入清水中泡 1 小时，捞出控水；胡萝卜洗净，去皮，切成小丁。

❷ 炒勺置火上，放油烧热，下葱花、姜末炝锅，待出香味后放入肉末和胡萝卜丁煸炒几分钟，烹入料酒，炒匀出勺。

❸ 锅上火，放适量清水烧开，下大米和炒好的肉末、胡萝卜丁，再次烧开后

改用小火煮至米粒开花、胡萝卜丁酥烂时，用精盐调味即可。

营养解析：鲜咸适口。孕早期女性常食可获得较丰富的营养，并能防止维生素A缺乏症，防止便秘，促进宝宝生长发育。

小贴士

烹调胡萝卜时，不要加醋，以免胡萝卜素损失。

八宝粥

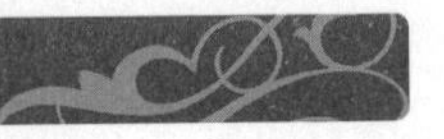

原料：糯米150克，桃脯15克，蜜枣、糖莲子、杏脯、冬瓜条、核桃仁、山楂糕各25克，白糖、桂花酱各适量。

做法：

❶ 将糯米淘洗干净，放入锅中，加水烧沸后改用小火熬，熬成稠粥，要经常搅动，以防糯米煳锅底。

❷ 把各种辅料切成小丁，掺和在一起，加入桂花酱和白糖拌匀。食用时，将粥盛入碗内，上面撒上拌好的辅料即可。

营养解析：粥稠，黏甜，味香，适口，易消化。含有蛋白质、多种维生素和矿物质。

小贴士

八宝粥除了糯米以外，其他的配料可以根据实际情况添加。

鸡肉粥

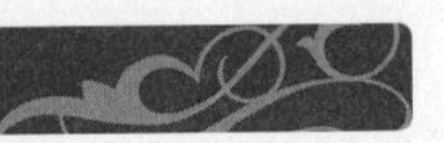

原料：仔鸡1只（750克），大米50克，精盐、酱油、香油、生姜、大葱各适量。

做法：

❶ 将鸡煺毛去内脏洗净。锅内放水，用旺火烧开，将鸡肉下锅浸烫，一提一放连续烫4～6次，随后向锅内稍加凉水，将鸡放入锅中加盖，用微火（保持水开为准）煮20分钟，再焖煮20分钟，捞出，放入凉开水中泡凉，再捞出控干水，在外皮抹上香油，以保持鸡肉光亮。

❷ 将大米淘洗干净倒入锅内，加原汁鸡汤用大火煮沸，再改用小火煮至粥稠，

便成鸡粥。

❸ 食用时将鸡粥盛入碗内，将鸡身部位切片装盘，将葱、姜、精盐、酱油、香油调匀成作料，蘸食。

营养解析：含有丰富的蛋白质、糖类以及钙、铁、磷、B族维生素和尼克酸等多种营养物质。

小贴士

鸡屁股是淋巴最为集中的地方，也是储存病菌、病毒和致癌物的仓库，应弃掉不食。

本月营养主食

山药糕

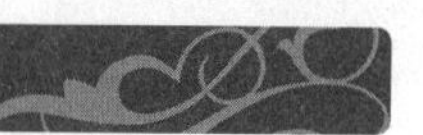

原料：鲜山药200克，鲜扁豆50克，陈皮3克，红枣肉50克。

做法：

鲜山药去皮切片，陈皮及红枣切碎，加鲜扁豆一起和匀后蒸成糕。

营养解析：健脾开胃，含有丰富的维生素E等。

小贴士

山药不可与碱性药物同食。

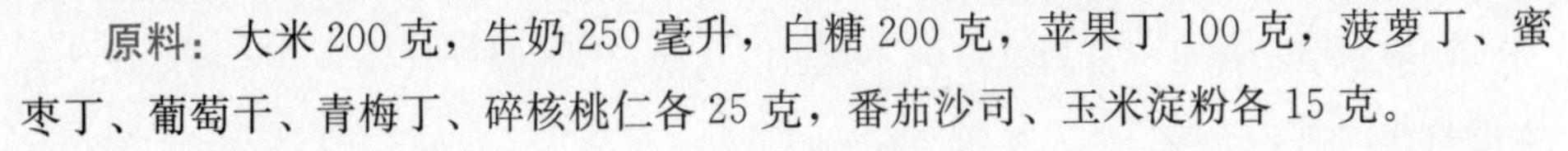

什锦果汁饭

原料：大米200克，牛奶250毫升，白糖200克，苹果丁100克，菠萝丁、蜜枣丁、葡萄干、青梅丁、碎核桃仁各25克，番茄沙司、玉米淀粉各15克。

做法：

❶ 将米淘洗干净，放入锅内，加入牛奶和适量清水焖成软饭，再加入白糖150克拌匀。

❷ 将番茄沙司、苹果丁、菠萝丁、蜜枣丁、葡萄干、青梅丁、碎核桃仁放入锅内，加入清水300克和白糖50克烧沸，用玉米淀粉勾芡，制成什锦沙司。

❸ 将米饭盛入小碗，然后扣入盘中，浇上什锦沙司即成。

营养解析：味道香甜，营养全面。含有丰富的蛋白质、糖类、维生素（A、B_1、B_2、D、C）和钙、磷、铁、锌、尼克酸等多种营养素。

小贴士

孕妈妈最好选用标准米而不是精米，因标准米中有较多的胚芽及外膜，保存了大部分营养素。

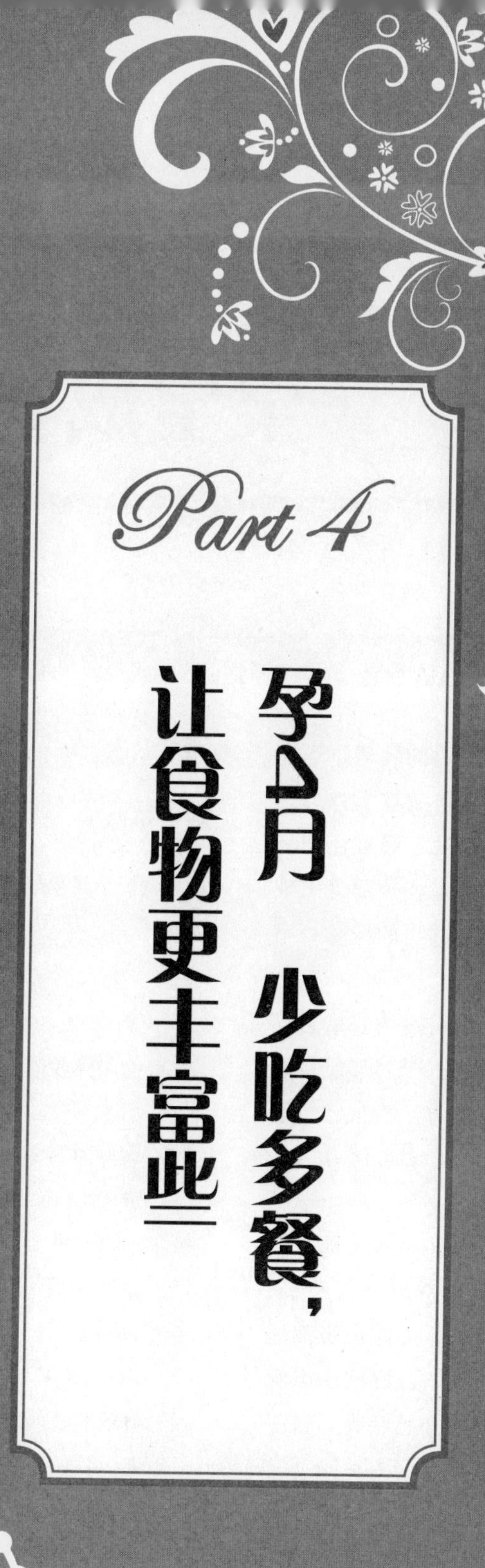

Part 4

孕4月 少吃多餐，让食物更丰富些

妈妈变化与宝宝成长

孕妈妈身心变化

进入孕中期，孕妈妈的乳房正迅速地增大，由于腹部和乳房的皮下弹力纤维断裂，在这些部位出现了暗红色的妊娠纹，有些孕妈妈在臀部和腰部也出现了妊娠纹。这时应进行适当的锻炼，增加皮肤对牵拉的抗力。

孕吐已经结束，孕妈妈的心情会比较舒畅，食欲开始增加。尿频与便秘渐渐消失。这个阶段结束时，胎盘已经形成，流产的可能性减小许多，可算进入安定期了。

怀孕 4 个月，子宫如小孩头部一般大小，已能从外表略微看出“大肚子”的情形。到了第 5 个月，应注意腹部的保温，并防止腹部松弛，最好使用束腹带或腹部防护套。乳房开始胀大，最好选择较大尺码的胸罩，有些人可能会有乳汁排出。

基础体温下降，一直到生产时都保持低温状态。

小贴士

❶ 为了孕妈妈产后的美丽容颜和健康体形，怀孕期在补充营养的同时，也要注意避免体重增加过快或过多。

❷ 孕吐及压迫感等不适症状消失，身心安定，但仍需小心。这个时期是胎盘完全形成的重要时期，最好保持身心的平静。

❸ 为了使宝宝发育良好，应摄取充分的营养，蛋白质、钙、铁、维生素等营养素要均衡摄取，不可偏食。

❹ 此时有可能出现妊娠贫血症，因此对铁质的补充尤其要重视。

❺ 身体容易出汗，分泌物增多，容易受病菌感染，孕妈妈每天应该淋浴，并且勤换内裤。

胎宝宝成长变化

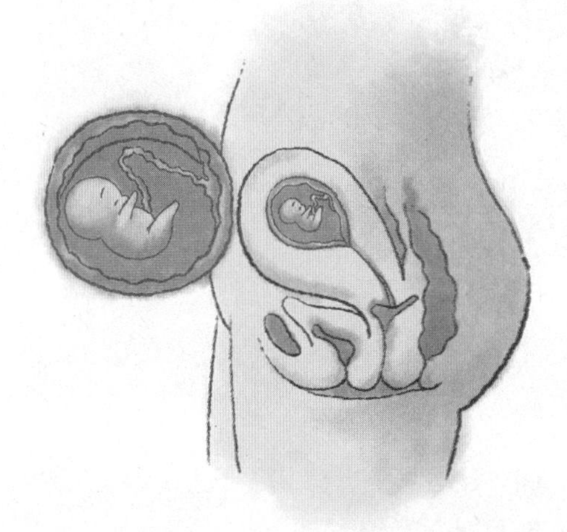

在妊娠 15 周后期，宝宝的身长约为 16 厘米，体重约 120 克。此时已完全具备人的外形，由阴部的差异可辨认男女，皮肤开始长出胎毛，骨骼和肌肉日渐发达，手、足能做些微小活动，内脏发育大致已经完成，心脏跳动活跃，可用超声波听诊器测出心音。

胎宝宝看上去更像一个漂亮娃娃了，他的眼睛突出在头的额部，两眼之间的距离在缩小，耳朵也已就位。他的身体在迅速成熟，腹部与母体连接的脐带开始成形，可以进行营养与代谢废物的交换。

小贴士

宝宝用品及出生时的必需用品，现在应该列出清单并开始准备。牙齿如需要治疗，必须立刻着手，平时还应注意口腔卫生。

本月饮食指导

本月饮食原则

食物种类应该丰富起来

进入本月后，孕妈妈的早孕反应已消失，会一反先前恶心呕吐、无食欲的状况，变得胃口大开、食欲旺盛，可以放心地吃各种喜欢的东西，但不要一次吃得过多、过饱，或一连几天大量食用同一种食品。

这时期食品的种类应该丰富，包括：

充足的蛋白质（肉、蛋、奶）；

适量的糖类（五谷杂粮）；

低脂食品（鱼、奶）；

多种维生素和微量元素（水果、蔬菜）；

富含钙和铁的食物（海带、鱼虾）。

增加主粮的摄入

孕妈妈需要增加主粮的摄入，应选用标准米、面，搭配食用一些杂粮，如小米、玉米、燕麦片等。一般来说，孕中期每日主食摄入应在400～500克之间，这对保证热量供给、节省蛋白质有着重要意义。

合理平衡营养

过了孕早期，孕妈妈会变得胃口大开，胎儿的营养需求也加大了，孕妈妈要做到不挑食、不偏食，并且少食多餐，在早、中、晚加餐3次是正常的，一天所吃的食物最好控制在计划量内。

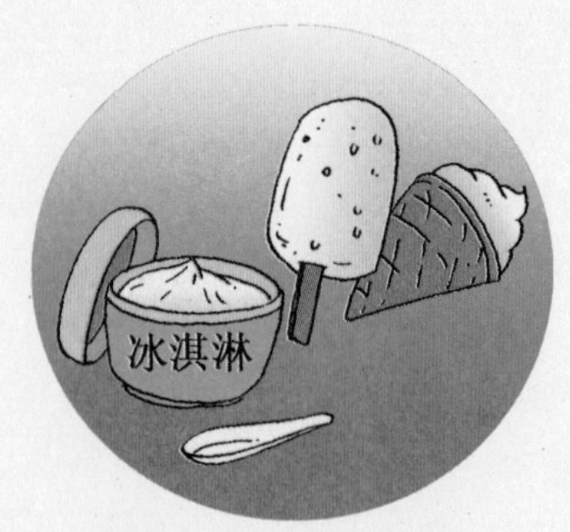

孕妇不宜吃冷饮

增加动物性食物的摄入

动物性食物所提供的优质蛋白质是胎宝宝生长和孕妈妈组织增长的物质基础，孕妈妈应多吃些海产品、瘦肉、鸡蛋等。

用红糖代替白糖

白糖有消耗钙的副作用，且易使人发胖，可以用红糖来代替白糖。红糖中钙的含量比同量的白糖多两倍，铁质比白糖多一倍，有益气、补中、化食和健脾暖胃等作用。

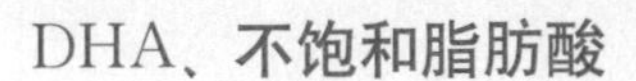

营养素需求

DHA、不饱和脂肪酸

本月为胎儿大脑迅速增长期。孕妈妈要注意多补充对脑部发育有益的食物和营养素，增加DHA及其他不饱和脂肪酸的摄取。

蛋白质：每天75～95克

从本月起，孕妈妈将进入蛋白质需求最大的时期，每天蛋白质的供给量应达到75～95克，应该多吃鱼、肉、蛋、豆制品等富含优质蛋白质的动物性食物。

补铁防贫血

这个阶段胎儿铁需求量大，一旦孕妈妈发现自己有心慌气短、头晕乏力等贫血症状时，可以去医院咨询医生后合理地补充铁质。尤其是孕前就有贫血现象的，更应该注意补充铁质。可以多吃瘦肉、猪肝、鸡蛋、海带、绿色蔬菜(芹菜、油菜、苋菜等)、干杏、樱桃等富含铁的食物。

补充钙与维生素D

本月是胎宝宝长牙根的时期，孕妈妈要多吃含钙的食物，补钙的同时注意补充维生素D，以促进钙的吸收。每日的维生素D需要量为10毫克。

其他矿物质：碘、锌

本月开始，孕妈妈需要增加锌的摄入量，缺锌会造成孕妈妈味觉、嗅觉异常，食欲减退，消化和吸收功能不良，免疫力降低。富含锌的食物有生蚝、牡蛎、肝脏、口蘑、芝麻等。

妊娠14周左右，胎宝宝的甲状腺开始起作用，制造自己的激素，需要碘才能发挥正常作用，鱼类、贝类和海藻等海鲜是碘最丰富的食物来源。

小贴士

孕妈妈孕期要注意少吃高糖食物，这些食物会让妈妈体重超标，从而诱发妊娠糖尿病。

孕妈妈忌吃的不良蔬菜

食物名称	忌吃原因
发芽和变青的土豆	这类土豆与青番茄一样，含有龙葵碱，因此不应食用
青番茄	因含有龙葵碱，对胃肠黏膜有较强的刺激作用，对中枢神经有麻痹作用，会引起呕吐、头晕、流涎等症状，生食危害更大
无根豆芽	目前市场上出售的无根豆芽多数是以激素和化肥催发的，无根豆芽是国家食品卫生管理部门明文禁止销售和食用的蔬菜之一
没熟透的四季豆	如食用没煮熟透的四季豆，或外表是青色的菜豆，便会中毒，导致头晕、呕吐，严重者甚至致人死亡
新鲜黄花菜	集市上的鲜黄花菜虽然新鲜，但因含有水仙碱，进入人体后，经氧化作用使人出现腹痛、腹泻、呕吐等中毒症状。若将新鲜黄花菜在水中充分浸泡，使水仙碱最大限度地溶于水，便不会产生上述症状
变色的紫菜	若凉水浸泡后的紫菜呈蓝紫色，说明该菜在干燥、包装前已被有毒物所污染，这种紫菜对人体有害，不能食用

孕妈妈应适当少吃盐

女性在怀孕期间容易患水肿和高血压，因此孕妈妈不宜多吃盐。一点盐都不吃对孕妈妈也并非有益，只有适当少吃些盐才是必要的。

如果出现以下几种情况，孕妈妈就应忌盐：

❶ 患有某些与妊娠有关的疾病（如心脏病或肾脏病）时，孕妈妈必须从妊娠一开始就忌盐。

❷ 孕妈妈体重增加过度，特别是同时还发现水肿、血压增高、有妊娠高血压综合征状者应忌盐。

所谓忌盐饮食，是指每天摄入氯化钠不得超过1.5～2.0克。正常进食每天带给人体8～15克氯化钠，其中1/3由主食提供，1/3来自烹调用盐，而另外1/3来自其他食物。

用其他味道的食物替代咸味

无咸味的调味品可使孕妈妈逐渐习惯忌盐饮食，如新鲜番茄汁、无盐醋渍小黄瓜、柠檬汁、醋、无盐芥末、香

菜、大蒜、洋葱、葱、韭菜、丁香、香椿、肉豆蔻等，也可以食用全脂或脱脂牛奶以及低钠的酸奶、甜奶。

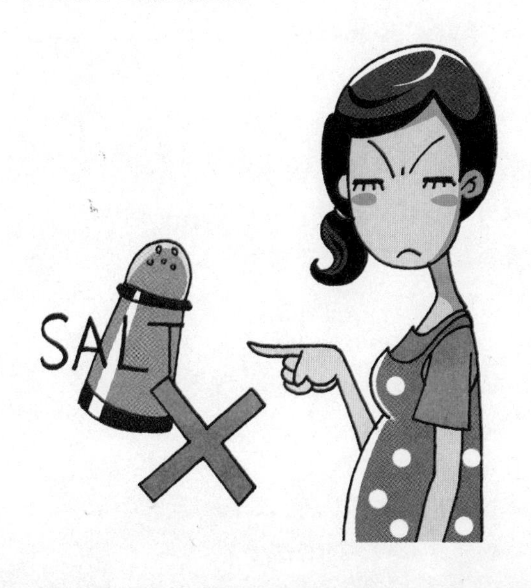

睡眠不佳的孕妈妈怎么吃

睡前喝一杯牛奶

牛奶中含有两种催眠物质，其中一种是能够促进睡眠的以血清素合成的色氨酸，另外一种则是具有类似麻醉镇静作用的天然吗啡类的物质。但牛奶中的色氨酸很难进入人的大脑，如果在牛奶中加些糖，其催眠效果就明显增加。睡前喝一杯加糖的牛奶可以让孕妈妈睡得更熟。

小米也具有安神催眠的作用

这是因为小米具有较高的色氨酸含量（每100克小米色氨酸含量高达202毫克），这种东西具有催眠作用。同时，小米富含淀粉，进食后能使人产生温饱感，可以促进胰岛素的分泌，从而提高进入人脑内色氨酸的数量。将小米熬成稍稠的粥，睡前半小时适量进食，有助于睡眠。

葵花子也有催眠作用

葵花子含多种氨基酸和维生素，可调节脑细胞的新陈代谢，改善脑细胞的抑制机能。睡前嗑些葵花子，可促进消化液分泌，有利消食化滞、镇静安神、促进睡眠。同类食品还有蜂蜜、莲子、桂圆、核桃、红枣、豆类、百合、食醋等，在睡前食用可改善睡眠。

多吃含铜食物

矿物质铜和人体神经系统的正常活动有密切关系。当人体缺少铜时，会使

神经系统的抑制过程失调，致使内分泌系统处于兴奋状态，从而导致失眠。含铜较多的食物有乌贼、鱿鱼、蛤蜊、蚶子、虾、蟹、动物肝肾、蚕豆、豌豆和玉米等。

小贴士

孕期出现失眠时，最好是通过调理生活方式来达到催眠目的，安眠药能不用则不用，必须用时应谨慎选择，合理用药，以防安眠药对胎宝宝的不利影响。其中，饮食调理就可以取得不错的效果。

带给孕妈妈好心情的食物

不好的情绪和心理无论对孕妈妈还是胎宝宝都会产生不良的影响，所以孕妈妈要学会自我调节与放松。以下食物可以帮助孕妈妈赶走坏情绪。

豆类食物：大豆中富含人脑所需的优质蛋白质和8种必需氨基酸，这些物质都有助于增强脑血管的机能。身体运行畅通了，孕妈妈心情自然就舒畅了。

香蕉：香蕉可向大脑提供重要的物质酪氨酸，使人精力充沛、注意力集中，并能提高人的创造能力。此外，香蕉中还含有可使神经“坚强”的色氨酸，还能形成一种叫作“满足激素”的血清素，它能使人开朗、感受到幸福，预防抑郁症的发生。

菠菜：菠菜除含有大量铁质外，更有人体所需的叶酸。人体如果缺乏叶酸会导致精神疾病，包括抑郁症和老年痴呆等。

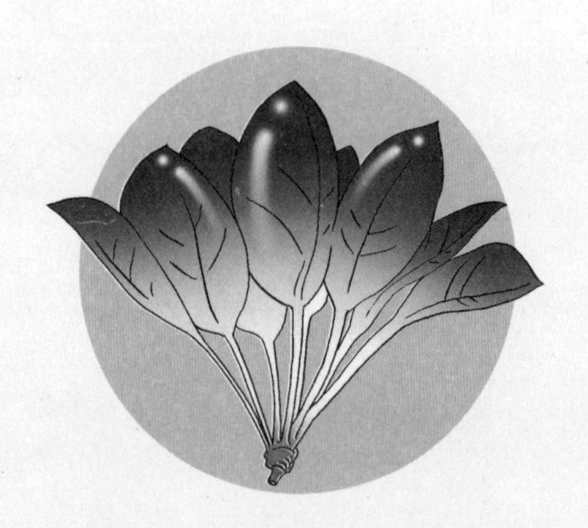

南瓜：南瓜富含维生素B_6和铁，这两种营养素能帮助身体所储存的血糖转变成葡萄糖，葡萄糖正是脑部唯一的养料。

樱桃：长期面对电脑的孕妈妈会有头痛、肌肉酸痛等毛病，可吃樱桃改善状况。

孕妈妈怎样避免食物过敏

过敏体质的孕妈妈在孕期要注意避免食物过敏，以免影响胎宝宝安全。

❶ 挑选食物时，要选那些低致敏且自己之前常常食用的食物，那些之前接触会过敏的食物，坚决不能吃。另外，自己之前没有吃过的食物，不确定是否会过敏，不要在孕期尝试。

❷ 食用动物类蛋白食物时，一定要煮熟透，比如猪、牛、羊、鸡、鸭、鱼肉及内脏等，还有蛋类、奶类等食物。

❸ 在孕期，一旦出现心慌、气喘、腹痛、腹泻，或出疹子、全身发痒等症状，首先要考虑到是否过敏，并立即停止食用该种食物。

防治缺铁性贫血怎么吃

孕期，由于血容量的增加，孕妈妈对铁的需要量也增加了，同时孕妈妈还需储存相当数量的铁，以备补偿分娩时由于失血造成的损失，以避免产后贫血。而此时，胎宝宝需要补充并储存大量的铁，以供出生后 6 个月之内的消耗。所以，孕期的孕妈妈容易因为铁质摄入不足而导致缺铁性贫血。

缺铁性贫血不仅会危害到孕妈妈自身的健康，还可导致死胎、早产、分娩低体重儿。由于胎宝宝先天铁储备不足，出生后很快就发生营养性贫血。贫血还会影响胎宝宝脑细胞的发育，使胎宝宝后来的学习能力低下。

要防治孕期缺铁性贫血，可参考以下建议：

❶ 平时注意有选择性地补充富含铁质的食物，如猪肾、猪肝、猪血、牛肾、羊肾、鸡肝、虾、鸡肫、黄豆、银耳、黑木耳、淡菜、海带、海蜇、芹菜、荠菜等。

❷ 维生素 A 对铁的吸收及利用有一定帮助，肝脏中既含有丰富的铁和维生素 A，也有较丰富的叶酸。每周吃一次动物肝脏对预防贫血是有好处的。

❸ 对于中度以上贫血，除改善营养外，还可在医生指导下口服铁剂治疗，如硫酸亚铁、葡萄糖酸亚铁、富马酸亚铁及维血冲剂等。

❹ 由于贫血往往不易被常规产检发现，建议孕妈妈即使产检时无贫血症状，最好也在预产期前 4～6 周给予补铁治疗，一般持续 2～3 个月。这对预防产后慢性贫血有利。

❺ 防治缺铁性贫血的最佳方法是保证铁质的摄入充足。另外，还要适当补充维生素 A，维生素 A 有助于铁的吸收。

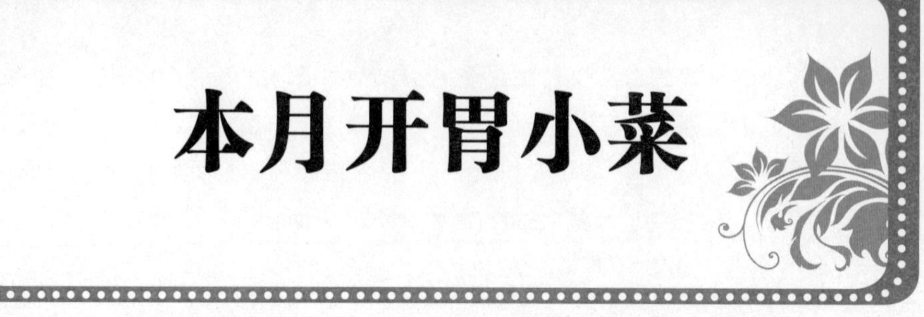

本月开胃小菜

腐乳花生

原料：花生米500克，腐乳10克，盐10克。

做法：

❶ 盐、腐乳加入开水3碗，置于盆中，放入花生米稍浸泡；将花生米捞起，置于通风处。

❷ 约4小时后再浸入调味水中泡2～3小时，捞起后约风干4小时至花生米表面已干爽；将花生米放入锅内，用细沙炒熟。

营养解析：脆、酥、香。含脂肪酸、维生素B_1、锌。

小贴士

不喜腐乳的人可直接用盐。

蜜汁山药

原料：山药500克，淀粉10克，蜂蜜、白糖和桂花各适量。

做法：

❶ 将山药洗净，削去皮，放入清水中泡10分钟，捞出后洗去黏液，切成3厘米长、1厘米宽、1厘米厚的方段，放入大碗内，撒上白糖，加水没过山药段，上笼蒸至烂熟，将山药碗内的汁倒入炒勺中。

❷ 将炒锅置于火上，加入蜂蜜、白糖、桂花熬沸，用淀粉勾芡，浇在山药上即成。

营养解析：山药松软，香甜可口。山药含有淀粉酶，易消化，有健脾止泻作用。

小贴士

山药去皮洗的时候可加几滴醋，这样汁液较少，不易伤手。

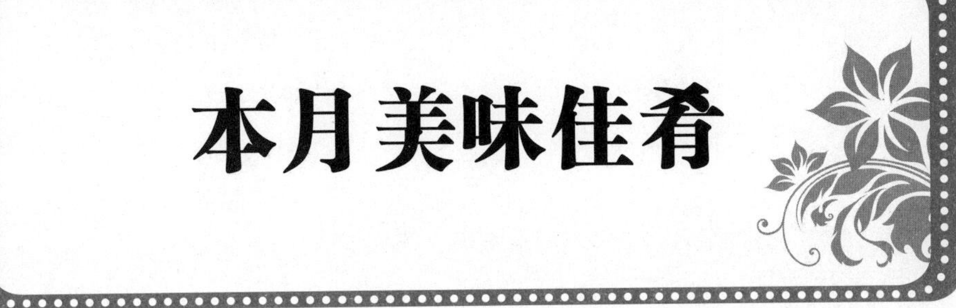

木耳炒黄花菜

原料：黑木耳25克，干黄花菜80克，葱花、花生油、水淀粉、高汤、精盐各适量。

做法：

❶ 将黑木耳放入温水中泡发，去杂洗净，撕成小片；黄花菜用温水泡发，去杂洗净，挤去水分。

❷ 锅内放油，上火烧热，放入葱花炝锅，放入黑木耳、黄花菜煸炒片刻，放入高汤、精盐再煸炒，炒至黑木耳、黄花菜熟而入味时用水淀粉勾芡，出锅即成。

营养解析：清淡不腻。可将残留在胃肠道中的杂质、废物吸附集中起来，排出体外，清涤胃肠道。

小贴士

劣质黄花菜色泽深黄略带微红，条身长短不一，粗细不均，混有杂物，甚至色泽带黑，霉烂变质，硬且易断，弹性差，含水量大，有烟味、硫黄味或霉味。

黄花蛋

原料：鸡蛋2个，干黄花菜50克，盐、料酒、白糖、高汤、油各适量。

做法：

❶ 将鸡蛋打入碗中，加盐、料酒，调匀；黄花菜用温水发好，洗净，控干，切成两段。

❷ 锅内放油烧至七成热，倒入蛋液，炒散，加入高汤和黄花，加盐、白糖，略炒即可。

营养解析：蛋香花香，风味独特。黄花菜有养血平肝、利尿消肿的作用，对孕妈妈头晕、心慌、小便不利、下肢水肿有较好的食疗效果。

小贴士

黄花菜宜用干品，鲜品可能会引起中毒。

海虾豆腐

原料：豆腐400克，虾米、榨菜、青菜叶、白糖、料酒、盐、油各适量。

做法：

❶ 豆腐经盐水烫过后，切成小方块；榨菜切细末；青菜叶切成细末。

❷ 锅内放油烧热，放入虾米炒香后，下豆腐，轻轻翻炒，加料酒、白糖、盐、水，中火焖煮4～5分钟，加入榨菜末和青菜末即可。

营养解析：口味清淡鲜美。提供优质动物和植物蛋白质以及钙、磷、钾和维生素C等。

小贴士

泡海米的水营养丰富，可用于烹制菜肴。

黄土龙虾

原料：龙虾2只，芝士粉50克，番茄2个，西洋菜少许，奶油、盐、胡椒粉、花生油各适量。

做法：

❶ 将龙虾洗净，每只龙虾均由肚面处掐断，使其变成两份，用少许盐腌渍片刻。

❷ 热锅放火上，放油烧热后，下入龙虾泡油，待虾呈红色时取出，放长盘上，撒入少许胡椒粉、盐，涂上少许奶油，放上芝士粉，待烤炉烧热后，放入炉中烤15分钟即成。拌以西洋菜、番茄一同食用。

营养解析：味香鲜美，营养丰富。内含人体所需多种营养素。

小贴士

用筷子在龙虾尾端一孔处插入，使龙虾的尿水放出，以免有臭味。

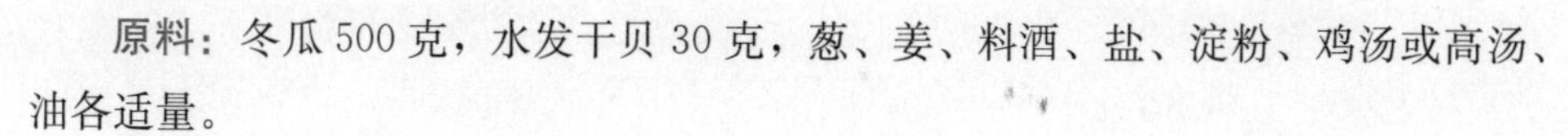

干贝烧冬瓜

原料：冬瓜500克，水发干贝30克，葱、姜、料酒、盐、淀粉、鸡汤或高汤、油各适量。

做法：

❶ 干贝与鸡汤、葱、姜、料酒一起用小火焖30分钟；冬瓜去皮，洗净，切条。

❷ 锅内放油烧热，将葱、姜放入，煸香后去掉。加入鸡汤、盐、冬瓜条及干贝，烧至入味，用淀粉勾芡即可。

营养解析：口感鲜美、清爽。干贝富含蛋白质、谷氨酸和琥珀酸。冬瓜健脾除湿。

小贴士

干贝烹调前应用温水浸泡涨发，泡发的水可直接用于烹制菜肴。

韭菜炒虾仁

原料：韭菜250克，鲜虾150克，葱、姜、料酒、盐、油各适量。

做法：

❶ 韭菜洗净，切成3厘米长的段；鲜虾去壳，洗净；葱切段；姜切丝。

❷ 锅内放油烧热，先炒香葱、姜，放入虾仁和韭菜，以料酒、盐调味，快速翻炒，至虾熟透即成。

营养解析：清香味美，虾仁滑嫩爽口。韭菜与虾仁配菜，能提供优质高蛋白，同时韭菜中的粗纤维可促进胃肠蠕动，保持大便通畅。

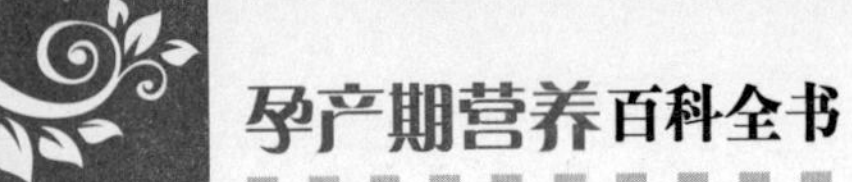

小贴士

韭菜最适合和各种海鲜同炒。

豉椒鲜墨鱼

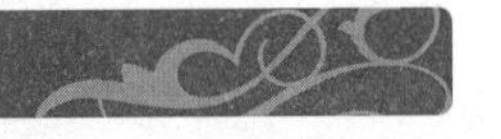

原料：鲜墨鱼片150克，辣椒、葱段、豆豉泥、油、芡汁、香油各适量。

做法：

❶ 将鲜墨鱼用开水烫一下，滤去水分。

❷ 锅内放油烧至四成热时，放入墨鱼炒至断生，滤油。炒锅上火，放入豆豉泥爆香，加辣椒翻炒，放入清水、墨鱼炒匀，用芡汁勾芡，加葱段再炒匀，加香油拌匀便成。

营养解析：墨鱼肉厚味美，含较多的蛋白质和多肽类物质，还有一定的钙、铁、磷、钾及维生素B_1、尼克酸等。墨鱼有养血滋阴之功效，可提高机体免疫力，产后食用亦可养血生乳。

小贴士

墨鱼与茄子不宜同食。

蒜蓉茄子

原料：茄子3个，大蒜、香菜、酱油、白糖、盐、油、花椒各适量。

做法：

❶ 茄子切段，放入盐水中浸泡5分钟，捞出，将茄子一剖为二，放入热油中炸软捞出。

❷ 再用油爆一大匙花椒后，捞出花椒（也可用超市出售的花椒油），放入蒜蓉炒匀，放入茄子、酱油、白糖和盐烧至入味，放入香菜末即成。

营养解析：辛香浓郁，松软柔嫩。茄子维生素E含量高，还富含磷、铁、胡萝卜素和氨基酸，可提高机体免疫能力。

小贴士

蒜蓉的做法：先将大蒜拍扁用刀切断，再加点盐用槌捣烂，盛出来放葱花、胡椒粉、辣椒粉，再把食用油加热浇在上面。

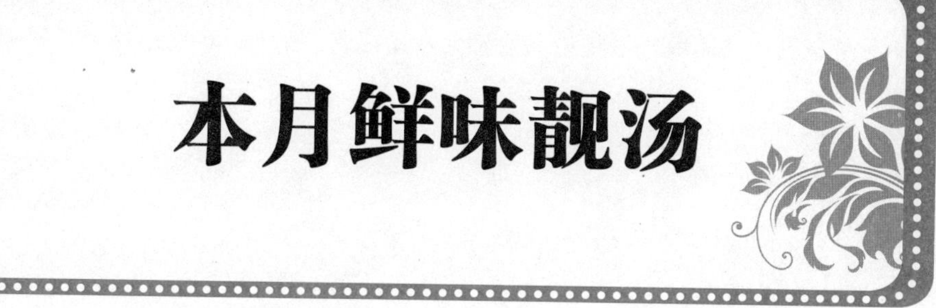

本月鲜味靓汤

鸡肝豆苗汤

原料： 鸡肝25克，豌豆苗50克，鸡汤250毫升，食盐3克，料酒5毫升，胡椒粉适量。

做法：

❶ 摘去附在鸡肝上的苦胆，略洗，然后将鸡肝切成薄片，加料酒和适量清水浸泡2分钟；豌豆苗摘取嫩尖洗净，备用。

❷ 锅内注入鸡汤烧开，保持微沸状态；将鸡肝撒入锅内，以小火氽至刚断生时捞出，放入汤碗内，上面放上豌豆苗。

❸ 撇去锅内汤面上的浮沫，加盐、胡椒粉调好味，起锅倒入汤碗即可食用。

营养解析： 豆苗碧绿清香，鸡肝细嫩鲜美。富含维生素C、维生素B_2、维生素B_1、卵磷脂等。

小贴士

豌豆苗颜色嫩绿，具有豌豆的清香味，故最宜烹制汤肴。

雪菜豆腐鱼尾汤

原料： 板豆腐2块，草鱼尾500克，雪菜150克，姜1片，盐、油、淀粉各适量。

做法：

❶ 雪菜洗净后，切碎；鱼尾洗净抹干水，加入淀粉、盐各少许，腌15分钟。

❷ 烧锅，下油及姜，下鱼尾煎至两面黄色铲起。

❸ 锅中加适量的水烧滚，放入鱼尾、豆腐、雪菜滚约15分钟，用盐调味。

营养解析：含丰富的动物蛋白质和大豆蛋白质、脂肪，含钙、铁等矿物质也较丰富。

小贴士

雪菜主要用于配菜炒来吃，很少直接素炒。

菠菜鸡蛋汤

原料：菠菜100克，鸡蛋2个，精盐、酱油、香油各适量。

做法：

❶ 锅中烧上2～3碗水；将鸡蛋打入碗中搅匀；菠菜择洗干净后切段。

❷ 锅中水烧开后将菠菜入锅稍煮，去水，再加入半碗清水，放入精盐和酱油，开锅后一边淋蛋一边烧开，再淋入香油立即停火。

营养解析：味鲜爽口，营养丰富。有较多的蛋白质、脂肪，尤其含有丰富的矿物质和维生素。

小贴士

菠菜有很多草酸，易使人得结石，先过水可减少草酸。

酸辣豆腐汤

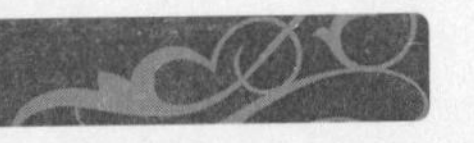

原料：鲜嫩豆腐100克，黄瓜35克，胡萝卜30克，醋30毫升，胡椒粉2克，香油10毫升，精盐、淀粉、葱花、香菜末各适量。

做法：

❶ 把豆腐洗净，切片；把黄瓜、胡萝卜洗干净切成薄片；将醋、胡椒粉、盐、葱花、香油、香菜末放入碗中调匀。

❷ 锅内加水放入豆腐、黄瓜、胡萝卜，烧开后勾入淀粉，再将碗中调好的辅料倒入锅内搅拌即成。

营养解析：酸辣味美。含有丰富的植物蛋白质、脂肪和糖类，还有丰富的维生素、胡萝卜素及钙、铁、锌等物质。

小贴士

做本汤用南豆腐比北豆腐适合。

 冬瓜排骨汤

原料：猪排骨 250 克，冬瓜 500 克，精盐、胡椒粉、葱花各适量。

做法：

❶ 将猪排骨洗净，剁成 5 厘米长的小块，随温水下锅煮去血水，捞出，备用；冬瓜去皮，去瓤，洗净，切成与排骨大小相同的块。

❷ 炒锅上火，放入排骨，加清水烧开后，改小火炖烂。

❸ 在排骨炖至八成烂时，下冬瓜炖熟，放入精盐、胡椒粉，撒入葱花，盛入汤碗内即可食用。

营养解析：鲜香味美，清淡利口。是孕妈妈补钙的良好菜肴，适于孕妈妈中期食用。

小贴士

冬瓜皮放在汤中同煮，能使汤的营养更高，但是不要吃。

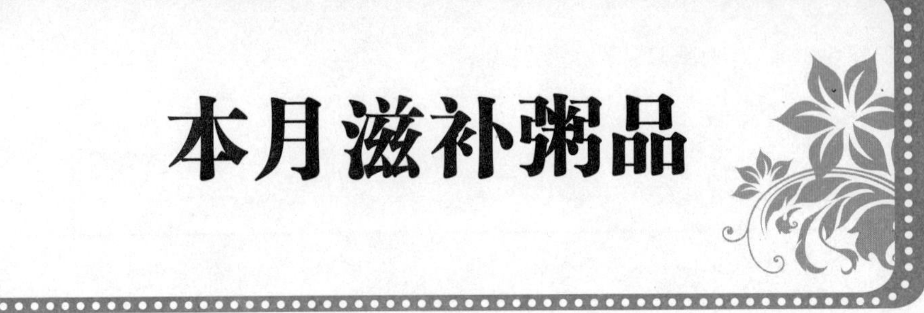

本月滋补粥品

山药莲子葡萄粥

原料：山药片50克，莲子肉50克，葡萄干50克，蜂蜜10毫升。

做法：

将山药片、莲子肉、葡萄干同煮成粥，加入蜂蜜调匀即可食用。

营养解析：补中健身，益脾养心。酸甜可口，富含糖类。

小贴士

吃莲子的时候一般会把心去掉，莲心味苦，但是泡茶喝可以去心火。

豆汁粥

原料：小米50克，黄豆15克。

做法：

❶ 将黄豆泡好，加水磨成豆浆，用纱布过滤去渣；小米淘洗后，用水泡过，磨成糊状，用纱布过滤去渣。

❷ 在锅中放入适量水，烧沸后加入豆浆，再沸时撇去浮沫，边下小米糊边用勺向一个方向搅匀，开锅后撇沫，继续煮5分钟即可食用。

营养解析：入口滑润。含有丰富的植物蛋白质、B族维生素。

小贴士

黄豆的腥味较重，可能不适合某些人的口味。

核桃粥

原料：核桃肉 50 克，大米 100 克，白糖少许。

做法：将核桃肉与大米一起煮粥，粥熟后加白糖即成。

营养解析：富含铁、锌和糖类。

小贴士

核桃不能与野鸡肉一起食用，最好也不要和鸡肉一起吃。

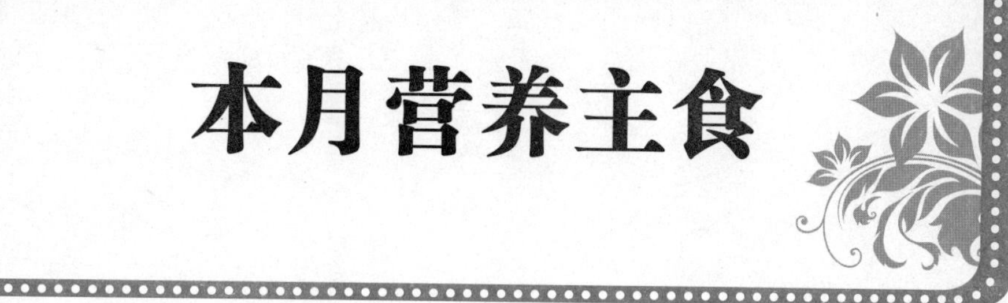

本月营养主食

牛奶大米饭

原料：大米 500 克，牛奶 500 毫升。

做法：

将大米淘洗干净，放入锅内，加牛奶和适量清水，盖上锅盖，用小火慢慢焖熟即成。

营养解析：含有丰富的蛋白质、脂肪、糖类和钙、磷、铁、锌、维生素（A、B_1、B_2、E、D)、尼克酸等营养素。

小贴士

用量大概为平时做米饭的量加上一杯牛奶即可。

Part 5

孕5月 开始全面补充营养

妈妈变化与宝宝成长

孕妈妈身心变化

现在你的体重大约增加了 2 千克到 5 千克。子宫长得很大，有时你会感到有一阵阵的痛，这种疼痛是因为腹部韧带的抻拉。

同时你可以感觉到胎宝宝在不停地运动，做一些翻滚的动作。有时他的运动太剧烈，让你晚上睡不着觉。在以后的 10 周里胎动将非常频繁，直到孕晚期子宫被撑满为止。

从现在开始你的宫底每周大约升高 1 厘米。你的腰身也开始变粗，动作也开始笨拙了。你该为自己准备孕妇装了，一身适体的孕妇服会把你装点得分外精神。

有些孕妈妈会出现鼻塞、鼻黏膜充血和鼻出血，这种情况与孕期内分泌变化有关，这时切忌自己滥用滴鼻液和抗过敏药物，可以适量食用凉血的食品或中药。不治疗，这种现象也会逐渐减轻。如果发生严重的鼻出血，应考虑是否发生妊娠高血压综合征，最好请教医生。

小贴士

在孕期，母体的营养、疾病，服用的药物，以及情绪变化所产生的内分泌改变都构成了新机体生长的化学环境，子宫内的温度、压力，母体的身体姿势和运动，以及体内外的声音等构成了胎宝宝生长的物理环境，所有这些直接和间接的刺激都会对胎宝宝的生理、心理发育产生有利或有害的影响。

注意保养自己的乳房

你会发现乳晕和乳头的颜色加深了，而且乳房越来越大，这很正常，是在为哺育你的宝宝做准备。你应注意乳头和乳房的保养，否则，乳房组织就会松弛，乳腺管的发育也会异常，有可能

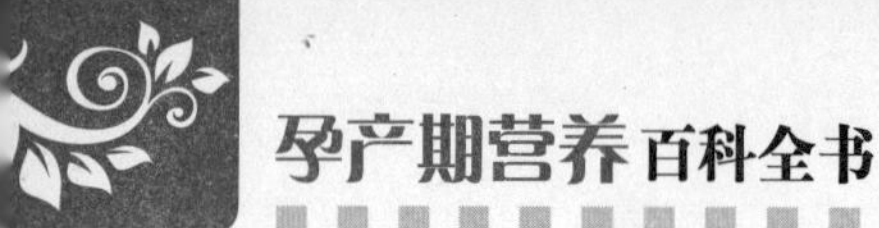

导致产后缺乏母乳或乳房下垂。

进行乳房保养包括选用合适的胸衣，一些扁平乳头、凹陷乳头的孕妈妈，可以每天用手向外牵拉乳头，也可以使用乳头纠正工具进行矫治。另外还需要做乳房保健按摩操，从乳房的四周向中心轻轻按摩。适时地开始乳房、乳头的保养按摩，可使乳头坚韧、挺起，利于宝宝吸吮和乳房美观。

胎宝宝成长变化

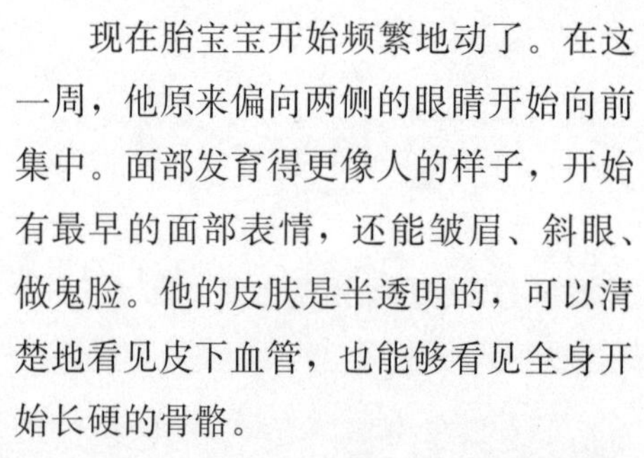

现在胎宝宝开始频繁地动了。在这一周，他原来偏向两侧的眼睛开始向前集中。面部发育得更像人的样子，开始有最早的面部表情，还能皱眉、斜眼、做鬼脸。他的皮肤是半透明的，可以清楚地看见皮下血管，也能够看见全身开始长硬的骨骼。

胎宝宝的身长已经达到 25 厘米，体重达到 450 克。他的感觉器官进入成长的关键时期，大脑开始划分专门的区域进行嗅觉、味觉、听觉、视觉以及触觉的发育。如果是女孩，她的卵巢里现在大约有 600 万个卵，在她出生时卵的数目将减少到 100 万。

孕中期是胎教的最佳时期

现在你可以和丈夫一起对胎宝宝进行胎教，有意识地与他对话沟通，适当地抚摸腹部，为他做做体操，同时聊聊天。你可以试着给胎宝宝唱歌、朗诵，宝宝出生后听到同样的歌曲或诗歌就会有熟悉感。从孕 20 周起，胎宝宝的视网膜就形成了，开始对光线有反应，能感觉到妈妈腹壁外的亮光。这时你可以用手电照射腹部进行胎教，他对强光的反应会很大。

小贴士

这个时期胎宝宝生长发育很快，有必要进行家庭监护以利于随时了解宝宝的情况。你可以请丈夫帮你做这件事情，爸爸的关爱会通过妈妈的感受传达给胎宝宝。

监测的内容包括监测胎动、胎心，测量宫高、体重等。正常胎动一般每小时 3～5 次，7～8 个月最为活跃。现在可以用听诊器在你的腹部听到胎心音，每分钟 120～160 次。从下腹耻骨联合的上沿到子宫底间的长度为宫高，从 20 周起一般每周增加 1 厘米。

本月饮食指导

本月饮食原则

保证营养的足量摄入

进入到本月之后，胎儿的器官基本上已经形成了，并且胎儿的大脑、骨骼、牙齿、五官和四肢都将进入快速发育的时期。为了满足胎儿生长发育的需求，妈妈的体内基础代谢会逐渐增加，对各类营养的需求都会持续增加，因此，保证营养素的足量摄取至关重要。由于孕妈妈的胃口变好，食量也逐渐增加，所以一定要注意均衡饮食，以达到营养均衡。

主食要多样化

胎儿发育需要充足的能量，这些能量的主要来源是糖类，因此要保证粮谷类食物的摄取量，孕妈妈应注意调剂主食的品种花样，如大米、高粱、小米、玉米、薯类等，以满足代谢需要和胎儿发育需要。

重视早餐

把早餐当作正餐来吃，重视早餐的质量和营养均衡，这样既可以加强营养和能量供给，又不至于使体重增长得过快。

坚持少量多餐的好习惯

由于食欲增加，进食量逐渐增多，孕妈妈可能会出现胃胀，可每天分4～5次吃饭，既补充相关营养，也可改善因吃得太多而胃胀的感觉。

吃动物肝脏每周不宜超过2次

动物肝脏含有大量蛋白质和多种维生素，特别是维生素A及磷、铁等无机盐含量丰富，但肝脏含胆固醇高（每100克中含有40毫克），作为代谢器官含有毒性物质，孕妈妈每周吃动物肝脏不要超过2次，肝脏烹制前要充分浸泡冲洗。

小贴士

胎宝宝大脑还在迅速发育中，孕妈妈可以多吃点鱼，每周可吃一次鱼头，摄取其中所含的益智不饱和脂肪酸。

营养素需求

钙需求量剧增

孕妈妈在整个孕期都需要补钙，但进入本月之后，胎儿的骨骼和牙齿生长得特别快，是迅速钙化时期，对钙质的需求剧增，因此孕妈妈尤其要注意补钙，含钙丰富的牛奶、孕妈妈奶粉、酸奶、虾米、豆制品等都要吃一些。同时注意补充维生素D，建议多进行户外活动。

维生素A：每天800～1200微克

考虑到胎宝宝骨骼发育和即将开始的视网膜发育，孕妈妈应注意补充维生素A，食物中肝、奶、蛋黄及鱼等含维生素A较多，还应吃些胡萝卜、倭瓜、李子等。但是过多摄入维生素A会引起中毒，并且对胎宝宝也有致畸的作用，建议孕妈妈食补而非服用药剂。

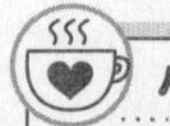

小贴士

补钙的同时离不开维生素D，晒晒太阳可以令身体产生维生素D，孕妈妈最好每天都能接触到一些阳光。需要注意的是，隔着玻璃晒没有效果，必须打开窗户或到户外去。

从本月开始注意补钙

孕中期，孕妈妈每天需补充1000毫克钙，孕晚期需增加至1200毫克。

孕中期是胎宝宝骨骼成形的关键时期，孕妈妈对钙的需求量大增，如果孕妈妈不注意补钙，造成身体缺钙，不仅母体会引起相关疾病，并发妊娠高血压综合征，新生儿也易发生骨骼病变、生长迟缓、佝偻病以及新生儿脊髓炎等。孕妈妈严重缺钙，可致骨质软化、骨盆畸形而诱发难产。调查表明，城市女性更容易缺钙，因此要引起足够的重视。

补钙最经济和安全的途径是通过食物摄入。你可以选择含钙丰富的牛奶、孕妇奶粉或酸奶来补钙。牛奶的含钙量一般约为1毫克/毫升，一袋250毫升的牛奶可补充250毫克的钙。你每天喝2袋牛奶即可，其中一袋应该在晚上睡前喝，这样可以维持半夜血钙正常，防止腿抽筋。不喜欢喝牛奶的话，可以选择喝酸奶。而孕妇奶粉一定要按照食用说明调制、饮用，不要贪图营养而擅自加量，以免引起上火或肥胖。

除了奶制品是每日必需的补钙食品，你还可多吃一些海产品如鱼、虾皮、虾米，豆制品如豆浆、豆粉、豆腐、腐竹。鱼可以清蒸、红烧、炖汤；虾可以清蒸，也可红烧。你也可以购买袋装的虾皮，在做紫菜汤或其他鲜汤时加入一些，既营养又美味。还有奶酪、海米、芝麻或芝麻酱、西蓝花及甘蓝等，这些食物中的钙含量也比较高，你也可以经常食用。

严重缺钙的孕妈妈应该在医生指导下服用钙片补充钙质。补钙也不宜过量，否则会造成胎宝宝娩出困难。不过，一般饮食进补不会导致钙摄入过量。钙摄入过量主要是针对补充钙剂而言的。

孕妈妈补钙需要注意什么

孕妈妈补钙时，需要注意钙的摄入量和人体对钙的吸收能力。孕妈妈在饮食中应有意安排富含钙质的食物摄入，特别是早期孕吐反应剧烈的孕妈妈更要加强。多吃一些虾皮、腐竹、黄豆以及绿叶蔬菜等含钙量丰富的食物，并且保证每天 2 袋牛奶的摄入量。

此外，补钙还需要注意：

❶ 补钙的同时还要注意补充磷。如果磷摄入不足，钙磷比例不适当，尽管补充了足够的钙，钙的吸收和沉积并无明显增加。海产品中磷的含量十分丰富，如海带、虾、蛤蜊、鱼类等，蛋黄、肉松、动物肝脏等也含有丰富的磷。

❷ 铁对钙的吸收有一定的抑制作用，同样钙对铁的吸收也不利，如果孕妈妈有缺铁性贫血，那么补钙与补铁的时间最好隔开。

❸ 孕妈妈平时要多晒太阳。孕妈妈如果多晒太阳，就能得到足量的维生素 D，从而使胎宝宝的骨骼和牙齿变得更结实，肌肉变得更强壮。孕妈妈最好选择在上午或午后晒太阳，要避开正午的阳光以免晒伤皮肤。

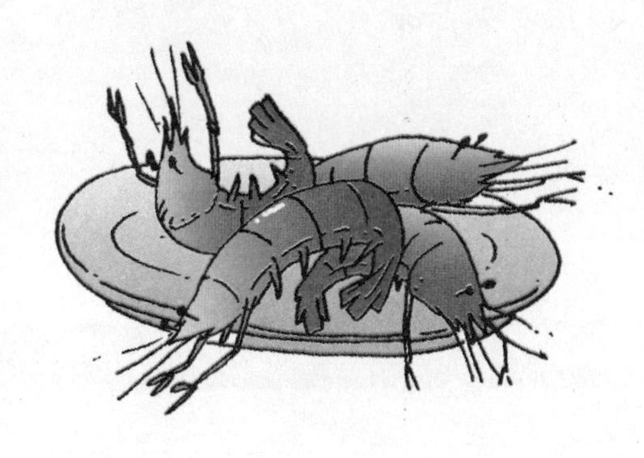

❹ 钙容易与草酸、植酸等结合，影响钙的吸收，因此补钙最佳时间应是在睡觉前、两餐之间。注意要距离睡觉有一段的时间，最好是晚饭后休息半小时，因为血钙浓度在后半

夜和早晨最低，最适合补钙。

❺ 可乐饮料、酒精、菠菜等食物中含草酸和鞣酸，可与钙离子结合成不溶性的钙盐，影响钙的吸收，孕妈妈要尽量少食用。

❻ 不要过多地摄入食盐，过多会增加钙从尿中的流失量。成人摄入0.5克盐/日，尿中的含钙量不变，若增加为5克，则尿中的钙量显著增加。

骨汤加醋可促进钙吸收

通常人们补钙会喝上一些骨头汤，但喝骨头汤补钙的效果并不理想。骨头中的钙不容易溶解在汤中，也不容易被人体的肠胃吸收，而喝了过多骨头汤，反而可能因为油腻，引起不适。

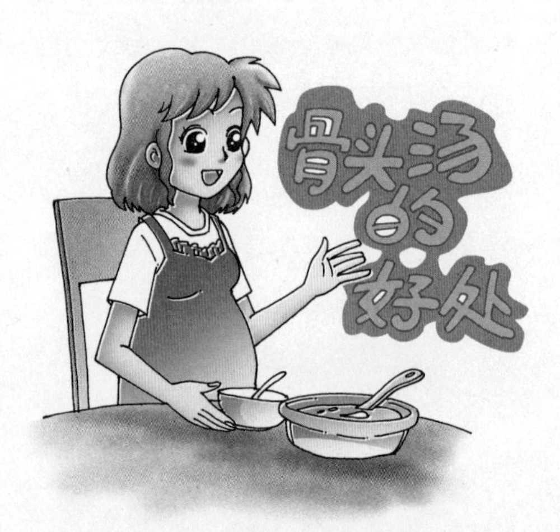

在熬骨头汤时加入适量的醋则可以增加含钙量，所以，有喝骨汤习惯的孕妈妈，建议烹制骨汤时加适量食醋，既可改善骨汤风味，又可从中获得更多的钙等矿物质，经常食用方可达到促进身体健康的目的。

除了钙，加入适量的食醋也会使镁、钾、锌、铁、铜等矿物质溶出量增加，而且加醋量多时含量更高。

小贴士

如果单纯为了补钙，骨汤中的钙的确有限，但是骨汤中含有丰富的营养元素，还是比较适合孕妈妈食用的。

孕妈妈不宜多吃动物肝脏

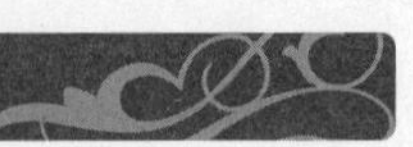

猪肝的营养价值比较高，它含有20%的蛋白质、多种维生素、钙、磷、铁、锌等，具有人体所必需的营养物质。另外，吃猪肝还有补血、护肝、养颜和防治夜盲症的食疗保健作用，可谓是经济实惠的食中佳品。

但是孕妈妈还是少吃猪肝为佳，因为动物肝脏含维生素A相当多，猪肝每100克含维生素A 8700国际单位，牛肝每100克含维生素A 18300

国际单位，羊肝、鸡肝含量更高。医学研究人员做了大量的实验研究，发现动物在怀孕期内如果被喂食大量维生素A，可使幼畜出现畸形。孕妈妈前3个月时，每天所摄入的维生素A量若超过15000国际单位，则会增加宝宝致畸的危险性。

因此，孕妈妈不宜多吃动物肝脏，尤其是孕早期3个月内，以偶尔吃一次为宜，每次控制在30～50克。

小贴士

减少肝脏摄入后，其中含有的丰富的维生素A、B族维生素和微量元素锌等，可以从其他食品中获得，如新鲜蔬菜、水果等，因为胡萝卜、菠菜、白菜和橘子等所含的胡萝卜素可以转化为维生素A。此外，可以从鱼类、瘦肉中补充B族维生素和微量元素锌等。

孕妈妈不宜贪吃冷饮

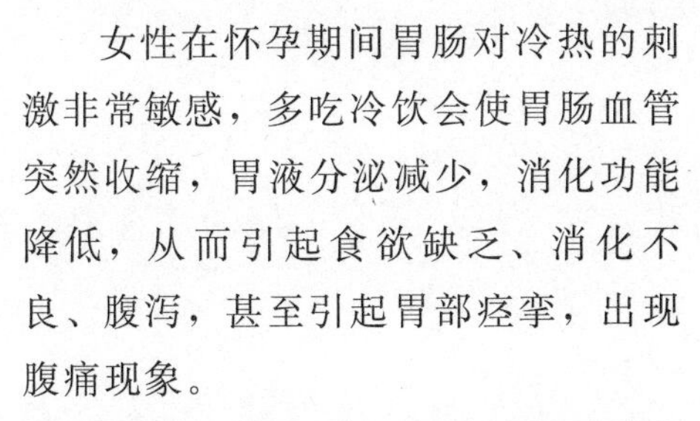

女性在怀孕期间胃肠对冷热的刺激非常敏感，多吃冷饮会使胃肠血管突然收缩，胃液分泌减少，消化功能降低，从而引起食欲缺乏、消化不良、腹泻，甚至引起胃部痉挛，出现腹痛现象。

孕妈妈的鼻、咽、气管等呼吸道黏膜常常充血，并有水肿现象，如果贪食冷饮，充血的血管突然收缩，血流减少，可致局部抵抗力降低，使潜伏在咽喉、气管、鼻腔、口腔里的细菌与病毒乘虚而入，引起嗓子痛哑、咳嗽、头痛等，严重时还能诱发上呼吸道感染或扁桃体炎等。

孕妈妈吃冷饮，宝宝也会受到一定影响。腹中宝宝对冷的刺激也很敏感，当孕妈妈喝冷水或吃冷饮时，宝宝会在子宫内躁动不安，胎动会变得频繁。

因此，孕妈妈吃冷饮一定要有节制，有的孕妈妈由于内热而不自禁地喜欢吃冷饮，这个时候一定要理智地提醒自己，为了母子的健康，切不可贪吃冷食。

夏天怎样喝绿豆汤好

很多孕妈妈肯定觉得特别热，想喝冰水又不敢，喝饮料又怕有刺激，怎么解暑才好呢？

夏天气温很高，孕妈妈可以喝点绿豆汤，绿豆汤特别能解暑。孕妈妈可少量喝些，但不适合长期喝，绿豆属阴，对于那些性冷脾弱的人来说不适合长期喝。在煮绿豆的时候，可加些红豆、大枣一起煮，可补气养血。

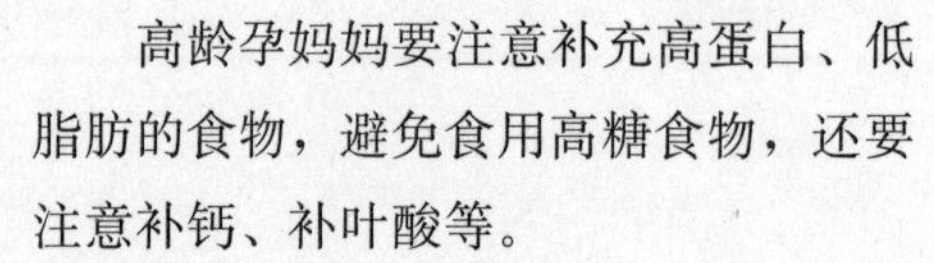

高龄孕妈妈怎么吃

高龄孕妈妈要注意补充高蛋白、低脂肪的食物，避免食用高糖食物，还要注意补钙、补叶酸等。

高龄孕妈妈的孕期饮食注意事项，可参考以下内容：

❶ 饮食需注意高蛋白、低脂肪。奶类、蛋类、肉类（瘦肉）等都含丰富的蛋白质；杂粮、水果、蔬菜、小鱼干等属于低脂肪食物。

❷ 高龄孕妈妈容易发胖，需要控制体重，需避免吃高糖食物，并降低动物性脂肪食物的摄取，如：肥肉、奶油、猪油、汉堡、香肠等。

❸ 注意补充叶酸。叶酸可预防胎宝宝脑神经管发育异常。

❹ 尤其注意补钙。女性的身体特征容易造成钙流失，25 岁之后的女性都需要注意补钙，而 30 多岁的孕妈妈，需要补钙的问题更加突出。

补钙食谱

鲜贝蒸豆腐

原料：老豆腐 300 克，鲜贝 100 克，青菜心 50 克，姜 3 片，豆瓣酱 1 大匙，盐 1 小匙，植物油、香油各适量，白糖少许。

做法：

❶ 将鲜贝剖开，取出贝肉洗净，切成小块待用；豆腐切成 2 厘米见方的块，放入沸水中氽烫一下，捞出来沥干水。

❷ 将青菜心洗净，放入沸水中，加少许盐、植物油，氽烫至熟；姜去皮洗净，切丝。

❸ 将豆腐放入盘中，撒上贝肉、姜丝，加入豆瓣酱、白糖，上笼用大火蒸 5 分钟左右，然后将菜心摆在豆腐旁，淋入香油即可。

营养解析：鲜贝味道鲜美，且有清热生津、解毒、补中宽肠的作用，并含有丰富的钙；豆腐也含有丰富的钙和蛋白质，孕妈妈多吃可有效预防小腿抽筋。

奶酪鸡蛋汤

原料：奶酪 20 克，鸡蛋 1 个，面粉适量，西芹末 20 克，番茄末 20 克，骨汤 1 大碗，盐、胡椒粉各适量。

做法：

❶ 将奶酪与鸡蛋一道打散，加入些面粉。

❷ 骨汤烧开，加盐、胡椒粉调味，淋入调好的蛋液，最后撒上西芹末、番茄末做点缀。

营养解析：奶酪鸡蛋汤是一款西式蛋汤，由于加入了奶酪而使钙质含量变得丰富，同时口味也更浓郁了，非常适合孕妈妈食用。

奶油花菜

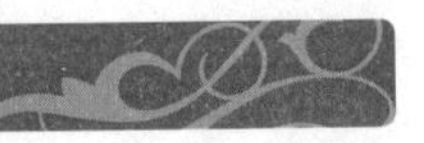

原料：花菜200克，西蓝花200克，小米20克，胡萝卜50克，小麦面粉15克，牛奶20毫升，盐、油、胡椒粉各适量。

做法：

❶ 小米煮熟，取出沥干水分；花菜、西蓝花洗净，切小朵，放入开水中煮1分钟，冲凉沥干；胡萝卜洗净，切粒。

❷ 锅置火上，放油烧热，放入花菜及西蓝花煮熟，排于碟上。

❸ 锅置火上，放1大匙油，加入面粉，用小火炒至微黄色，慢慢加入牛奶，拌至均匀，加入少许盐、胡椒粉、小米、胡萝卜粒拌匀，最后淋在花菜上即可。

营养解析：花菜含有丰富的维生素，奶油含钙量高，两者搭配，味道鲜美，营养丰富，可为孕妈妈补充钙质和各种维生素。

红烧玉米排骨

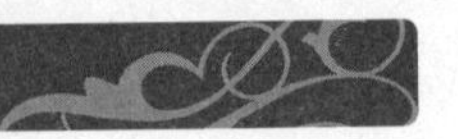

原料：猪排骨500克，玉米1个，香葱1根，老姜1块，八角2个，冰糖1大匙，水淀粉、盐、老抽、油各适量。

做法：

❶ 将排骨洗净，剁段，放入沸水锅中氽烫后捞出沥干水分；玉米洗净，切段，每段再剖成四条；老姜洗净拍破；葱洗净，一半切葱花，一半切段。

❷ 锅置火上，放油烧热，放入冰糖用微火慢慢熬化，再熬至呈微黄色，放入排骨翻动使之裹上糖色，再下葱段、老姜、八角，加1000毫升的水，放入玉米、盐、老抽，加盖用大火烧沸。

❸ 烧沸后改小火烧至锅中还余半杯汤汁的时候，捞出排骨和玉米；用漏勺捞出锅内汤汁中的料渣，再用水淀粉勾芡，然后放入捞出的排骨和玉米，翻动使它们裹满芡汁，最后撒上葱花。

营养解析：猪排骨提供人体生理活动必需的优质蛋白质、脂肪，尤其是丰富的钙质，可维护骨骼健康。

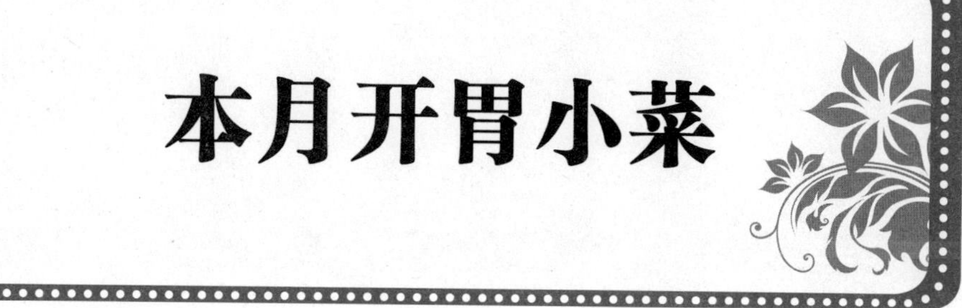

本月开胃小菜

腌花菜

原料：胡萝卜200克，芹菜100克，白菜100克，精盐、花椒、白酒各适量。

做法：

❶ 将胡萝卜洗净，切成3厘米长的丝，放入小盆内；将芹菜择去叶，削去根，洗干净，切成3厘米长的段，放入小盆内。

❷ 将白菜洗净，先切成3厘米长的段，再顺切成丝，放入小盆内。

❸ 撒上精盐、花椒，倒一点白酒，拌匀，盖上盖，腌24小时即可食用。

营养解析：艳丽悦目，口味鲜醇。胡萝卜素、维生素C及多种矿物质含量丰富。

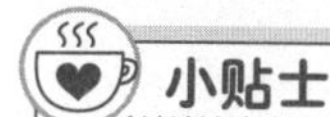

小贴士

不要过量食用胡萝卜，大量摄入胡萝卜素会令皮肤的色素产生变化。

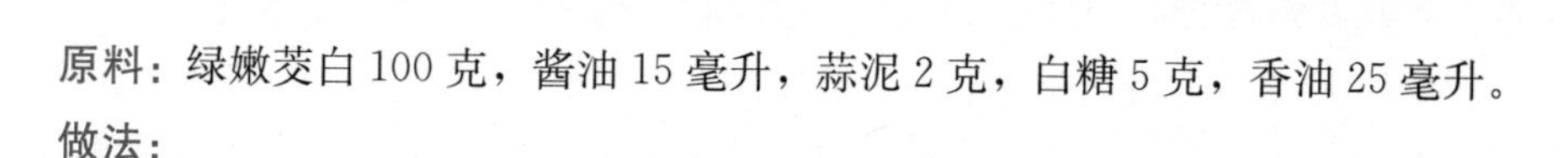

蒜泥茭白

原料：绿嫩茭白100克，酱油15毫升，蒜泥2克，白糖5克，香油25毫升。

做法：

❶ 茭白洗净，用刀削去外皮，纵切成两瓣，用刀背稍拍一下，使其质地变松软，放开水锅中烫煮约10分钟，捞出，随其自然冷却。

❷ 用刀切成片或滚刀块或撕成条、段，放在盘内，加酱油、白糖、蒜泥、香油，拌和均匀即成。

营养解析：质地脆嫩，富含蛋白质、维生素 B_1、维生素 B_2 和维生素 E 等。

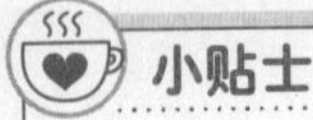

小贴士

茭白以春、夏季的质量最佳。

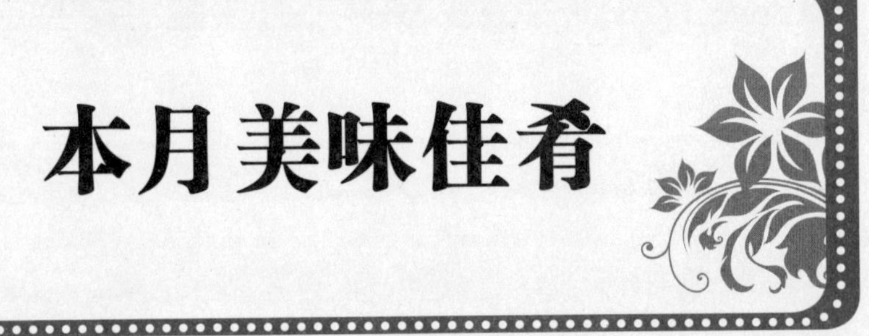

本月美味佳肴

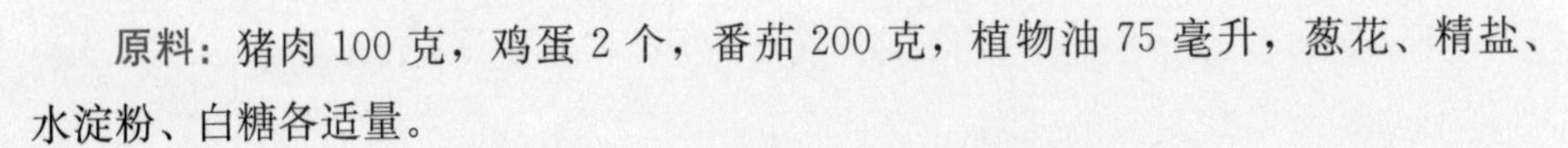

肉末炒鸡蛋

原料：猪肉 100 克，鸡蛋 2 个，番茄 200 克，植物油 75 毫升，葱花、精盐、水淀粉、白糖各适量。

做法：

❶ 将猪肉切成末，炒熟备用；鸡蛋打散，炒熟备用；番茄洗净，切块。

❷ 锅内放油，上火烧热，下葱花炝锅，下番茄，再将肉末和鸡蛋倒入炒匀，加白糖、精盐调味后用水淀粉勾芡，颠锅装盘。

营养解析：味道鲜美。孕妈妈常食有滋补作用，还可有效防治维生素 A、维生素 D 及铁元素等的缺乏症。

小贴士

番茄先用开水烫一下，炒的时候就不会散掉。

海带炖豆腐

原料：豆腐200克，海带100克，精盐、葱花、姜末、花生油各适量。

做法：

❶ 将海带用温水泡发，洗净，切成菱形片；将豆腐洗净后切成大块，放入锅中加水煮沸，捞出凉凉，切成小方丁。

❷ 炒锅上火，放入花生油烧热，放入葱花、姜末炝锅，放入豆腐、海带、精盐和适量清水烧沸后，改为小火炖烧至入味即可。

营养解析：海带脆软，豆腐嫩烂，味道鲜美。孕妈妈常食能防止孕期肥胖。

小贴士

为保证海带鲜嫩可口，煮约15分钟即可，时间不宜过久。

荔枝荷花蒸鸭

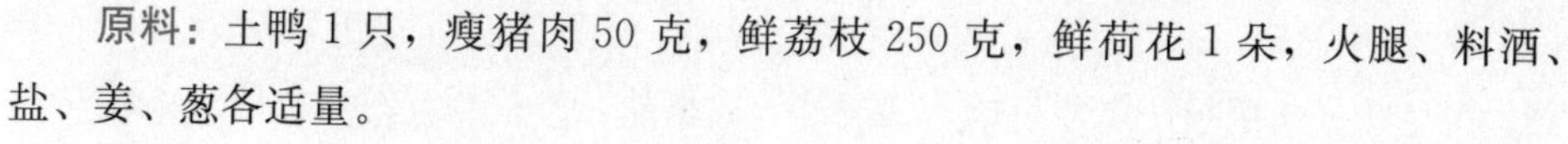

原料：土鸭1只，瘦猪肉50克，鲜荔枝250克，鲜荷花1朵，火腿、料酒、盐、姜、葱各适量。

做法：

❶ 将鸭宰杀后，处理干净；火腿切大粒；猪肉切大块；荔枝肉一分为二；荷花瓣摘下，经开水烫过。

❷ 将鸭肉、猪肉、火腿粒放在盘内，加料酒、姜片、葱花、盐及适量清水，用中火隔水蒸熟，拣出葱、姜，清除浮沫，再加入荔枝和荷花瓣，隔水蒸15分钟即成。

营养解析：味香醇厚，肉质鲜嫩。鸭肉含大量不饱和脂肪酸和蛋白质，能滋阴养胃、利尿消肿。荔枝补脑益智、健脾生津、暖肝和胃，富含糖类、各种维生素、叶酸、柠檬酸、苹果酸及矿物质和氨基酸，有利于宝宝大脑发育。

小贴士

鲜荷花难以买到，可以用水泡开的干荷花代替。

本月鲜味靓汤

香菇猪肝汤

原料：鲜猪肝250克，水发香菇100克，水发玉兰片30克，熟猪油20毫升，鲜菜心50克，料酒25毫升，水淀粉、胡椒粉、酱油、精盐、鲜汤各适量。

做法：

❶ 将猪肝洗净，切成薄片，装入碗内，放精盐、酱油、料酒、水淀粉拌匀。

❷ 水发香菇、玉兰片切成片；鲜菜心洗净。炒锅上火，掺鲜汤烧开，放入香菇、玉兰片、胡椒粉，烧开后放入猪肝片，放精盐、鲜菜心，淋熟猪油烧开即成。

营养解析：肝片细嫩，清爽可口，清热解毒，补肝养血。

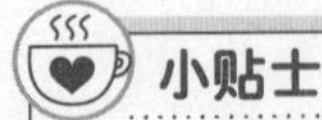

小贴士

烹调时间不能太短，应该使肝完全变成灰褐色，看不到血丝才好。

黄瓜木耳汤

原料：黄瓜250克，黑木耳25克，精盐、酱油各适量，油10毫升。

做法：

❶ 将黄瓜洗净后切成片；黑木耳用温水泡发，洗净。

❷ 炒锅上火，烧热，放油爆炒黑木耳，加适量水和酱油烧沸，放入黄瓜片，再沸，放精盐调味即成。

营养解析：入口滑润，营养丰富。具有清热解毒、防便秘的功能。

小贴士

在温水中放入黑木耳，然后再放入盐，浸泡半小时可以让黑木耳快速变软。

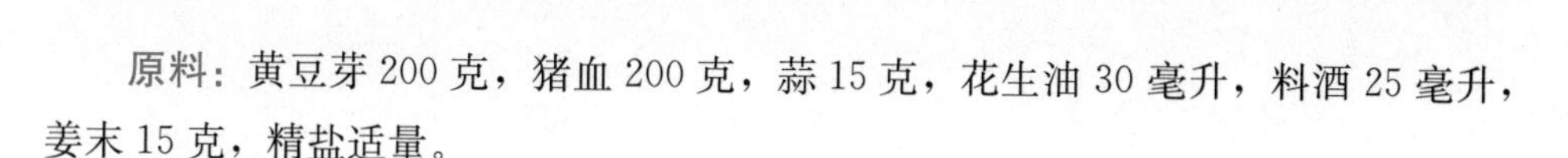

黄豆芽猪血汤

原料：黄豆芽200克，猪血200克，蒜15克，花生油30毫升，料酒25毫升，姜末15克，精盐适量。

做法：

❶ 将黄豆芽去根洗净；猪血洗净后切成小块；蒜剁成蓉。

❷ 锅内放油，上火烧热，放蒜蓉、姜末炝勺，下猪血，烹料酒，加水，放入黄豆芽，烧沸后撇净浮沫，至黄豆芽熟时用精盐调味即成。

营养解析：汤汁鲜美，有养血之功效。

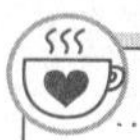

小贴士

猪血忌与海带同食，会导致便秘。

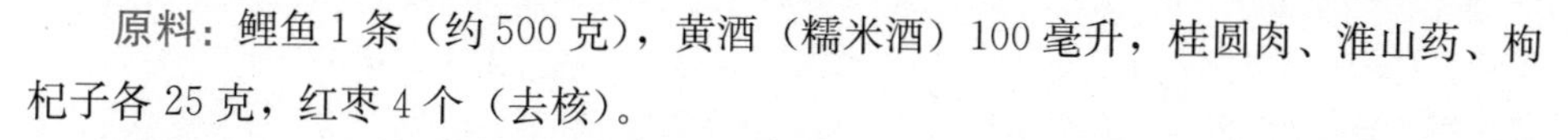

鲤鱼补血汤

原料：鲤鱼1条（约500克），黄酒（糯米酒）100毫升，桂圆肉、淮山药、枸杞子各25克，红枣4个（去核）。

做法：

鲤鱼去鳞，取出内脏，去鱼胆，切成三段。洗净药材，加沸水、黄酒（糯米酒）各一杯，放盅内。毛边纸封盅口炖三四个钟头服之。

营养解析：此汤清淡味鲜，营养丰富。枸杞子甘软，鱼肉鲜滑，补血活血，利水消肿。

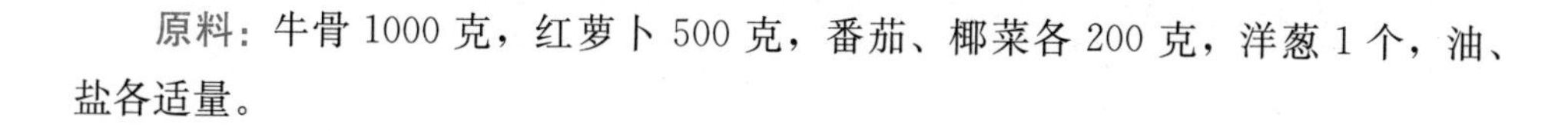

牛骨营养汤

原料：牛骨1000克，红萝卜500克，番茄、椰菜各200克，洋葱1个，油、盐各适量。

做法：

❶ 牛骨切大块，洗净，放入开水中煮 5 分钟，取出冲净；红萝卜去皮切大块；番茄切 4 块；椰菜切大块；洋葱去皮切块。

❷ 烧热锅，下油 1 汤匙，慢火炒香洋葱，注入适量水煮开，加入各材料煮 3 小时，下盐调味即成。

营养解析：含丰富钙质，对孕妈妈及宝宝都很有益。

小贴士

牛骨一般家中很难切块，直接买切好的大块牛骨即可。

本月滋补粥品

❀ 红枣山药粥

原料：红枣 15 个，山药 250 克，大米 100 克，白糖适量。

做法：

❶ 将红枣用沸水涨发后去核切丁；山药去皮切丁；红枣丁和山药丁都加糖渍半小时。

❷ 将大米熬成粥后，加入红枣丁、山药丁，用微火熬 20 分钟即可食用。

营养解析：养胃健脾。含有丰富的糖类以及维生素 A、维生素 C 和 B 族维生素。

小贴士

山药有收涩的作用，故大便燥结者不宜食用。

甜藕粥

原料：糯米 100 克，嫩藕 100 克，白糖、桂花酱各少许。

做法：

❶ 将糯米淘净，备用；将藕洗净，去节，用刀切成段，榨汁。

❷ 将藕汁和糯米一起倒入锅内并酌加清水，煮熟再加入白糖和桂花酱，再煮沸即可食用。

营养解析：美味可口，甜而不腻。富含糖分。

本月营养主食

油酥饼

原料：白面粉 100 克，食油适量。

做法：

❶ 炒锅洗净，放入食油烧至八成热时将面粉倒入搅拌，待烧至略呈黄色时停火。此为油酥，放在一边，冷后备用。

❷ 面粉以清水和成软面（一般烙饼的面即可），多醒一会儿；把醒好的面擀成片状，将炒好的油酥均匀地平铺在上面，然后卷起，切成小饼坯，擀平上锅烙熟即可。

❸ 也可将饼坯揉和，使面与油酥揉和在一起，再做成饼坯擀平上锅，熟后即

可食用。

营养解析：含有丰富的糖类和适量的脂肪。

小贴士

油酥中加一点盐和葱末可以做成葱花饼。

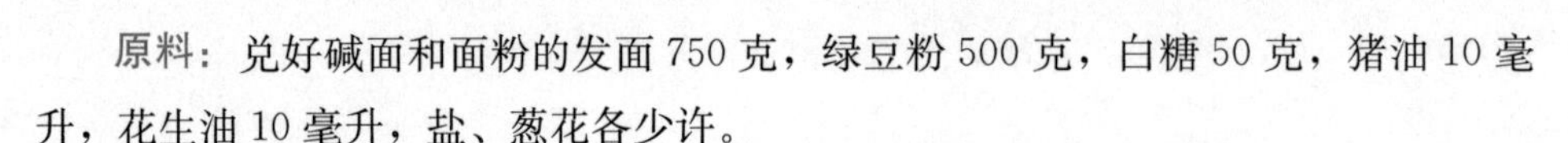

绿豆蓉包

原料：兑好碱面和面粉的发面750克，绿豆粉500克，白糖50克，猪油10毫升，花生油10毫升，盐、葱花各少许。

做法：

❶ 绿豆粉过箩筛；猪油、花生油一同入锅烧热，用葱花炝锅，出香味后，加入白糖炒匀，再加入绿豆粉炒透、炒匀、炒光滑，起锅放入碗内，成绿豆蓉馅。

❷ 把兑好碱的发面加入白糖，揉均匀，搓成长条，揪成面剂，压成圆皮，包入馅料，做成圆球形，码入屉内，用大火15分钟即可蒸熟。

营养解析：富含糖类、维生素 B_1。

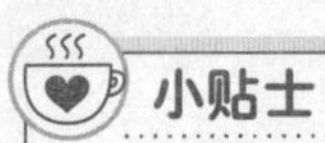

小贴士

绿豆粉制作过程较复杂，可直接买调制好的绿豆沙。

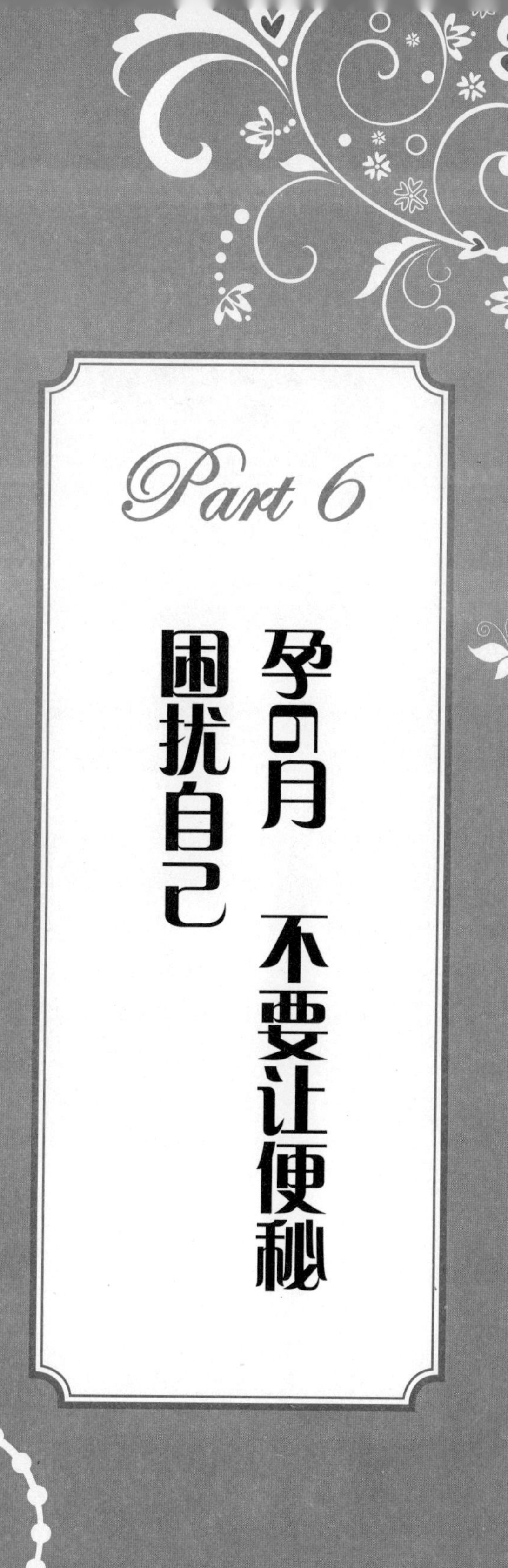

Part 6

孕の月 不要让便秘困扰自己

妈妈变化与宝宝成长

孕妈妈身心变化

此时，几乎所有的孕妈妈都能清晰地感觉到胎动。你的子宫变得更大，子宫底高度为18～20厘米。肚子越来越凸出，腹部更沉重，体重日益增加，行动更为吃力。乳房不但外形饱满，而且用力挤压时会有稀薄的淡黄色乳汁（初乳）流出。

怀孕6个月，你的下腹部明显增大，注意不要受到碰撞。如果感到疲劳，就应该在工作间隙及时休息，每天最好午睡。

孕妈妈肚子变大凸出后，身体的重心也随之改变，走路较不平稳，并且容易疲倦。尤其弯身向前时或做其他姿势时，就会感觉腰痛。上下楼梯或登高时，应特别注意安全。

小贴士

此时，孕妈妈身体已能充分适应怀孕状态，身心畅快。要经常散散步，或做适度的体操，以活动筋骨，并且要保证充分的休息与睡眠。短程旅行与性生活不必刻意避免，只要按正常的生活步调即可。为了产后顺利授乳，此时应该注意护理乳头，尤其是乳头扁平或凹陷的孕妈妈，必须先行矫正。

胎宝宝成长变化

妊娠6个月时，宝宝身长约30厘米，体重600～700克。骨骼更结实，头发更长，眉毛和睫毛长出。脸形更加清晰，已完全是人的模样，但仍很瘦，全身都是皱纹。皮脂腺开始分泌，皮肤表面长出白色胎脂。胃肠会吸收羊水，肾脏排泄尿液。此时用听诊器可听出宝宝的心音。

宝宝在6个多月时就有了开闭眼睑的动作，特别是在孕期最后几周，宝宝已能运用自己的感觉器官了。当一束光照在母亲的腹部时，睁开双眼的宝宝会将脸转向亮处，他看见的是一片红红的光晕，就像用手电筒照在手背时从手心所见到的红光一样。从6个月起，宝宝就带着积极的情绪生活，不满意时也会发点小脾气。因此，宝宝并不是传统儿科学描述的那种消极的、无思维的小生命。研究表明，宝宝在子宫里不仅有感觉，而且还能对母亲相当细微的情绪、情感差异做出敏感的反应。

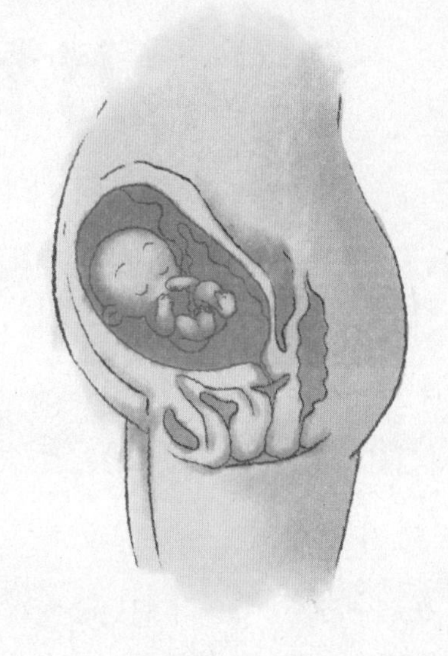

小贴士

这时的胎动次数有所增加，并更加明显，你现在可以试试和你腹中的宝宝做做游戏。当他把你的肚皮顶起一个小鼓包时，你可以一边跟他说话，一边用手摸摸他，轻轻推一下，看他有什么反应。经常这样做，宝宝会发现这是个有趣的游戏，会和你玩得很起劲的。

本月饮食指导

本月饮食原则

调整饮食习惯

在这一时期，很多孕妈妈会发现自己异常能吃，很多以前不喜欢的食品现在反倒成了最喜欢的东西，因此，可以好好利用这段时间调整自己的饮食习惯，加强营养，增强体质，为将来分娩和产后哺乳做准备。

多吃润肠通便的食物

这个时期的你很容易被便秘所困扰，发生便秘现象后，要注意饮食调节，多吃一些润肠通便的食品，如各种粗粮、蔬菜、黑芝麻、香蕉、蜂蜜等。也应该注意适当运动，促进肠蠕动，利于消化。不要自己随便服用泻药。

少吃香辛食物

香辛性的食物作料如辣椒、花椒、胡椒、小茴香、八角、桂皮、五香粉等，容易消耗肠道水分，使胃肠分泌减少，造成肠道干燥、便秘。而便秘容易在解便时造成腹压增加，压迫子宫内的胎儿，对胎宝宝的健康发育不利。

餐后要漱口

孕妈妈在用餐后可以喝一些柠檬水（在水中加上 1 片柠檬）或漱口，这样能让口腔保持湿润，还能刺激唾液分泌，减少因鼻塞、口干或口腔内残余食物引起的厌氧细菌造成的口臭。

少吃多餐，缓解烧心感

如果孕妈妈有烧心的感觉，要坚持少量多餐，一天分 5～6 次进食，或在晚上适当吃点健康的小零食，也可以减轻烧心的感觉。

控制糖类食品的摄入

这段时间孕妈妈要注意不要摄入过多简单的糖类食品（如蔗糖、果糖、葡萄糖等），注意能量平衡，否则易引发妊娠糖尿病。

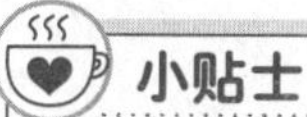

小贴士

许多人认为菜比饭更有营养，孕妈妈应该多吃菜，这是不对的。米饭、面等主食，是能量的主要来源，孕中、晚期的妈妈一天应摄入400～500克的米面及其制品。

营养素需求

钙：每天1000毫克

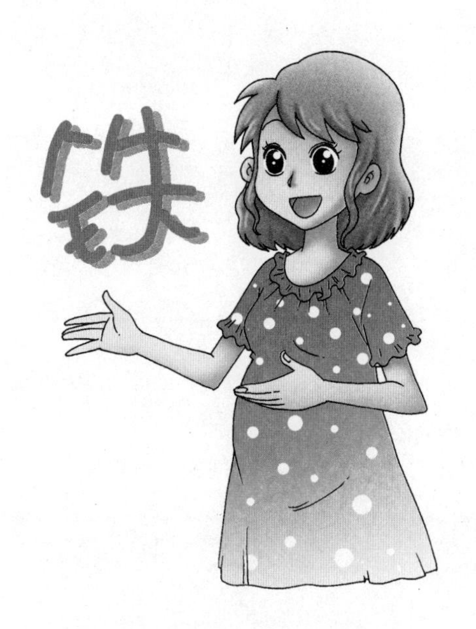

到了孕中期，钙的摄取量至少要达到每天1000毫克，注意不要超量，否则会造成宝宝骨骼过硬，不易正常分娩。孕妈妈可以到医院做有关钙的检查，确定体内钙的代谢情况。

补充钙质应以食补为主，孕妈妈可以多吃豆制品和奶制品，一般来讲，摄取100克左右豆制品和奶制品，就可摄取到100毫克的钙。

奶酪也是不错的补钙食品，它浓缩了相当于10倍牛奶的蛋白质、钙和磷，而且营养的吸收率达到96%。注意吃奶酪前后1小时不要吃水果，因为果酸易与钙结合，不利于吸收。

继续注意补铁

孕妈妈铁质需求大，要多吃富含铁质的食物，如瘦肉、鸡蛋、动物肝、鱼、含铁较多的蔬菜及强化铁质的谷类食品，如有必要，也可在医生的指导下补充铁剂。还应注意多吃一些含维生素C较多的食品，以帮助身体吸收更多的铁质。

不要忽视粗粮的作用

随着人们生活水平的提高，现在人们大多以大米、白面为主食，很少吃大米、面粉以外的粗粮。这种吃法实际上是不太健康的。

人吃饭不仅仅是为了"口福"，更重要的是为了从食物中摄取机体所需的营养素，以促进人体的正常生长发育和生理活动等，孕妈妈更应考虑到宝宝发育所需各种营养物质。

人的机体需要多种营养物质，任何一种或少数种类食物其所含营养物质都不能包括人体所需的全部营养物质，只有多品种地吃些蔬菜、肉食和杂粮，才能满足机体所需营养物质。杂粮的营养成分比较全面，甚至包括了大米、白面缺少的营养物质。

玉米	除营养成分比较全面丰富外，其胚芽含52%的不饱和脂肪酸，是精米、精面的4～5倍。玉米油富含维生素E、维生素A、卵磷脂及镁等，含亚油酸高达50%。玉米有益脾胃、强壮身体、宁心健脑之功效
小米	营养丰富，被称为健脑主食。《本草纲目》认为，喝小米汤"可增强小肠功能，有养心安神之效"。孕妈妈多吃小米，对宝宝脑发育有利
红薯	2千克红薯所含蛋白质、脂肪、糖类、矿物质、维生素比0.5千克大米或面粉要多得多，还能弥补大米、面粉中缺乏的维生素C和胡萝卜素
大豆	大豆的营养更比面粉、大米丰富，含蛋白质高达36.3%，脂肪、糖类、钙、磷、铁和B族维生素都可与大米、小麦相比拟，被营养学家称为"植物蛋白"

孕妈妈的饮食要多样化、全面，在主食中要大米、白面、杂粮都吃。全面饮食，全面营养，有利宝宝全面健康发育。

孕期多吃鱼宝宝更聪明

鱼是人类一种极好的食品，尤其是女性在妊娠期间，吃鱼对母亲的健康和宝宝的发育都十分有益。女性在妊娠期间多吃鱼，对宝宝大脑的发育是很有好处的。鱼类具有以下的营养特点。

含有丰富的蛋白质

鱼肉含有大量的蛋白质，如黄鱼含17.6%，带鱼含18.1%，鲐鱼含21.4%，鲢鱼含11.6%，鲤鱼含17.3%，鲫鱼含13%。鱼肉所含蛋白质都是完全蛋白质，而且蛋白质所含必需氨基酸的量和比值同人体的相似，最适合人体需要，容易被人体消化吸收。

脂肪含量较低，且多为不饱和脂肪酸

鱼肉的脂肪含量一般比较低，除带鱼、鲤鱼比较高以外，大多数只含

1%～4%，如鲫鱼含1.1%，鳙鱼（胖头鱼）只含0.9%，黄鱼含0.8%，墨鱼只含0.7%。鱼肉的脂肪多由不饱和脂肪酸组成，不饱和脂肪酸的碳链较长，具有降低胆固醇的作用。

鱼肉中除含有优质蛋白质、适量的脂肪、丰富的维生素和矿物质外，还含有较多的二十碳五烯酸和二十二碳六烯酸，这两种不饱和脂肪酸对大脑的发育具有极大的促进作用，能使孩子出生后聪明伶俐。

此外，二十碳五烯酸还有防止流产、早产及宝宝发育迟缓的作用，所以说，孕妈妈吃鱼好处多多，应鼓励孕妈妈多吃鱼。

矿物质、维生素含量较高

海水鱼含碘较丰富，还含有磷、钙、铁等无机盐。鱼肉还含有大量的维生素A、维生素D、B族维生素和尼克酸，这些都是人体所需要的营养素。

另外，鱼肉的肌纤维比较短，蛋白质组织结构松软，水分含量比较多，因此肉质鲜嫩。鱼肉和畜禽肉相比，吃起来更觉鲜嫩爽口，也更容易被消化吸收。

小贴士

大多数鱼性偏凉，姜是热性的，做鱼的时候放一点姜不仅可以去腥，还可以中和鱼的寒凉之气。

预防妊娠纹、妊娠斑的食物

孕妈妈平时需要晒晒太阳，但晒太阳的同时还得防晒，否则容易长妊娠斑或加重妊娠斑等。在涂抹适合孕妇使用的防晒霜时，还应多吃具有防晒作用的食物，如：

番茄：这是很好的防晒食物。番茄富含抗氧化剂番茄红素，每天摄入16毫克番茄红素，可将晒伤的危险系数下降40%。番茄熟吃比生吃效果更好。

柠檬：含丰富维生素C的柠檬能够促进新陈代谢，延缓衰老，美白淡斑，收细毛孔，软化角质层及令肌肤有光泽。据研究，柠檬能降低皮肤癌的发病率，每周只要一勺左右的柠檬汁即可将皮肤癌的发病率下降30%。

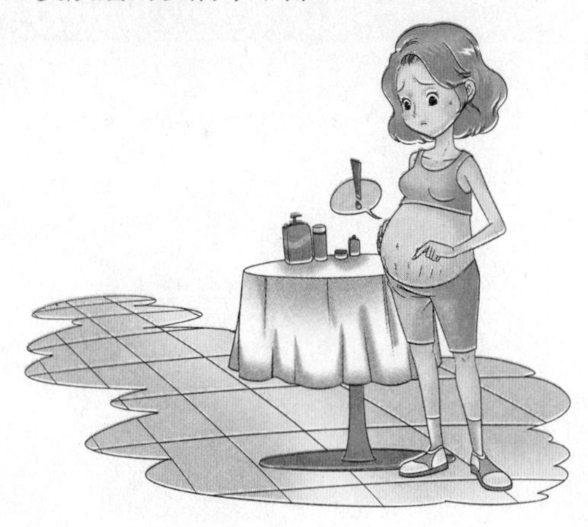

坚果：坚果中含有的不饱和脂肪酸对皮肤很有好处，能够从内而外地软化皮肤，防止皱纹，同时保湿，让肌肤看上去更年轻。坚果中含有的维生素 E，不仅能减少和防止皮肤中脂褐质的产生和沉积，还能预防痘痘。

鱼类：科学研究发现，一周吃三次鱼可保护皮肤免受紫外线侵害。长期吃鱼，可以为人们提供一种类似于防晒霜的自然保护，使皮肤增白。

小贴士

一些感光蔬菜，如白萝卜、芹菜、香菜等，容易使皮肤出现色素沉淀，在阳光强烈的季节，孕妈妈最好少吃。

吃什么可以让宝宝发质好

孕期，孕妈妈吃一些坚果和富含维生素 B 的食物有利于宝宝的发质。

黑芝麻、核桃等坚果一直是被人们承认的养发佳品，孕妈妈在孕期吃一些坚果能使宝宝将来的发质更好，

B 族维生素可以预防头发枯黄、脱落或早白，能让宝宝的头发浓密、乌黑、油亮。孕妈妈可以多吃一些含有丰富 B 族维生素的食物，如瘦肉、鱼、动物肝脏、鸡蛋、牛奶、豆类、紫菜、面包、玉米等。

小贴士

坚果油脂含量较高，吃太多，容易消化不良，还会引发食欲不佳，所以不能吃太多，一天不要超过 100 克。

如何吃能让宝宝皮肤更好

如果父母的皮肤不好，孕妈妈担心会遗传给宝宝，可以通过改善自己的饮食使宝宝的皮肤白白嫩嫩。

预防肤色偏黑，可以多吃水果。大部分水果都富含维生素 C，维生素 C 可以干扰黑色素的形成，从而减少黑色素的沉淀，宝宝的皮肤就不会太黑了。除了各种水果，还有一些蔬菜维生素 C 含量也是比较高的，如洋葱、大蒜、冬瓜、花菜等，可以适当多吃。

预防皮肤粗糙，可以多吃富含维生素 A 的食物，如动物肝脏、蛋黄、牛奶、胡萝卜、番茄，还有一些绿色蔬菜和水果、干果等。这些食物中的维生素 A 可以帮助保护宝宝皮肤上皮细胞，使他的皮肤细腻有光泽。

本月开胃小菜

❀ 糖酥黄豆

原料：黄豆 500 克，鸡蛋 2 个，白糖 300 克，干淀粉 2000 克，花生油 1000 毫升（实耗约 150 毫升）。

做法：

❶ 将黄豆择洗干净，用凉水泡胀，控净水分，打入鸡蛋，拌匀，加入干淀粉，用手搓匀。

❷ 将油倒入锅内，烧至七成热时投入黄豆，炸成金黄色，捞出沥油。

❸ 将锅烧热，加水适量，烧开后放入白糖，炒至溶化，视糖汁稍变黄，迅速倒入炸黄豆，拌匀，再倒在案板上摊匀，冷却后即可食用。

营养解析：味道甜香酥脆。含有大量的植物蛋白质、脂肪、糖类、多种矿物质和维生素。

小贴士

黄豆不宜生食，夹生黄豆也不宜吃，不宜干炒食用。

❀ 扒双菜

原料：净白菜帮子 150 克，青菜 100 克，猪油 10 毫升，酱油 5 毫升，料酒 10 毫升，盐 1 克，葱、姜末各 1 克，白糖 2 克，水淀粉 25 毫升，汤适量。

做法：

❶ 白菜顺帮切细长条；青菜根削掉，切成段。用开水先把白菜煮熟，捞出

过凉水，挤顺去水分，放盘一边；再用同样的方法，把青菜煮熟，放在盘的另一边。

❷ 坐锅放油，葱、姜炝锅，烹料酒，加酱油、盐、糖、汤，把双菜轻轻推入锅，开后稍炖一会儿，用水淀粉勾芡，淋明油即可食用。

营养解析：富含钙、叶酸、胡萝卜素等。

小贴士

白菜帮子在沸水中焯烫的时间不可过长，最佳的时间为20～30秒。

凉拌虾仁芹菜

原料：虾仁10克，芹菜50克，精盐适量。

做法：

❶ 将芹菜洗净，切成段，放沸水中烫至断生，捞出；将虾仁用少许水煮熟。

❷ 把虾仁连同煮虾仁的水倒入盛有芹菜的盘内，加入精盐拌匀即可食用。

营养解析：清脆鲜美。富含钙、锌、钾和维生素A、维生素C。

珊瑚藕

原料：鲜藕100克，白糖、醋、酱油、香油、姜末、干辣椒丝各适量。

做法：

❶ 将藕洗净削去外皮，从中间一劈两半，顶刀切成薄片，用清水冲洗一次后，放沸水锅中烫一下，捞出，用凉开水过凉，控净水，盛在盘中。

❷ 炒锅内加香油烧热，放姜末和辣椒丝炸出香味，烹醋，加酱油、白糖和少许清水，熬制片刻，浇在藕上即可。

营养解析：具有甜、酸、辣三种味道，开胃爽口。含有较多的糖分和多种维生素、矿物质，有清热滋补等功效。

小贴士

购买莲藕要买带节的，以免里面有泥沙难以清洗。

本月美味佳肴

葱烧兔肉

原料：兔子1只，葱100克，花生油、酱油、精盐、料酒、白糖、香油、姜片、陈皮和鲜汤各适量。

做法：

❶ 将兔子的内脏挖去，兔肉洗净后斩成4厘米见方的块，下开水锅烫一下后捞出，洗去血沫，控水；将葱洗净，切成3厘米长的段。

❷ 锅置于火上，倒入花生油，油烧至八成热时将兔肉下锅，炸至金黄色时捞出，控油。

❸ 将锅内的油倒出，锅置火上加姜片、陈皮，再将兔肉放在锅内，烹料酒，加葱段、酱油、白糖、鲜汤，用旺火烧沸，撇去浮沫，改用小火煮至汤汁将干时，加入香油、精盐，拌匀，即可盛起，冷却后装盘。

营养解析：香酥味浓。蛋白质含量高，尼克酸及矿物质含量丰富，并含有较多的有益人体健康的磷脂。

小贴士

兔肉必须顺着纤维纹路切，这样加热后，才能保持菜肴的形态整齐美观，肉质更加鲜嫩。

干煸鳝鱼丝

原料：鳝鱼肉75克，芹菜50克，豆瓣酱8克，料酒8毫升，醋5毫升，香油

2毫升，花生油8毫升，姜10克，精盐、花椒粉各适量。

做法：

❶ 将鳝鱼肉斜刀切成丝；芹菜洗净切丝；姜去皮切丝；豆瓣酱剁细，备用。

❷ 炒锅上火，加油烧热，鳝鱼丝下锅炒散，待鳝鱼丝水分收干起锅；锅内放花生油，放姜丝，烹入料酒、盐、豆瓣酱煸炒，待出香味时，放入芹菜稍炒，淋醋、香油入锅炒匀，放入鳝丝，再撒上花椒粉拌炒即可食用。

营养解析：脆香适口。富含铁质。

香肠炒青菜

原料：香肠75克，青菜300克，花生油25毫升，酱油7毫升，料酒5毫升，精盐6克，葱、姜末各4克。

做法：

❶ 将香肠斜切成薄片；油菜择洗干净后切成3厘米长的段，梗和叶分置。

❷ 锅置火上，加油烧热后放葱和姜末略煸，投入油菜梗煸炒几下，再投入青菜叶同炒至半熟，放入香肠，并加入酱油、料酒、精盐后用旺火炒几下即成。

营养解析：口味清香。含有大量的蛋白质、糖、维生素和钙、铁等。

小贴士

吃剩的熟油菜过夜后就不要再吃，以免造成亚硝酸盐沉积，易引发癌症。

青椒里脊片

原料：猪里脊肉200克，青椒100克，淀粉10克，花生油、精盐、姜各适量。

做法：

❶ 将猪里脊肉洗净，切成薄片，把淀粉放入碗内，加水调糊，再将肉片放入抓匀；将青椒去蒂、籽，洗净，切成片；把姜洗干净，用刀拍散切末。

❷ 将锅烧热放入花生油，待油冒烟时将肉片放入迅速炒散，至肉变色立即盛出。

❸ 随即将青椒、姜末放入锅中略炒几下，再倒入肉片炒匀，再加精盐，翻炒均匀即可。

营养解析：微辣嫩鲜。含有丰富的优质蛋白质、维生素C和胡萝卜素。

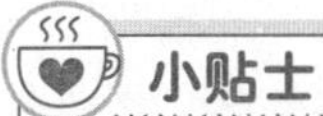

小贴士

处理里脊肉时，一定要先除去连在肉上的筋和膜，否则不但不好切，吃起来口感也不佳。

烧松口蘑

原料：松口蘑（又名松茸、松菌）、青笋各50克，荸荠20克，油、盐、淀粉各适量。

做法：

❶ 将松口蘑去根须，洗净，下油锅用武火翻炒片刻。

❷ 荸荠去皮切片，青笋切片，同倒入松口蘑的炒锅内，加水少许，煮片刻，调入盐，用淀粉勾薄芡，淋油起锅。

本月鲜味靓汤

瘦肉燕窝汤

原料：瘦肉600克，中等燕窝75克，猪骨50克，精盐、生抽各适量。

做法：

将瘦肉和猪骨洗净，先放沸水内，煲约1.5小时，然后捞起猪骨，放入预先泡开、拣净的燕窝与瘦肉同煲半小时，用盐、生抽调味。

营养解析：此汤补血益阴，滋阴润肠。其中猪骨含丰富钙质，对孕妈妈及宝宝都有好处。燕窝、瘦肉营养丰富，富含多种氨基酸、蛋白质和B族维生素，能助长发育。

小贴士

燕窝不宜高热，隔水炖最适宜。

当归生姜羊肉汤

原料：羊肉650克，当归、生姜片各20克，精盐6克，料酒15毫升。

做法：

❶ 将当归洗净，切成片，备用；把羊肉剔去筋膜，放入沸水锅内焯去血水后用清水洗净，用刀斩成小块，备用。

❷ 将瓦煲洗净，加入清水适量，置于火上，用旺火煮沸，加入当归片、羊肉块、生姜片、料酒，煲加盖，用文火煲3～4小时，点入精盐调味，即可食用。

营养解析：补气养血，温中暖肾。

小贴士

汤中的当归不可食用。

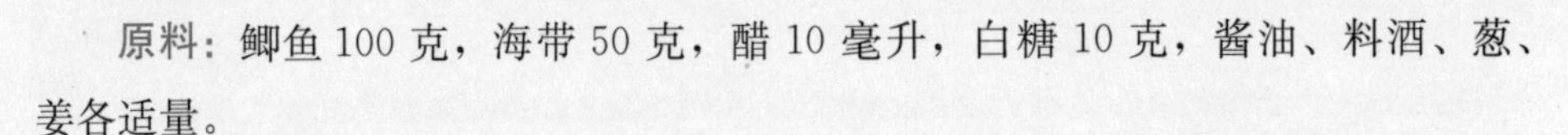

鲫鱼炖海带

原料：鲫鱼100克，海带50克，醋10毫升，白糖10克，酱油、料酒、葱、姜各适量。

做法：

❶ 将鲫鱼清理干净；将海带用温水泡2小时后洗净，切宽条，上锅蒸20分钟。

❷ 将鲫鱼摆在小锅内，上摆一层海带，再摆一层鱼，上面再摆一层海带，浇上料酒、酱油、醋、白糖、葱、姜，加清水没过菜面，大火煮开后小火焖至汤稠，即可食用。

营养解析：鱼肉酥软，富含优质蛋白质、钙、铁、锌。

小贴士

鲜鱼剖开洗净，在牛奶中泡一会儿，既可除腥，又能增加鲜味。

❀ 鱼头汤

原料：鲜肥鱼头1000克，花生油1000毫升，葱50克，姜30克，蒜30克，料酒50毫升，盐5克，酱油30毫升，醋15毫升，白糖20克，豆瓣酱30克，汤250毫升，水淀粉80毫升。

做法：

❶ 肥鱼头切成块，用盐、酱油、料酒腌好；葱切大葱花，姜、蒜切末；烧沸花生油，放入沥干水的鱼炸至半熟，倒在漏勺内。

❷ 锅内另注入油，油沸时，下姜、蒜、葱（留下一些）、豆瓣酱炒到油变红色时，加汤、酱油、醋、白糖、料酒、鱼块，汤沸后用文火烹熟，滴几滴醋盛盘，撒上留下的葱花即可。

营养解析：富含蛋白质、尼克酸等。

小贴士

烹制鱼头时，一定要将其煮熟、煮透，才使汤汁美味。

本月滋补粥品

小米粥

原料：小米 150 克，泡涨的花生仁 50 克，红糖 30 克。

做法：

锅内添适量的水烧开，放入已淘洗干净的花生仁和小米，熬煮至黏稠，放入红糖，搅拌后烧开即可。

营养解析：小米软烂，香甜可口，蛋白质、维生素 B_1、维生素 B_2 的含量以及提供的热量都比大米高。

小贴士

小米虽然适合进补，但是营养并不全面，所以最好和其他主食合煮。

桂圆肉粥

原料：桂圆肉 15 克，粳米 60 克。

做法：

桂圆肉与粳米放入锅内，加入适量水，先以武火煮开，再移文火上煮成粥。每天早晚服食，用量不宜过大。

营养解析：补血、养心、安神、健脾。适用于孕中期心悸、失眠、健忘、贫血等，健康人食用能提高记忆力，增强体质。

小贴士

桂圆性热，有上火发炎症状时不宜食用。

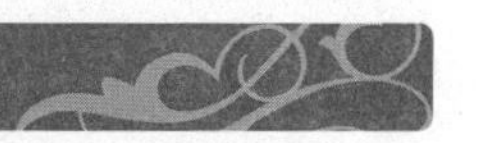

❁ 白薯玉米粥

原料：白薯250克，玉米渣100克。

做法：

❶ 将玉米渣淘洗干净；白薯去皮，切滚刀块，备用。

❷ 锅上火，加水浇沸，放入玉米渣煮，待玉米渣快煮熟时，放入白薯煮烂即可。

营养解析：香甜可口。含有丰富的糖类、蛋白质、粗纤维、维生素A、维生素 B_1、维生素 B_2 和尼克酸，还含有钙、磷、铁等矿物质。这些物质有利于人体酸碱平衡，有益健康。《本草纲目》记载白薯有“补虚乏，益气力，健脾胃，强肾阴”的功效。

小贴士

此粥不宜凉吃，否则易致胃腹不适。

本月营养主食

金银米饭

原料：大米 75 克，小米 25 克。

做法：

将大米、小米淘洗干净。把大米放入水锅里，开锅后再放入小米搅均匀，煮至米渐黏稠时即改小火，焖 10 分钟便可出锅食用。

营养解析：富含维生素 B_1、糖类。

小贴士

淘小米时不要用手搓，忌长时间浸泡或用热水淘米。

阳春面

原料：鸡蛋面条 100 克，鸡蛋 1 个，蒜苗若干，粗盐、香油、高汤各适量。

做法：

❶ 将鸡蛋摊成蛋皮，切成细丝；蒜苗切成段。

❷ 锅中加水烧开，下鸡蛋面条煮熟，捞出盛在碗内，撒上蛋皮丝、蒜苗段；将高汤倒入炒锅中烧开，撇去浮沫，用粗盐调味，再点些香油，浇在面条上即可食用。

营养解析：汤清味鲜，清淡爽口。含有蛋白质、脂肪、糖类，还能提供人体必需的 B 族维生素和部分矿物质。

小贴士

摊蛋皮最好用平底锅或大一点的锅，鸡蛋一定要打匀。

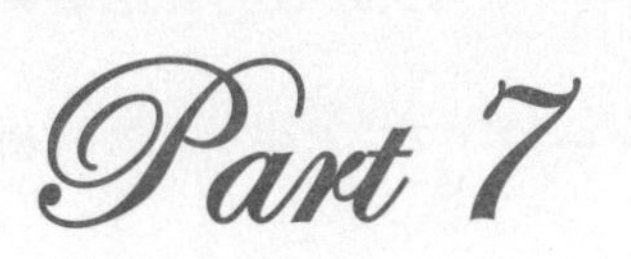

孕7月 降压降糖，远离妊娠风险

妈妈变化与宝宝成长

孕妈妈身心变化

此时子宫底高23～26厘米，上腹部已明显凸出、胀大。腹部向前凸出成弓形，并且常会有腰酸背痛的感觉。子宫对各种刺激开始敏感，胎动亦渐趋频繁，偶尔会有收缩现象，乳房更加饱满。

由于大腹便便，身体重心会不稳，眼睛无法看到脚部，特别是在上下楼梯时要十分小心。这段时间母体若受到外界过度的刺激，会有早产的危险，应该避免激烈运动，避免压迫腹部的姿势。长时间站立或压迫下半身，很容易造成静脉曲张或足部水肿，应时常把脚抬高休息。若出现静脉曲张，应穿着弹性袜来减轻症状。

在孕晚期，由于增大的子宫压迫下肢静脉，影响下肢静脉回流，孕妈妈容易出现踝部及小腿下半部轻度水肿，休息后便可消退，这属于正常现象。若水肿明显，且无缓解，则应进一步检查有无其他妊娠合并症，及时诊断与治疗。若为单纯性下肢水肿，在睡眠时应取侧卧位，下肢抬高15°，有利于下肢血液回流，可减轻水肿。

小贴士

现在需要选用合适的乳罩来托护乳房，使用维生素E油进行局部按摩可以增加皮肤弹性，或多吃一些含胶原蛋白丰富的猪蹄、羊蹄等，也有利于增加皮肤弹性，缓解妊娠纹加重。

在饮食方面，孕妈妈此时依然要注意摄取均衡的营养，尤其是钙质、铁质含量丰富的食物更应多吃。

❀胎宝宝成长变化

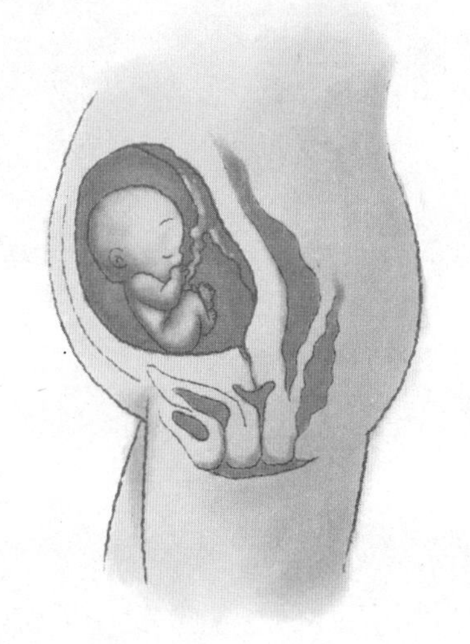

胎宝宝身长为36～40厘米，体重1000～1200克。当下眼睑已形成，鼻孔开通，容貌可辨，但皮下脂肪尚未充足，皮肤暗红色，皱纹较多，脸部如老人一般。脑部逐渐发达。男胎的睾丸还未降至阴囊内，女胎的大阴唇也尚未发育成熟。宝宝还没有完全具备在体外生活的适应能力。他的眼睛既能睁开也能闭上，而且已形成了自己的睡眠周期。醒着的时候，他会自己嬉戏，会踢踢腿、伸伸腰，甚至会把自己的大拇指或其他手指放到嘴里去吸吮。大脑活动也非常活跃，大脑皮层表面开始出现一些特有的沟回，脑组织快速增殖。

小贴士

在此时期出生的宝宝是发育不全的早产儿，为防万一，住院用品应及早准备齐全。此外，宝宝床、宝宝房等都应准备妥当。孕妈妈可以在此时去美容院换一款比较清爽的发型。怀孕7个月，你的腹部将继续增大，当你活动的时候，要更加小心。

有的孕妈妈会因血压升高或贫血加重引发头痛和头晕。此外，心理负担和精神因素也会造成头痛，所以要注意保持心情愉快。

本月饮食指导

本月饮食原则

维持食物酸碱平衡

肉类、鱼类、蛋类、虾贝类、糖类等食物属于酸性食物。蔬菜、草莓、葡萄、柠檬等属于碱性食物。两类性味不同的食物合理地搭配起来，才能保证身体的健康。

粗细搭配控制体重

如果孕妈妈体重增加较快，可以用玉米、土豆、白薯、山药、南瓜、板栗、莲藕代替米面作为主食。反之，可以多吃一些米、面、巧克力、甜点，以及核桃、松子、瓜子、肉类等食物。这样粗细搭配换着吃，可以达到控制热量、脂肪摄入的目的。

保持食物中的维生素

蔬菜中的维生素在烹饪的时候特别容易流失，比如维生素C就是水溶性的，如果烹制时间过长，就会溶解掉。所以要注意烹调方式，以防维生素流失。绿叶蔬菜应该先洗后切，蔬菜入锅要急火快炒。

预防水肿，控制食盐量

为了预防下肢水肿，孕妈妈应减少盐的摄入量，日常饮食以清淡为佳，忌吃咸菜、咸蛋等盐分高的食品。水肿明显的孕妈妈要控制每日盐的摄取量，限制在2～4克之间。

还可以多吃一些鲤鱼、鲫鱼、黑豆、冬瓜等有利水作用的食品，以利于体内水分由肾排出，缓解水肿症状。

少吃罐头食品

罐头食品在制作过程中都加入一定量的添加剂，如人工合成色素、香精、防腐剂等，这些添加剂对胎儿的健康不利。另外，罐头食品营养价值并不高，经高温处理后，食物中的维生素和其他营养成分都已受到一定程度的破坏，不宜食用。

小贴士

本月已经面临妊娠高血压综合征，所以在饮食方面需要格外小心，不宜多吃动物性脂肪，而孕妈妈食欲又很好，一定要控制好肉类、油脂的摄入量。

营养素需求

智力发育关键期，注意补充DHA

本月是胎儿脑细胞迅速增殖的第二阶段，你应该注意适量补充核桃、鱼等补脑的食物，增加烹调所用植物油即豆油、花生油、菜油等的量。

为了能保证宝宝大脑和视网膜的正常发育，妈妈可以交替地吃些富含DHA类的物质的食物，如富含天然亚油酸、亚麻酸的核桃、松子、葵花子、杏仁、榛子、花生等坚果类食品，海鱼、鱼油等也含有DHA。

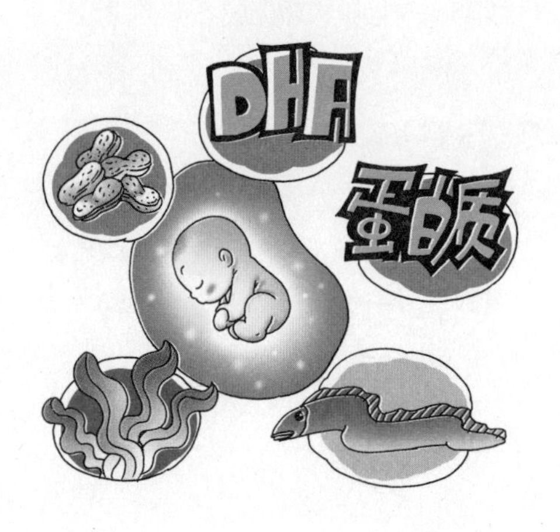

多吃谷物、豆类

从现在开始到分娩，应该增加谷物和豆类的摄入量，如全麦面包及其他全麦食品、豆类食品、粗粮等。这两类食物富含纤维、B族维生素，对胎儿大脑的生长发育有重要作用，而且可以预防便秘。

水：每天6～8杯

水的需要量为每天2升左右，有水肿症状的妈妈晚上临睡之前少喝一些水。并建议每天进食足量的蔬菜、水果，它们具有解毒利尿的作用；少吃或不吃难消化和易胀气的食物（如油炸的糯米糕、白薯、洋葱、土豆等），以免引起腹胀，使血液回流不畅，加重水肿。

小贴士

孕妈妈在合理摄取营养的同时，还要控制每周体重的增加在350克左右，以不超过500克为宜。

孕妈妈可多吃黑色食品

黑芝麻

黑芝麻含有丰富的不饱和脂肪酸、蛋白质、钙、磷、铁质等，还含有多种维生素等，《本草纲目》称："服（黑芝麻）至百日，能除一切痼疾。一年身面光泽不饥，二年白发返黑，三年齿落更生。"黑芝麻作为食疗品，有益肝、补肾、养血、润燥、乌发、美容作用，是极佳的保健美容食品。

黑豆

黑豆入药保健之效高于黄豆，突出的优点是蛋白质含量高、质量好，每百克高达45～50克。黑豆还含有丰富的不饱和脂肪酸、钙、磷、铁及胡萝卜素、B族维生素等。《本草纲目》说："黑豆入肾功多，故能治水、消胀、下气，制风热而活血解毒。"它可用来煮汤、炖食、浸酒等，有活血、利水、祛风、解毒功效。

黑米

黑米是我国稻米中之珍品，古为"贡米"，其营养价值比一般白米高，每百克含蛋白质11.3克，普通白米仅含6～8克。黑米中蛋白质含的必需氨基酸也较多，达8种，其中赖氨酸是白米的2～2.5倍。此外，还含有多种维生素和锌、铁、钼、硒等人体必需的微量元素。黑米能滋阴补肾，补胃暖肝，明目活血，健身功效显著。用它入药，对头昏、贫血、白发、眼疾等疗效甚佳。黑米无论煮粥或焖饭都不失为一种理想的滋补食品。

香菇

含多种维生素、矿物质、多种氨基酸及丰富的纤维素，不仅味道鲜美，而且能防治高血压、高血脂、冠心病、肥胖病、糖尿病、癌症等病症，备受青睐。

黑色海藻、海带、紫菜

它们含有特别丰富的碘质，钙、镁、铁含量也很丰富，有利尿、消肿、清血热、降血压、治疗甲状腺肿大的作用。

乌骨鸡

含有丰富的优质蛋白质，脂肪中含有不饱和脂肪酸。中医认为乌骨鸡有养阴退热、补肝益肾等功效。它可食、可入药，适用于虚弱、瘦弱、骨蒸、潮热、脾虚泄、月经不调和、遗精等症。男用雌鸡，女用雄鸡。

黑木耳

功能为益气、润肺、补脑、轻身强志、断谷治痔、和血养荣。它含蛋白质、脂肪、糖类和钙、磷、铁等营

养物质以及胡萝卜素、烟酸、维生素 B_1、维生素 B_2、磷脂、甾醇等多种营养素，还含有对人体有益的植物胶质。它不但是一种天然的滋补剂，而且有排除人体肠道中的毛发、减少血液凝块及防治高血压、动脉粥样硬化和冠心病的作用。

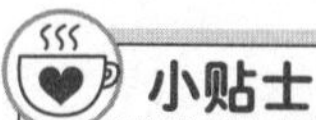

小贴士

并不是纯黑色的食品才叫黑色食品，其他的一些深色食品比如海带、紫甘蓝、深青色的辣椒都可以算是黑色食品。

适合孕妈妈吃的零食

孕妈妈可以选择一些营养丰富、低糖、低热量、高膳食纤维的食物来充当零食，如红枣、瓜子、板栗、花生等。

红枣：红枣被称为“天然维生素丸”，富含能使人延年益寿的维生素 P，名列百果之首，并且维生素 C 的含量也很高，同时还富含蛋白质、脂肪、钙、磷、铁、胡萝卜素及 B 族维生素等多种营养成分。具有补血安神、补中益气、养胃健脾等功效，还能防治妊娠期高血压，非常适合孕妈妈食用。

瓜子：瓜子的种类很多，如葵花子、西瓜子、南瓜子等。葵花子中富含维生素 E，西瓜子中富含亚油酸，南瓜子中则含有蛋白质、脂肪、糖类、钙、铁、磷、胡萝卜素、维生素 B_1、维生素 B_2 等多种营养成分，且比例均衡，非常有利于人体的吸收和利用。

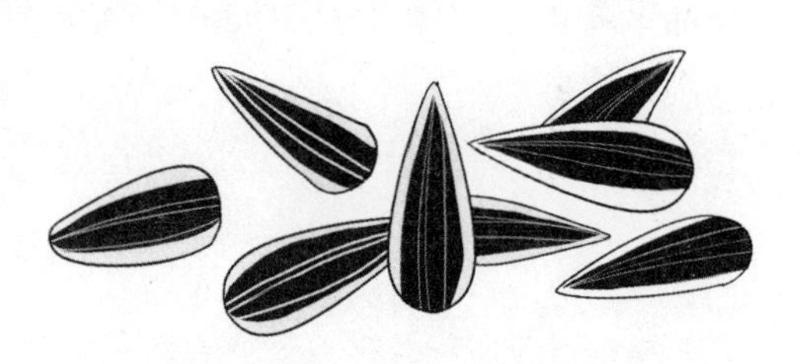

板栗：板栗有补肾强筋、养胃健脾、活血止血等功效。孕妈妈常吃板栗既可以健身壮骨，利于胎宝宝的健康发育，又可以消除自身的疲劳。

花生：孕妈妈每天吃一点花生可以预防产后缺乳，花生的内衣（即红色薄皮）中含有止血成分，可防治再生障碍性贫血。但花生脂肪含量较多，食用要适量，不可过多。花生受潮后易霉变，能致癌，所以应将其放在干燥处保存，霉变后一定不要再食用。

除了上述几种零食外，也可以吃一定量的水果、酸奶、煮熟的鸡蛋、粗纤维饼干等。

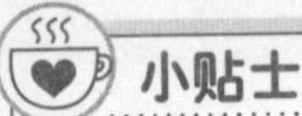

小贴士

孕妈妈每次吃零食的量不要太多，最好在两餐之间吃，离正餐远一点儿，这样就不会影响正餐的进食量。并且不要边看书或边看电视边吃零食，这样一来不卫生，二来不利于消化。

孕妈妈上火怎么吃

上火的孕妈妈可以多吃一些苦味食物，因苦味食物中含有生物碱、尿素类等苦味物质，具有解热祛暑、消除疲劳的作用。

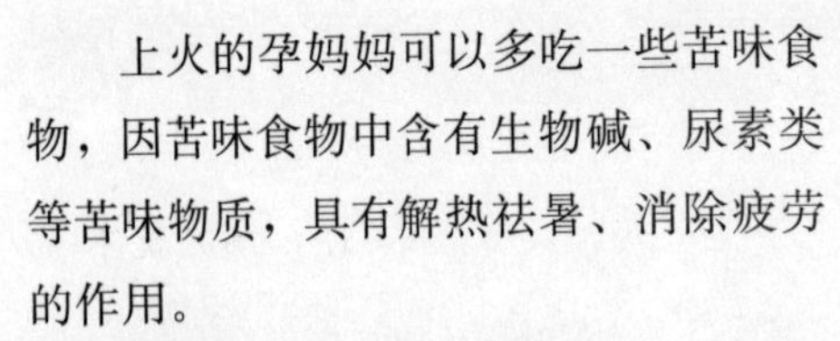

最佳的苦味食物首推苦瓜，不管是凉拌、炒还是煲汤，都能达到去火的目的。除了苦瓜，孕妈妈还可以吃一些杏仁、苦菜、芥蓝等。

除了多吃苦味食物，孕妈妈还要多吃甘甜爽口的新鲜水果和鲜嫩蔬菜。专家指出，甘蓝菜、花椰菜和西瓜、山楂、苹果、葡萄等富含矿物质，特别是钙、镁、硅的含量高，有宁神、降火的神奇功效，因此孕妈妈应多吃和常吃这些食品。

小贴士

很多人认为喝牛奶会加重上火，引起烦躁，其实，喝牛奶不仅不会上火，还能解热毒、去肝火。中医认为牛奶性微寒，可以通过滋阴、解热毒来发挥去火功效。不要把牛奶冻成冰块食用，这样很多营养成分都将被破坏。

防治水肿怎么吃

妊娠水肿属于正常反应，通过饮食上的适当调节，可以起到很好的缓解作用。

进食足够量的蛋白质

每天一定要保证食入畜、禽、肉、鱼、虾、蛋、奶等动物类食物及豆类食物。这类食物含有丰富的优质蛋白质。贫血的孕妈妈每周还要注意进食2～3次动物肝脏以补充铁。

进食足量的蔬菜水果

蔬菜和水果中含有人体必需的多种维生素和微量元素，它们可以提高机体抵抗力，加强新陈代谢，还具有解毒利尿等作用。孕妈妈每天不应忘记进食蔬

菜和水果。

不要吃过咸的食物

水肿时要吃清淡的食物，不要吃过咸的食物，尤其是咸菜，以防止水肿加重。其实，即使不加调味料，天然食材中也含有钠，牛奶240毫升含钠120毫克，1个蛋含钠70毫克，鱼或家禽家畜或肉每50克含钠50毫克，贝类25克含钠50毫克，鲜蔬菜半碗含钠40毫克，水果半碗含钠2毫克。因此，食盐的量一定要做好控制。

控制水分的摄入

水肿较严重的孕妇应适当控制水分的摄入。

少吃或不吃难消化和易胀气的食物

如油炸的糯米糕、白薯、洋葱、土豆等，以免引起腹胀，使血液回流不畅，加重水肿。

摄取具利尿作用的食物

被认为有利尿作用的食物包括芦笋、洋葱、大蒜、南瓜、冬瓜、菠萝、葡萄、绿色豆子等。

小贴士

当孕妈妈出现下肢甚至全身水肿，同时伴有心悸、气短、四肢无力、尿少等不适症状时，情况就不正常了。营养不良性低蛋白血症、贫血和妊娠中毒症都是孕妇水肿的常见原因。因此当出现较严重的水肿时，要及时去医院检查、确诊和治疗，同时要注意饮食调理。

妊娠糖尿病孕妈妈该怎样吃

孕妈妈如果患了妊娠糖尿病，需要密切关注，并与医生保持良好的沟通，另外，要注意调整饮食：

❶ 少量多餐。一次进食大量食物会造成血糖快速上升，如果准妈妈此时正好空腹很久了，体内产生了大量酮体，就很容易发生酮血症。为了维持血糖值平稳，餐次的分配非常重要，最好少量多餐。而且糖尿病准妈妈可能会有“加速饥饿状态”，也就是说每顿吃不多，而且容易饿的情况，所以更强调少量多餐，每天吃4～6顿比较好。

❷ 注重蛋白质摄取。如果在孕前已摄取足够营养，则妊娠早期不需增加蛋白质摄取量，妊娠中期、晚期每天增加蛋白质的量分别达到6克、12克即可。其中要有一半来自高生理价值蛋白质，如蛋、牛奶、深红色肉类、鱼类及豆浆、豆腐等豆类制品。另外，最好每天喝至少两杯牛奶，以获得足够钙质，但千万

不可以把牛奶当水喝，以免血糖过高。

❸ 油脂类食物要注意。烹调用油以植物油为主，减少油炸、油煎、油酥等食物，以及动物皮、肥肉等。

❹ 多摄取食物纤维。在可摄取的分量范围内，多摄取高纤维食物，如以糙米或五谷米饭取代白米饭、增加蔬菜的摄取量、不喝果汁而吃新鲜水果等，如此可延缓血糖的升高，帮助控制血糖，也比较有饱足感。但千万不可无限量地吃水果，水果毕竟含糖量较高。

附表：糖尿病配餐推荐

例1	早餐	豆腐脑250克、杂粮馒头50克、煮鸡蛋50克
	上午加餐	苏打饼干25克
	午餐	盐水河虾100克、木耳炒白菜190克、虾皮冬瓜汤100克、荞麦面条100克
	下午加餐	黄瓜汁150克
	晚餐	青椒肉丝130克、丝瓜鸡蛋汤100克、芹菜拌海米110克、二米饭（稻米和小米）100克
	夜宵	牛奶220克
例2	早餐	煮鸡蛋50克、小米粥50克、牛奶220克
	上午加餐	豆腐脑250克
	午餐	拌黄瓜80克、炒绿豆芽200克、二米饭100克、蒸鳊鱼100克、虾皮菜秧榨菜汤150克
	下午加餐	梨100克
	晚餐	青椒肉丝130克、芹菜炒肉130克、二米饭100克、番茄紫菜汤110克
	夜宵	番茄150克

❁ 妊娠高血压孕妈妈该怎么吃

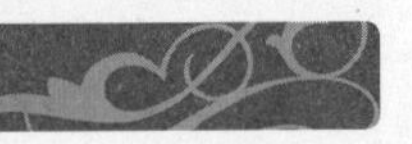

孕期高血压多发生在怀孕24周以后，怀孕32周后是高发期，高血压的准妈妈在饮食上需要注意：

❶ 限盐（主要是限制钠的摄入量）。食盐中的钠具有潴留水分、加重水肿、收缩血管、升高血压的作用，所以不宜过食。每日的食盐量应控制在3～5克（包括食盐和高盐食物，如咸肉、咸菜等）。另外，小苏打、发酵粉、味精、酱油等也含有钠，要适当限制食用。

❷ 限水（包括茶水、汤汁）。轻度患者

可以自己掌握，尽量减少水分的摄入。中度患者每天饮水量不超过1200毫升，重度患者可按头一天尿量加上500毫升水计算饮水量。

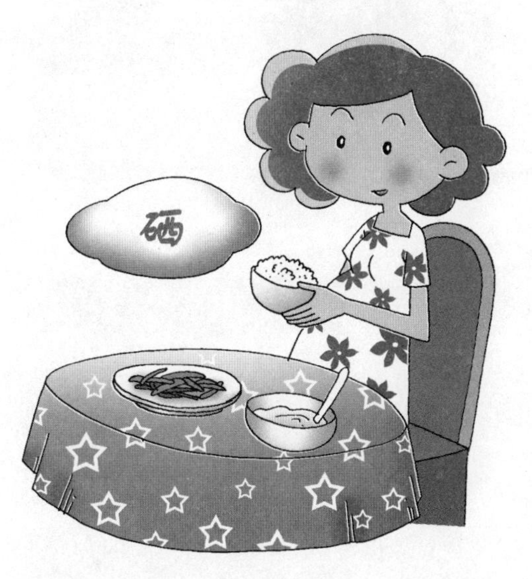

❸ 补充维生素C和维生素E。维生素C和维生素E能抑制血中脂质过氧化的作用，降低妊高征的反应。

❹ 注意补充钙、硒、锌。钙能使血压稳定或有所下降；硒可明显改善平均动脉压、尿蛋白、水肿症状，并降低血液黏稠度，从而降低妊高征的发病率；锌能够增强妊高征患者身体的免疫力。

❺ 还要注意补充蛋白质。重度妊高征患者因尿中蛋白丢失过多，常有低蛋白血症。因此，应及时摄入优质蛋白，如牛奶、鱼虾、鸡蛋等，以保证胎宝宝的正常发育。每日补充的蛋白质量最高可达100克。

❻ 多吃芹菜、鱼肉、鸭肉等利于降压的食物。

西蓝花有助于稳定血压

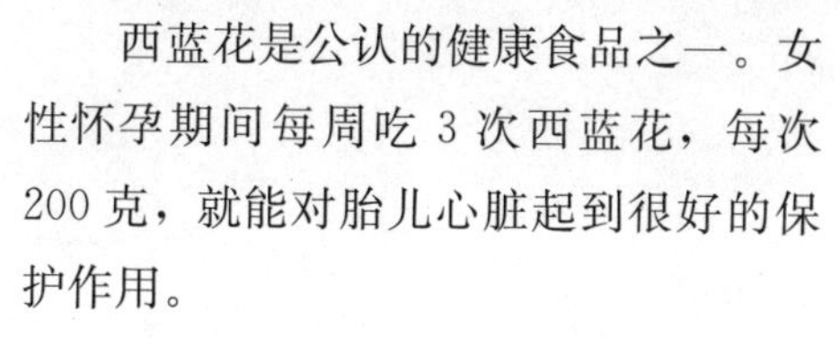

西蓝花是公认的健康食品之一。女性怀孕期间每周吃3次西蓝花，每次200克，就能对胎儿心脏起到很好的保护作用。

西蓝花之所以具有这样的功效，是因为里面含有一种叫作SGS的物质。这种物质可以稳定孕妇的血压、缓解焦虑。很多人以为番茄是含维生素C最丰富的蔬菜，其实，西蓝花的维生素C含量几乎是番茄的4倍。维生素C能增强孕妇免疫力，保证胎儿不受病菌感染，同时还能促进铁质的吸收。

小贴士

西蓝花中含有丰富的叶酸，叶酸性质不稳定，食物贮存时间太长、贮存温度太高、烹调时间过长等都会令叶酸受破坏。因此，西蓝花以少油快炒为佳，或者用鲜鸡汤焯一下直接吃。

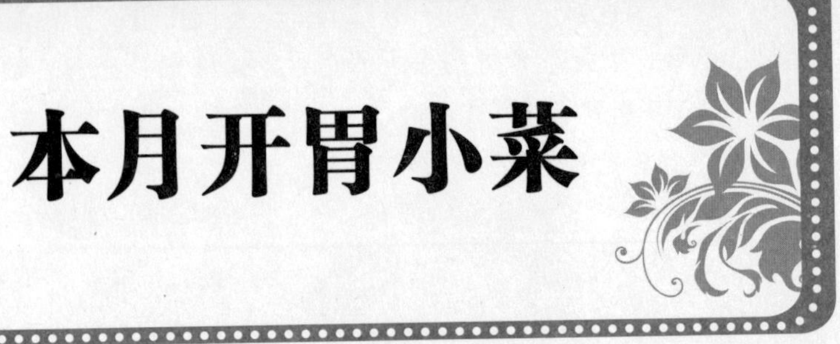

本月开胃小菜

拌三鲜

原料：水发海参100克，大虾100克，鸡胸脯肉50克，冬笋15克，黄瓜30克，精盐、酱油、醋和香油各适量。

做法：

❶ 将大虾去头、须、爪，剥去壳，摘去脊背上的沙线，用凉水冲洗干净，切成片。

❷ 把发好的海参和鸡胸脯肉洗净，斜刀切成片；把冬笋洗净，切成片；把黄瓜洗干净，用凉开水冲一下，切成片。

❸ 将海参、大虾、鸡胸脯肉、冬笋放入开水锅中烫熟，捞出，控水，放在盘中，再放上黄瓜，加入精盐、酱油、醋、香油拌匀即可。

营养解析：含有高质量蛋白质，还含有丰富的钙、铁、碘等无机盐及维生素A、维生素D。

小贴士

虾不宜与含有鞣酸的水果，如葡萄、石榴、山楂、柿子等同食。

凉拌五丝

原料：白菜心100克，熟鸡肉25克，白萝卜25克，青柿椒50克，香油3毫升，精盐6克，红糖2克，醋2毫升，鸡蛋1个。

做法：

❶ 把白菜心洗净，切成细丝；鸡肉撕成细丝；白萝卜洗净，青柿椒去蒂、籽，均切成细丝。

❷ 将白萝卜、青柿椒用开水烫一下，捞出，沥水；鸡蛋打入碗内，加少许盐，用炒锅摊成鸡蛋皮，凉凉切丝。

❸ 把白菜丝、白萝卜丝、青椒丝、鸡蛋丝，一起放入盘内，加盐、红糖、醋拌匀，撒上鸡肉丝，淋入香油即可食用。

营养解析：各种营养素齐全，尤其是蛋白质含量较高。

赛泡菜

原料：白萝卜 100 克，干红辣椒 1 个，白糖 5 克，白醋 5 毫升，精盐 2 克。

做法：

❶ 先把白萝卜洗净，再纵向对开，然后切成 0.3 厘米厚的薄片，放入盆中，加精盐，用手不断抓捏，直至将萝卜片捏得柔软为止。

❷ 将捏好的萝卜片放清水内洗一下，挤干水，放菜盘内；将干红辣椒放水中泡软后去蒂和籽，洗净，切成细丝，放在萝卜片上，加白糖、白醋拌均匀，腌 10 分钟即可食用。

营养解析：味酸甜爽口，含有较多的维生素 C。

小贴士

白萝卜忌与人参、西洋参同食。

本月美味佳肴

油焖茄子

原料：茄子150克，高汤100毫升，料酒5毫升，酱油5毫升，白糖3克，植物油10毫升，葱花15克，姜末15克，酱色少许。

做法：

❶ 把茄子洗净后，切成大滚刀块。

❷ 炒锅放在大火上，放入植物油10毫升（用2毫升），烧到五成热，倒入茄子焖炸，从温油炸到油沸，当茄子酥软时，连油一起倒在漏勺中，沥去油。

❸ 将炒锅仍置大火上，投入葱花、姜末，放进高汤，倒入茄子、料酒、酱油、白糖和酱色，翻动几下烧开后，盖好炒锅，移小火上，焖煮约1分钟，到汤汁稀少，移大火上翻炒几秒钟，加入适量植物油，把炒锅晃动几下，待卤汁稠浓即可起锅食用。

营养解析：绵软清香。富含尼克酸和适量钾、铁。

小贴士

老茄子，特别是秋后的老茄子，含有较多茄碱，对人体有害，不宜多吃。

番茄炖鱼条

原料：鱼肉250克，胡萝卜100克，鸡蛋清1个，番茄酱50克，白糖、精盐、葱头、辣酱油、水淀粉各适量，料酒20毫升，香油30毫升，花生油200毫升（约耗100毫升）。

做法：

❶ 将鱼肉洗净，切条，装碗内，放料酒、精盐、鸡蛋清、水淀粉拌匀上浆；葱头去皮切丝；胡萝卜切丝。

❷ 炒锅放花生油上火，烧至五成热，把浆好的鱼条下入锅内，炸透捞出。

❸ 锅内留底油，下胡萝卜丝、葱头丝煸炒，加番茄酱，煸炒至红色，再放入精盐、白糖、辣酱油、料酒，再放入炸好的鱼条，炒匀后淋入香油，搅匀装盘。

营养解析：鱼条酥嫩。含优质蛋白质等多种营养素。

小贴士

可直接用番茄，选择熟透的番茄切碎。

鲫鱼蒸蛋羹

原料：鲜活鲫鱼 1 条（约 350 克），鸡蛋 4 个，料酒、精盐、酱油、葱花、姜末、香油、肉汤各适量。

做法：

❶ 将鲫鱼去鳞、鳃、内脏，洗净，在鱼两侧剞上几刀，入沸水锅焯一下，捞出，放汤碗内，用精盐擦一下，再将料酒洒在鱼身上。

❷ 将鸡蛋磕入汤碗中，放入精盐、肉汤，搅打均匀，倒入盛有鲫鱼的汤碗内，上屉蒸至蛋羹呈豆腐状取出。

❸ 锅内放入酱油、香油、肉汤、姜末、葱花调好口味，上火，烧沸后浇在蛋羹汤碗内即可。

小贴士

感冒发热期间不宜食用。

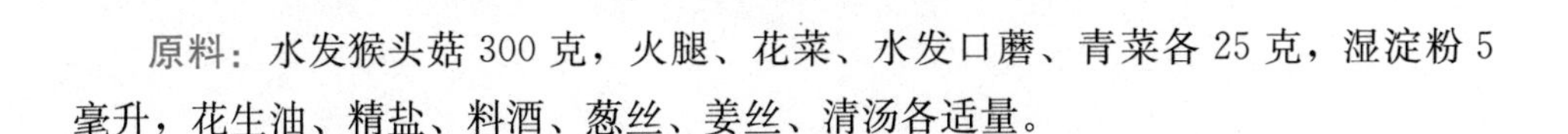

炒猴头菇

原料：水发猴头菇 300 克，火腿、花菜、水发口蘑、青菜各 25 克，湿淀粉 5 毫升，花生油、精盐、料酒、葱丝、姜丝、清汤各适量。

做法：

❶ 将猴头菇顺毛从中间剖开，然后切成4厘米长、2厘米宽、0.3厘米厚的片（每片均带毛），放入沸水内烫一下捞出，控净水。

❷ 将口蘑每个片成两半剖开，花菜去梗，掰成小块，青菜切成3厘米长的段，均用沸水烫一下；火腿切成长3.3厘米、宽2厘米、厚0.2厘米的片。

❸ 锅置火上，加入花生油，烧热，放入葱丝、姜丝炸出香味，随即加入清汤，捞出葱姜。

❹ 开锅后放入猴头菇、口蘑、花菜、油菜、精盐、料酒搅炒均匀，待汤汁不多时，用湿淀粉勾芡，撒上火腿片，颠翻均匀，盛入盘中即可。

营养解析：清香爽口。钙、磷、铁、B族维生素及尼克酸含量极为丰富，此外，还含有蛋白质、脂肪、粗纤维及糖质。

小贴士

食用猴头菇要经过洗涤、涨发、漂洗和烹制4个阶段，直至软烂如豆腐时营养成分才完全析出。

肥肠扒白菜

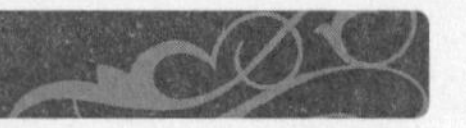

原料：熟肥肠150克，白菜250克，盐、花椒水、葱块、姜块、鸡汤、油、水淀粉、香油各适量。

做法：

❶ 把白菜剥去老帮，去掉菜根和菜头，再切成两半，放入开水内焯一下捞出放凉。

❷ 把白菜顺刀切成12厘米长、1厘米宽的条（根部相连），整齐地码在盘内，再把熟肥肠切成斜刀厚片摆在白菜盘内。

❸ 锅内放油烧热，用葱块、姜块炝锅，添鸡汤，加盐、花椒水，烧开后取出葱、姜块，把白菜、肥肠投入锅内盖严，移在小火上煨几分钟，再移在中火上，用水淀粉勾芡，淋香油，翻个出锅即成。

营养解析：富含维生素C和维生素E。

❀奶油鱼头

原料：大白鲢鱼头1个，葱15克，姜片5克，料酒10毫升，胡椒粉2克，鲜菜心100克，香菜10克，精盐5克，肉汤200毫升，熟猪油2毫升，素油50毫升（实耗约5毫升）。

做法：

❶ 鱼头去鳞去鳃，并在鱼鳃和肉相连处割断，剖开下颚，洗净，然后在鱼肉上刻花纹，将鱼的脑壳剁一刀，戳破，便于加热和入味，再用葱、姜片、料酒、盐加味30分钟。

❷ 锅置大火上，下油烧至七八成热，拣去姜葱，将鱼头沿锅边放入煎，煎炸时以锅铲拨动，防止粘锅，煎至鱼皮呈黄色捞出。

❸ 滤去锅内余油，留下少许，下姜葱爆炒，随即掺入肉汤，下鱼头，烹料酒，用大火烧沸，撇去浮沫，加少许盐，然后移入大沙锅内，改用小火焖炖90～120分钟，见鱼眼凸起，鱼皮软糯呈灰色，汤汁乳白醇浓即可。

❹ 菜心去筋洗净，放入沸水中略焯一下，捞入沙锅鱼头汤中，再加胡椒粉、盐调好味，香菜洗净，切碎后撒在汤面上。

❺ 另起锅将猪油烧至七成热时，淋泼在汤面上即可食用。

营养解析：鱼头完整，鱼脑香肥鲜嫩，汤汁乳白醇厚，具滚烫鲜美特色。富含优质蛋白质。

小贴士

瘙痒性皮肤病以及有内热、荨麻疹、癣病者应忌食。

本月鲜味靓汤

什锦素杂烩汤

原料：冬苋菜25克，胡萝卜15克，莴笋25克，白萝卜15克，土豆15克，面筋10克，豆筋10克，黄花菜10克，莲米5克，食盐2克，麻油2毫升，冬菜尖20克，黄豆芽15克，老姜15克，口蘑10克。

做法：

❶ 冬苋菜洗净，切节；黄豆芽掐须，洗净；口蘑以温水泡发，淘去泥沙，洗净；老姜洗净后拍破。

❷ 将上述各料放入净锅中，加清水约150克，用小火熬制成鲜汤，捞去各料不用。

❸ 将土豆、莴笋去皮，与胡萝卜、白萝卜、面筋、豆筋一道切成大小一致的片，一并在开水锅内汆至刚断生时捞出，用冷水过凉，沥净水分，备用。

❹ 将熬制好的鲜汤舀入锅内，投入冬苋菜、莲米、黄花菜及上述各种切片的原料略煮一下，加入盐调味后，起锅盛入碗内，滴进麻油即可食用。

营养解析：汤味鲜香清雅，质地肥软脆嫩。微量元素含量较高。

小贴士

脾虚肠滑者忌食冬苋菜。

卷心菜汤

原料：卷心菜50克，葱头10克，胡萝卜20克，芹菜10克，土豆20克，蒜

瓣4克，油炸面5克，番茄20克，大葱25克，鸡汤400毫升，熟奶油10毫升，干辣椒1个，香菜5克，胡椒5粒，精盐3克，奶油适量。

做法：

❶ 将葱头、胡萝卜均切成橘瓣块；芹菜切成段；土豆削皮，与卷心菜均切成三角块；蒜瓣捣成蓉；番茄放开水中稍烫，捞出剥皮，切块；大葱切丝。

❷ 锅内倒熟牛油，大火烧热，放入干辣椒、胡椒粒、香菜、葱头块和胡萝卜块，焖至六成熟，加入油炸面、鸡汤，放进卷心菜、土豆块、芹菜段、葱丝、蒜蓉和番茄块，大火烧开，然后移微火，待菜煮熟烂，加精盐调匀，淋上奶油，盛汤盆内即可食用。

营养解析：各种营养素含量较全。

小贴士

卷心菜能抑制癌细胞，通常秋天种植的卷心菜抑制率较高，因此秋冬时期的卷心菜可以多吃。

莲藕花生骨头汤

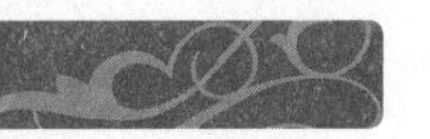

原料：莲藕250克，花生100克，猪骨500克，红枣10个。

做法：

❶ 将莲藕节洗净，切小块；花生、红枣（去核）洗净；猪骨洗净，切小块。

❷ 把全部用料一齐放入沙锅内，加清水适量，武火煮沸后，文火煮3小时，调味即可。随量饮用。

营养解析：汤香，味醇厚、鲜美，含钙量高，对于骨骼生长有很好的营养作用。具有健脾补气、止血调经之功效。

小贴士

煮藕时忌用铁器，以免引起食物发黑。

本月滋补粥品

陈皮白糖海带粥

原料：水发海带 100 克，粳米 100 克，陈皮、白糖各适量。

做法：

将海带切成碎末。陈皮用清水浸透，清洗干净，备用。粳米淘洗干净，直接放入锅内，加水适量，煮开后加入陈皮、海带，并不时地搅动，用小火煮至粥成，再加白糖调味即可。

营养解析：补气养血，清热利水，安神健身。孕妈妈临产食之，能积蓄体力，有足够力气完成分娩过程。

小贴士

为保证海带鲜嫩可口，用清水煮约 15 分钟即可，时间不宜过久。

小豆粥

原料：红小豆 500 克，淀粉 20 克，红糖 60 克，桂花酱 60 克。

做法：

将红小豆洗净，放入锅内，加水烧开，用小火焖煮，煮至豆熟还未开花时，加红糖，再改小火煮至红小豆开花，入桂花酱，用淀粉勾芡，搅匀即可食用。

营养解析：香甜适口。含有植物蛋白质、糖类、多种维生素和矿物质。

小贴士

红小豆能通利水道，故尿多之人忌食；蛇咬伤者，忌食百日。

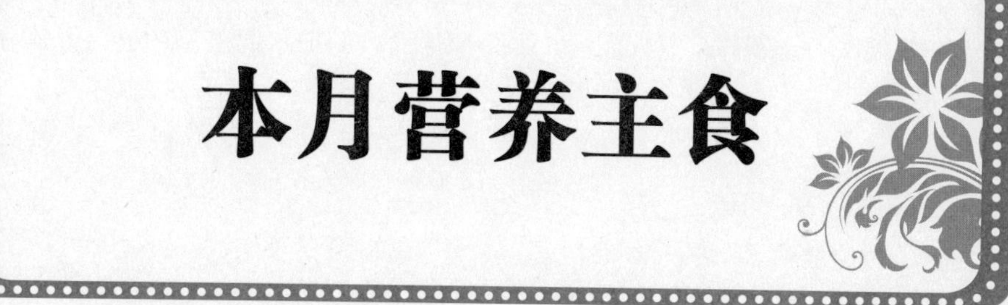

本月营养主食

玉米粉蒸饺

原料：细玉米粉500克，韭菜300克，水发粉条200克，虾皮40克，熟猪油、香油各50毫升，面粉、面酱、精盐、花椒粉各适量。

做法：

❶ 韭菜择洗干净，切成碎末；虾皮用清水漂洗干净，挤去水分；水发粉条剁碎。将粉条、虾皮放入盆内，加面酱、精盐、花椒粉拌匀，再放入韭菜末，浇上熟猪油、香油，拌匀成馅。

❷ 锅置火上，加清水烧沸，把玉米面徐徐撒入（待玉米粉撒完，水也干了），用筷子搅拌，倒在案板上稍凉一会儿，用手和好，用面粉做扑面，揉搓成细条，揪20个剂子，剂口朝上摆好，再撒上一层面粉，用手将剂子按扁，用擀面杖擀成直径10厘米的圆皮，包入馅料，捏成饺子形，上笼用旺火蒸15分钟即成。

营养解析：此饺味美可口，营养丰富，含有丰富的糖类、蛋白质、纤维素、钙、磷、铁、锌和维生素（B族、C、E）及尼克酸等多种营养素。

小贴士

玉米忌和田螺同食，否则会中毒；尽量避免与牡蛎同食，否则会阻碍锌的吸收。

五彩馄饨

原料：馄饨皮100克，瘦猪肉50克，虾皮、蛋皮丝、紫菜、葱花、盐、猪油、

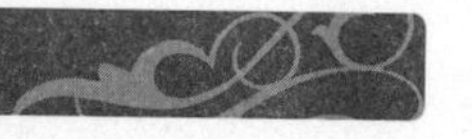

鲜汤各适量。

做法：

❶ 猪肉洗净，剁碎，放入盆内，加盐搅上劲，再加水调成馅，放入馄饨皮内，包好。

❷ 锅置火上，注入开水，下入馄饨。同时备碗，放入盐、猪油、虾皮、蛋皮丝、紫菜，再加入鲜汤。

❸ 待馄饨煮熟后，捞入碗中，撒上葱花，即可上桌食用。

营养解析：味鲜可口。含有优质蛋白质、钙、铁、锌、碘。

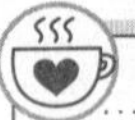
小贴士

紫菜在食用前用清水泡发，并换 1～2 次水以清除污染。

藕丝糕

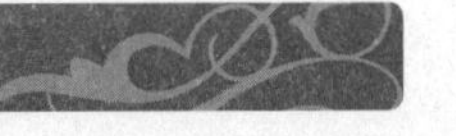

原料：鲜藕 1000 克，糯米粉 400 克，青梅 40 克，瓜子仁 30 克，红樱桃 30 克，白糖 60 克。

做法：

❶ 将藕洗净，去皮切丝，再用清水冲洗干净，捞出，控水；把青梅、樱桃洗净，切碎。

❷ 把糯米粉和藕丝掺和，并加少量清水拌匀；蒸笼铺上屉布，再放木框，将拌有糯米的藕丝倒入框内，铺平，撒上青梅、樱桃、瓜子仁。

❸ 用旺火蒸 20 分钟即熟，取出晾凉，切成小方块，摆在盘内，撒上白糖即可。

营养解析：凉甜可口。有大量糖类，还有多种维生素和矿物质等营养素。

小贴士

藕性寒，生吃清脆爽口，但碍脾胃。

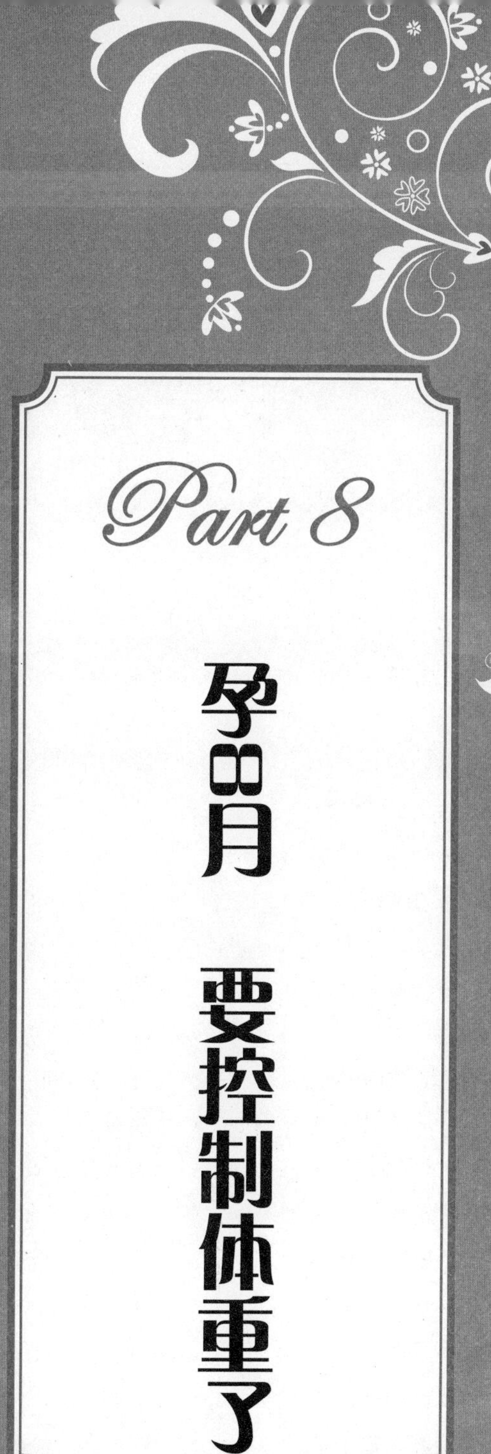

Part 8

孕四月　要控制体重了

妈妈变化与宝宝成长

孕妈妈身心变化

此时孕妈妈下腹部更显凸出，子宫底高 27～29 厘米。将内脏向上推挤，心、肺、胃受到压迫，会感到呼吸困难，食欲缺乏。腰部更容易感到酸痛，下肢可出现水肿，静脉曲张。此时期是第二次孕吐出现的痛苦时期。

孕妈妈腹部皮肤紧绷，皮下组织出现断裂现象，从而产生紫红色的妊娠斑。下腹部、乳头四周及外阴部等处的皮肤有黑色素，妊娠褐斑也会非常明显。

这个时期你可能会开始为宝宝的健康担忧。担心宝宝畸形，怕生个不健康的宝宝。尤其是一些患有妊娠高血压综合征、妊娠合并心脏病等产前并发症的孕妈妈，由于自身健康存在问题，就很怕殃及宝宝，因此容易焦虑。你首先要树立自信。既然自己在妊娠期营养良好，不涉烟酒，没有病毒感染又没有滥用药物，就不易出现难产或宝宝畸形，杞人忧天只会给自己增添烦恼。此外，可以把自己的担心告诉医生，不要怕别人笑自己太傻，请他来帮你分析一下。

小贴士

很多孕妈妈觉得睡眠比以前差了，胎动频繁，特别是肚子大了，起、卧、翻身都有些困难，好像怎么躺都不舒服。这时最好采用左侧卧的姿势。你可以在脚下垫上合适的枕头或被子，平卧时垫高两脚，让血液回流。侧卧时，垫高上面的腿，你会觉得舒服一些。

在此时期，孕妈妈很容易患妊娠高血压综合征。如果在早晨醒来，水肿未退，或一周内体重增加 500 克以上，应该尽快到医院做检查。妊娠高血压综合征虽然可怕，但只要及早发现，及时治疗，应无大碍。

胎宝宝成长变化

胎宝宝身长为41～44厘米，体重1600～1800克。宝宝身体发育已算完全，肌肉发达，皮肤红润，皮下脂肪增厚，体形浑圆，脸部仍然布满皱纹。神经系统变得发达，对体外声音有反应。宝宝动作更活泼，力量更大，有时会踢母亲腹部。此时宝宝头部朝下才是正常胎位。宝宝已基本具备在子宫外生活的能力。

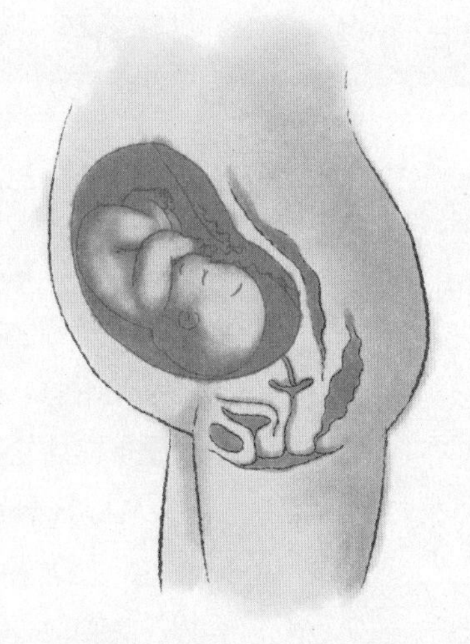

小贴士

你还在给你的胎宝宝讲故事、说童谣或听音乐吗？你觉得他是不是有所反应呢？这时他应该已经非常熟悉你的声音了。你可以继续坚持下去。或许这会使你的宝宝出生后，比那些没有受到这种训练的宝宝更好带呢，他会很容易被你的故事、童谣或音乐所安抚，情绪更愉快。你也可以让你的丈夫抚摸着你的肚子和胎宝宝说说话，让宝宝也熟悉一下爸爸的声音。

本月饮食指导

本月饮食原则

少量多餐，每天可吃7～8次

本月，由于子宫不断增大，慢慢顶住胃部，因此，孕妈妈吃一点就有了饱胀感，可以少吃多餐，每天吃7～8次都可以。夜间被饿醒的时候，可以喝点粥，吃2块饼干，喝1杯奶，或者吃2块豆腐干、2片牛肉，漱漱口，再接着睡。

预防便秘，摄食足量纤维素

孕晚期，逐渐增大的胎宝宝给孕妈妈带来负担，孕妈妈很容易便秘，应该注意摄取足够量的膳食纤维，以促进肠道蠕动。全麦面包、芹菜、胡萝卜、白薯、土豆、豆芽、菜花等，各种新鲜蔬菜水果中都含有丰富的膳食纤维。孕妈妈还应该适当进行户外运动，并养成每日定时排便的习惯。

增加主食摄入

本月胎宝宝开始在肝脏和皮下储存糖原及脂肪，此时如糖类摄入不足，将造成蛋白质缺乏或酮症酸中毒，所以孕8月应保证热量的供给，增加主粮的摄入，妈妈每天平均需要进食400克左右的谷类食品，在米、面主食之外，要增加一些粗粮，比如小米、玉米、燕麦片等。

吃点海产品，警惕微量元素缺乏

海参、海米、海带、紫菜、海蜇等海产品含有丰富的微量元素，而且食用安全，还不会使孕妈妈增重过快，不妨多吃一些。

营养素需求

钙：每天1200毫克

孕晚期，胎儿的骨骼、肌肉和肺部发育正日趋成熟，营养需求达到了最高峰，孕妈妈需要摄入大量钙质，每天大约需要 1200 毫克的钙用于胎儿的骨骼发育。

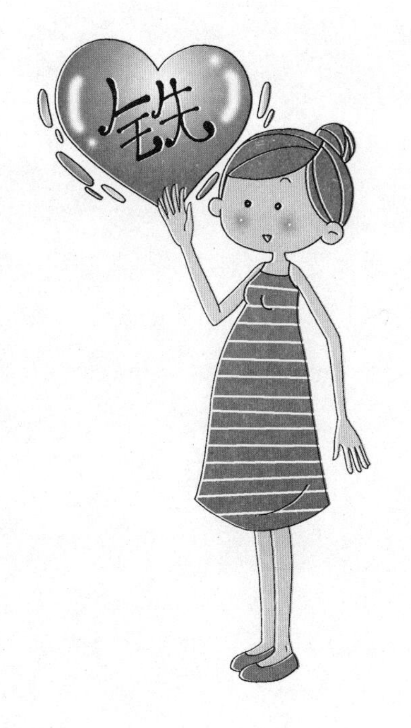

维生素：维生素 B_1、维生素 K

孕妈妈要多吃粗制谷物、豆类食品来补充维生素 B_1，避免分娩时子宫收缩异常，延长产程，造成分娩困难。

如果缺乏维生素 K，会造成新生儿在出生时或满月前后出现颅内出血，要注意适当摄入动物肝脏及绿叶蔬菜。

蛋白质：每天75～100克

可以多吃一些海产品，比如味道鲜美的干贝，营养丰富，与鸡肉、蛋类一起烹调食用，能更好地发挥补益作用。

继续补铁

这个月胎宝宝的肝脏以每天 5 毫克的速度储存铁，直到储存量达到 240 毫克。如果此时铁摄入不足，可影响胎儿体内铁的存储，出生后易患缺铁性贫血，动物肝脏、绿叶蔬菜是最佳的铁质来源。

脂肪：每天60克（包括亚油酸）

这段时间是大脑增殖高峰，大脑皮层增殖，植物油中就含有丰富的亚油酸，玉米、花生、芝麻等果实也含亚油酸，可满足大脑发育所需。

保证脂肪的摄入量可以补充足够的体力，食用一些南瓜、红薯、土豆、藕来代替米、面等作为主食，还可提供更全面的营养，而且热量较低。

小贴士

进入孕晚期了，孕妈妈要多了解分娩知识，为分娩做好物质和心理准备，避免单独外出，注意观察早产征象，如伴随着腹部阵痛、有无阴道流血，提高警惕。

控制饮食，防止营养过剩

老一辈的观念是，怀孕了就得吃些高营养、高热量的食物补一补，所以，鸡鸭鱼肉很可能就成了孕妈妈的主食，一天三顿，一顿不落，这很可能导致孕妈妈体重狂飙。经常有些女性怀孕之后增重三四十斤，这样其实对孕妈妈和胎宝宝的健康都不利。营养过剩隐患很多：

❶ 营养过量会加大肠胃的负担，容易引起肠胃的各种不适。

❷ 营养摄入过多容易使吸收和消耗不均衡，过剩的营养物质在体内堆积，导致超重。超重会使你患上糖尿病、高血压等妊娠疾病的概率增加，还有可能使胎宝宝变成巨大儿，增加分娩的难度。

肉类不要超标

营养过剩多是由于孕妈妈饮食结构不合理造成的，最明显的表现就是偏好吃肉。适当地食用肉类对孕妈妈的身体健康和胎宝宝的生长发育都是必需的，不过，如果你每天摄入的食物中肉类的比例超标，久而久之就会对身体造成一些负面的影响。一般而言，健康的孕妈妈每天肉类的摄取量在150～200克为宜，每周所摄入的肉类中最好能包括200～300克的鱼肉。

注意体重增长速度

营养过剩的一个重要表现就是体重快速增长。所以，孕妈妈不妨把体重的增加状况当成衡量自己营养状况的标准之一。整个孕中期合理的体重增幅应为5～6千克，进入孕晚期之后，每周的体重增幅不宜大于0.5千克。如果出现超重或体重增加过多，应请医生检查、诊断，并在医生指导下根据情况调整治疗方案，适当减少动物脂肪与糖类的摄入量。

小贴士

防止营养过剩除了合理的饮食结构，适当的运动也很重要，建议孕妈妈平时做一些强度不大的家务活儿，促使体内的新陈代谢消耗多余的脂肪。

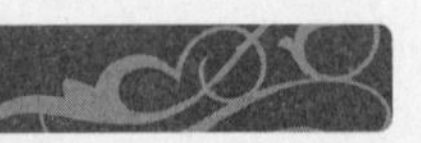

过多豆制品会抑制铁吸收

豆制品营养丰富，可以减肥，防治高血压、心脏病，降低血脂等，因此受到很多人的青睐。适量吃些豆制品对人体健康是大为有益的。

但是，孕妈妈过多食用豆制品也不利健康。这是因为：

❶ 若摄入豆制品过多，人体正常铁元素的吸收功能会受到抑制，从而导致孕妈妈出现不同程度的疲倦、嗜睡、贫血、身体无力等症状。

❷ 豆制品含有丰富的蛋氨酸，孕妈妈如果长期吃过多豆制品，蛋氨酸在酶的作用下，可转变为同型半胱氨酸，从而损伤动脉管壁内皮细胞，促使胆固醇和甘油三酯沉积于动脉壁中，极易造成动脉硬化。

❀ 胃灼热要少吃哪些食物

孕晚期，孕妈妈的胃部多会产生烧灼感。这是由于高浓度的孕激素使食管括约肌变得松弛，导致胃酸反流到食管下段，刺激到敏感的黏膜及痛觉感受器官而引起的。同时，增大的子宫向上将胃部顶向横膈膜，从而挤压胃部，使胃酸倒流更多，加重烧灼感。这是一种生理反应，并不是病态的表现，孕妈妈不用太紧张。

胃灼热时要少吃以下食物。

酸性水果：橘子、橙子、番茄等含酸多的食物很容易引起胃灼热。

油腻高脂食物：煎炸等油腻食物消化时所用的时间比较长，很容易引起食物和胃酸的反流。

甜食：蛋糕、巧克力、冰淇淋、糖果等食物很容易令人有饱足感，同时也需要一定时间让胃部进行调整和适应。

刺激性食物：茶、咖啡、醋、辣椒等食物容易刺激胃黏膜，同样会引起胃灼热。

以下几个小方法可以帮助你缓解胃灼热感：

❶ 饭后半小时之内不要卧床；睡前 2 小时避免进食。

❷ 睡觉时尽量将头部垫高，以防胃酸反流。

❸ 少吃多餐，不要让胃太满。

❹ 使用药物中和胃酸，但是一定要在医生的指导下进行。

小贴士

胃灼热严重到影响正常生活时要及时就医，因为它有可能引起食管狭窄、食管炎（黏膜糜烂）等并发疾病。

❀ 孕晚期应少量多餐

很多孕妈妈都有这样的疑惑，孕晚期，一方面，要保证宝宝的营养，还要为分娩储备体力；另一方面，又要防止营养过量，造成肥胖或宝宝过大，引起流产。这个度比较难把握，我们可以通过一些小方法来帮忙：

❶ 避免高糖、高脂肪食物。这些食物很难控制好，一不小心就热量过剩，所以要少吃，饮食上肉类以禽肉为主，多吃鱼，畜肉要少吃。

❷ 吃饭只吃八分饱。吃饭要细嚼慢咽，这样就不会过饱，最好是饭前能喝一碗汤，这样可以轻松控制热量过度。

❸ 要少量多餐。孕晚期一次不要吃太多，可以吃一些加餐，不仅保证营养，还能降低肠胃的压力，一天5餐或6餐都可以。

孕妈妈一日食谱举例

7：00早餐一杯牛奶，一片全麦面包和一个鸡蛋

10：00一杯酸奶，一块甜点和半个苹果

12：00中午正餐

15：30水果

19：00晚饭正餐

20：20几个核桃或一小把开心果

22：00一杯牛奶

❀ 维生素C可降低分娩危险吗

在怀孕前和怀孕期间未能得到足够维生素C补充的孕妈妈，在分娩时容易发生羊膜早破。

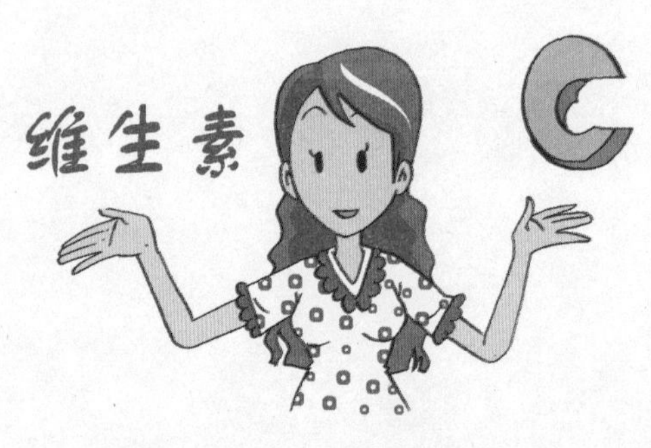

在怀孕期间，由于胎宝宝发育占用了不少营养，所以孕妈妈体内的维生素C及血浆中的很多营养物质都会减少。并且水溶性维生素C在人体内存留的时间不长，未被吸收的维生素C会很快被排出体外。如果在孕妈妈的饮食中加强维生素的补给，能够防止白细胞中的维生素C含量下降。

增量服用维生素C有利于保持白血球中储存的营养，从而有利于防止羊膜早破。孕妈妈不仅要增量服用维生素C药丸（增加的量需咨询医生来定），同时还应当多吃一些含丰富维生素C的水果和蔬菜，如橙子和西蓝花等。

❀ 充足的锌可减少分娩痛苦

分娩方式的确定与孕妈妈的血锌水平高低密切相关。自然分娩时主要靠子

宫的收缩，而能够促进子宫收缩的子宫平滑肌细胞内ATP酶的活性，取决于孕妈妈体内的血锌水平。血锌浓度高，子宫收缩有力；血锌浓度低，则子宫收缩无力，使产程延长，增加你的痛苦和出血量。

因此，孕妈妈在孕期，尤其是产前要注意补充足量的锌，提高机体的免疫力，使体内有一定量的锌储备，有利于分娩和产后恢复。

怎样判断是否缺锌

伸出双手看一下你的指甲，如果指甲上有白斑，就说明你已经缺锌了，白斑越多缺锌越严重。这当然只是一个比较粗略的判断方法，没有白斑也不能证明你不缺锌。如果你想要得到更确切的结果，那就到医院做个血锌化验。如果检查结果表示你确实缺锌，最好在医生的指导下补锌。

缺锌不严重时提倡食补。你可以多吃瘦肉、鱼类、蛋黄、苹果、葵花子等含锌丰富的食物。苹果有“益智果”与“记忆果”之美称，它不仅富含锌等微量元素，还富含脂质、糖类、多种维生素等营养成分，尤其是细纤维含量高，有利于胎儿大脑发育，有助于胎儿后天的记忆力。孕妇每天吃1～2个苹果即可以满足锌的需要量。

如需服用补锌产品，不要超过每日推荐补充量（16.5毫克）。体内锌含量过高会抑制机体对铜和铁的吸收，容易引起缺铁性贫血。另外，补锌产品不能与牛奶同服，也不能空腹服用，饭后比较合适。

改善胃灼热食谱

炒百合

原料：猪瘦肉片 100 克，干百合 50 克，鸡蛋清 1 个，盐、水淀粉、油各适量。

做法：

❶ 将干百合用水泡发，洗净，入沸水锅中汆烫；猪瘦肉片用盐、水淀粉、蛋清拌匀，腌渍入味。

❷ 锅置火上，倒油烧热，放入猪瘦肉片滑炒，捞出。

❸ 锅置火上，倒油烧热，放入百合翻炒，放入肉片，加入盐翻炒均匀即可。

营养解析：百合脆甜清香，与瘦肉炒食，味醇而不腻，具有补益五脏、养阴清热的作用，非常适合胃灼热的孕妈妈食用。

翡翠鸡羹

原料：青菜叶 250 克，鸡脯肉 50 克，熟火腿末 20 克，鲜汤、盐、料酒、油、水淀粉各适量。

做法：

❶ 青菜叶洗净，汆烫一下，迅速放入冰水中过凉，捞入搅拌机搅碎，加适量水成青菜汁；鸡脯肉洗净，切末，加少许鲜汤调稀。

❷ 锅置火上，鲜汤烧沸，倒入青菜汁、鸡脯肉末稀糊，不断搅拌至烧沸，加盐、料酒，用水淀粉勾芡，撒入熟火腿末，淋油即可。

营养解析：鸡肉营养丰富，易于吸收，并能增进食欲、健脾和胃，孕妇宜食，尤其患有习惯性便秘或胃热便秘的孕妈妈可常食。

❀ 薏苡仁绿豆老鸭汤

原料：老鸭1只，薏苡仁、绿豆各40克，陈皮2片，盐适量。

做法：

❶ 老鸭洗净切掉鸭尾，放入沸水中汆烫一下捞出。

❷ 陈皮放入温水中浸软，刮去瓤；薏苡仁、绿豆均洗净。

❸ 沙锅置火上，倒入适量清水煮沸，将所有材料放入煲内，用大火煮20分钟，再改用小火熬2个小时，调入盐即可。

营养解析：老鸭是暑天的清补佳品，它不仅营养丰富，且性偏凉，有滋五脏之阳、清虚劳之热、补血行水、养胃生津的功效。加薏苡仁同炖汤则滋阳效果更佳，能健脾胃，缓解胃灼热。

本月开胃小菜

❀ 花生浆

原料：花生米50克，糖10克。

做法：

❶ 首先将花生米碾碎后，连同花生衣一起浸泡在清水中4～8小时，然后加水搅拌，再用消过毒的纱布过滤，绞出浆汁。

❷ 继续把纱布包裹着的花生渣用水边洗边绞汁。如果花生渣的颗粒仍较大，则碾碎再过滤、再洗浆，直到花生渣不能再挤出浆为止。

❸将数次洗滤出来的浆汁混在一起，煮沸或炖熟，加糖就成了可口的花生浆。

营养解析：香甜可口。富含不饱和脂肪酸和糖类以及B族维生素、微量元素锌。

小贴士

对于肠胃虚弱者，花生不宜与黄瓜、螃蟹同食，否则易导致腹泻。

凉拌肚丝

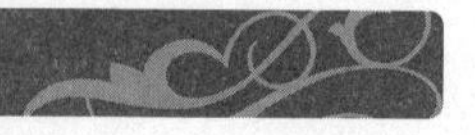

原料：熟猪肚200克，胡萝卜、香菜、水发冬菇、盐、花椒油、姜各适量。

做法：

❶将猪肚切成丝；将胡萝卜、水发冬菇切丝；香菜切成段；姜拍散切成细末。

❷将肚丝、胡萝卜丝、冬菇丝和香菜，经开水烫一下，捞出，控干水分，放入大碗内，加上姜末、盐、花椒油拌匀，装盘即成。

营养解析：清淡鲜香。猪肚含蛋白质、脂肪、多种无机盐和维生素，补虚损，健脾胃。

小贴士

猪肚烧熟后，切成长条或长块，放在碗里，加点汤水，放进锅里蒸，猪肚会涨厚一倍，又嫩又好吃，但注意不能先放盐，否则猪肚就会紧缩。

凉拌猪肝

原料：猪肝300克，菠菜250克，香菜、海米、香油、酱油、蒜泥、盐、醋各适量。

做法：

❶将猪肝洗净，切成薄片，经开水烫至断生，捞出，控干水分。

❷将菠菜择洗净，用开水烫至断生，凉后切成段；香菜择洗净，切成段。

❸将菠菜、肝片、香菜、海米、酱油、香油、醋、盐、蒜泥拌匀即成。

营养解析：含丰富的铁、蛋白质和维生素A。补肝养血、明目。

小贴士

猪肝常有一种特殊的异味，烹制前，首先要用水将肝血洗净，然后剥去薄皮，放入盘中，加放适量牛奶浸泡，几分钟后，猪肝异味即可清除。

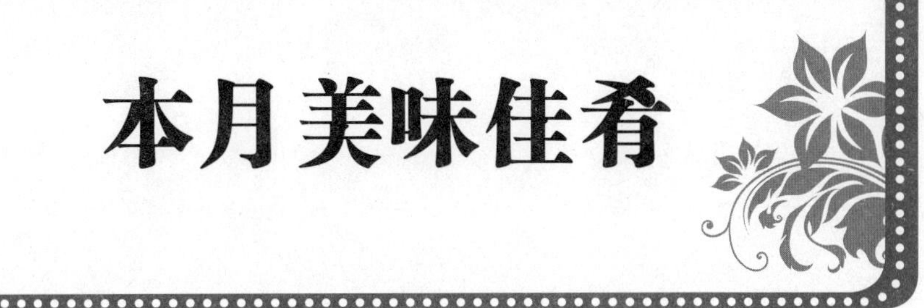

本月美味佳肴

清汤冬瓜

原料：老冬瓜500克，料酒、胡椒粉、干淀粉、豌豆苗、高汤、盐各适量。

做法：

❶ 冬瓜削皮去瓤，削除内面绵软的一层，切成长6厘米、宽4厘米的薄片，每片再分切成齿丝均匀的梳状。

❷ 把切好的冬瓜逐片放在干淀粉中滚均匀，投入开水中烫熟，捞出，经清水冲泡透凉。

❸ 锅内加高汤烧沸，加入料酒、胡椒粉、盐、冬瓜，烧沸后改小火煨1～2分钟，出锅盛盘前撒入少许豌豆苗即可。

营养解析：汤清澈，柔软嫩滑，有清热利水、消肿的功能。

小贴士

冬瓜是一种解热利尿比较理想的日常食物，连皮一起煮汤，效果更明显。

鹌鹑豆腐

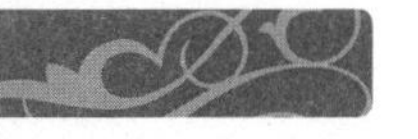

原料：豆腐100克，肉末25克，鸡蛋1个，青椒50克，水发木耳30克，番茄50克，猪油3毫升，酱油5毫升，盐5克，料酒3毫升，水淀粉50毫升，葱姜末少许，高汤250毫升，植物油100毫升（实耗约5毫升）。

做法：

❶ 将豆腐搅碎，放入盆内，加入肉末、鸡蛋，加入盐2克和适量葱姜末，加

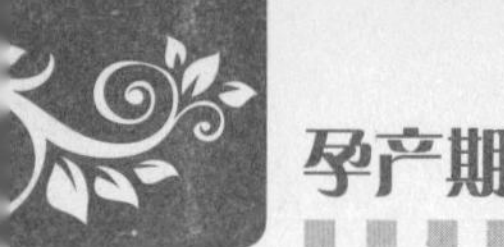

水淀粉搅匀成馅；木耳择洗干净撕成小块；番茄去蒂，切成块；青椒择洗干净，切小块备用。

❷ 将植物油放入锅内，烧至六成热时，用小勺一勺一勺地将豆腐舀下锅内，炸成金黄色，形似鹌鹑蛋，捞出。

❸ 将猪油放入锅内，下入葱姜末炝锅，投入青椒、木耳和番茄煸炒几下，加入酱油、盐和高汤，开锅后投入炸好的鹌鹑豆腐，用水淀粉勾芡，淋入料酒，出锅即可食用。

营养解析：汤鲜味美。含有优质蛋白质、钙、铁、锌元素。

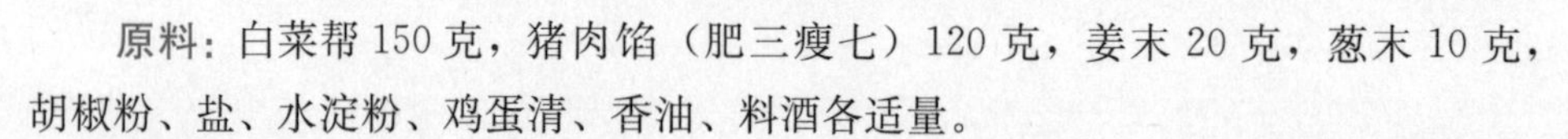

佛手白菜

原料：白菜帮 150 克，猪肉馅（肥三瘦七）120 克，姜末 20 克，葱末 10 克，胡椒粉、盐、水淀粉、鸡蛋清、香油、料酒各适量。

做法：

❶ 将白菜帮切成 10 厘米长、8 厘米宽的长方块，用刀顺长在每块白菜上划四条刀纹，要求刀口不出白菜的四边。

❷ 猪肉馅中加入调料，顺一个方向搅拌均匀。

❸ 锅中烧开水，下白菜帮氽一下捞出，控干水分，在每片白菜中间抹上肉馅，再将白菜对折，使之成为佛手形状。

❹ 将卷好的白菜整齐码入盘中，入蒸笼蒸熟，取出后淋上香油即成。

营养解析：富含维生素 C 和维生素 E。

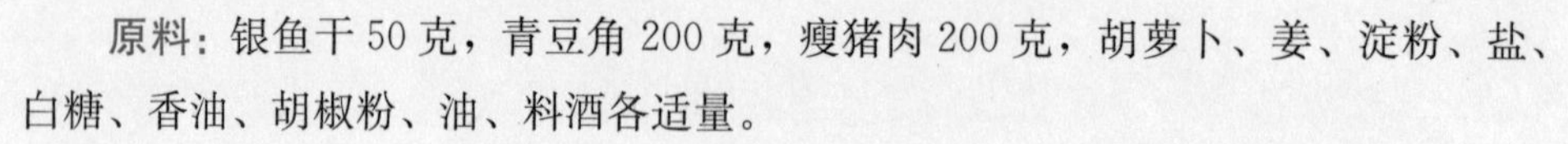

银鱼青豆松

原料：银鱼干 50 克，青豆角 200 克，瘦猪肉 200 克，胡萝卜、姜、淀粉、盐、白糖、香油、胡椒粉、油、料酒各适量。

做法：

❶ 银鱼洗净，用清水浸泡 20 分钟，控干水，用热油炸脆；青豆角洗净切粒；瘦猪肉剁细；以盐、白糖、香油、胡椒粉和淀粉调芡汁。

❷ 锅内放油烧热，先爆香姜粒，放入青豆角、胡萝卜炒熟，加入瘦猪肉，烹入料酒，下芡汁，收汁盛盘，再放上银鱼即成。

营养解析：银鱼含蛋白质、钙、磷、铁和各种维生素等，具补虚、养胃、益肺、利水之功效。孕妈妈食用，可开胃健脾，防妊娠水肿，止咳嗽。青豆角含B族维生素、维生素C及植物蛋白质。

小贴士

银鱼青豆松可配以粥、饭同吃，是很好的佐餐佳肴。

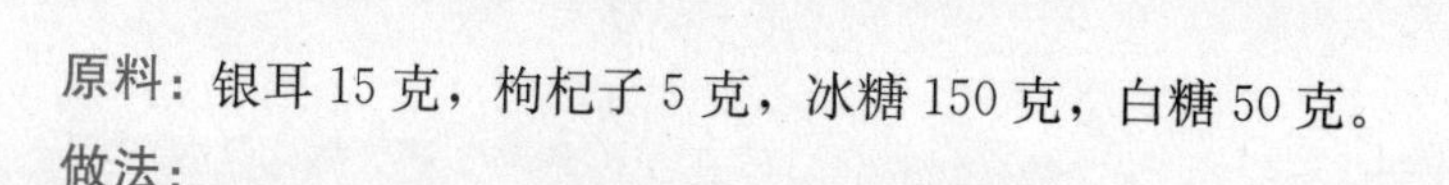

枸杞银耳

原料：银耳15克，枸杞子5克，冰糖150克，白糖50克。

做法：

❶ 枸杞子用清水洗净；银耳放入温水中涨发1～2小时，取出择去根蒂杂物，清水洗净。

❷ 取沙锅一个，放入银耳，加适量清水，旺火烧开后，改以小火煨2小时左右，加冰糖、白糖、枸杞子再煮20分钟，即成。

营养解析：银耳富含蛋白质、糖类，也含一定量脂肪及钙、磷、铁、镁、钾、钠、B族维生素、烟酸、粗纤维、多种氨基酸和肝糖等，具有滋阴润肺、益胃生津的功效。孕妈妈常食可增进食欲，滋补健身，也可防妊娠咳嗽。能提高肝脏解毒能力，具有保肝护肝功效。

小贴士

有酒味的枸杞子已经变质，不可食用。

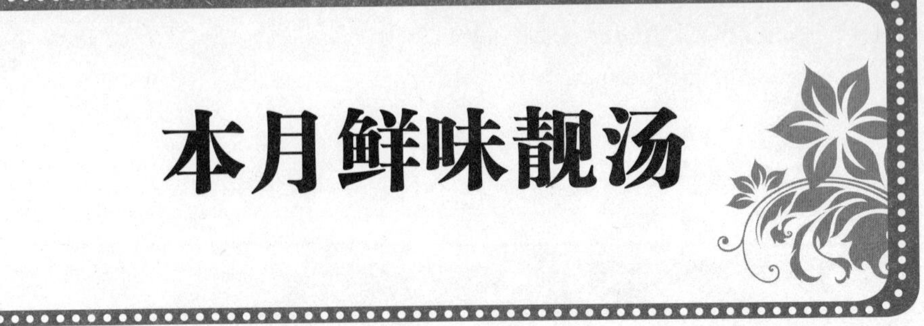

本月鲜味靓汤

核桃粉汤

原料：核桃仁 100 克，枣 3 个，糯米粉 100 克，红糖 2 大匙。

做法：

❶ 把核桃仁用热水浸泡 5 分钟左右，去掉薄皮，用研钵充分研碎；把枣放入锅内加水煮至发软，取出去掉枣核，倒入研钵中研烂。

❷ 把适量的水和红糖添入已研好的核桃仁、枣泥中，搅拌成糊状，中火煮 30 分钟。用糯米粉做成小糯米团，煮熟，倒入里面即可。

营养解析：甜香、糯软。富含糖类、钙、锌、B 族维生素，是很好的健脑主食。

小贴士

核桃不宜与酒同食。

胡辣海参汤

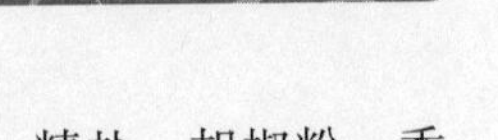

原料：水发海参 100 克，鸡汤 500 毫升，香菜 1 棵，酱油、精盐、胡椒粉、香油各少许，料酒 1 毫升，葱 1 克，姜末 1 克，猪油 1 毫升。

做法：

❶ 把海参放入清水中，轻轻抠掉肚内黑膜，洗净。

❷ 把海参片成大片，在开水锅中汆透，捞出，控去水分；葱切丝；香菜洗净，切成寸段。

❸ 锅中放入猪油烧热，放入葱丝、胡椒粉稍煸，烹入料酒，加入鸡汤、精盐、酱油和姜末。把海参片放入汤内，烧开撇去浮沫，调好口味，淋入香油。盛入大汤碗中，撒上葱丝、香菜段即可食用。

营养解析：微辣而鲜，清淡爽口。富含矿物质碘、镁、钙、磷、铁、钾等。

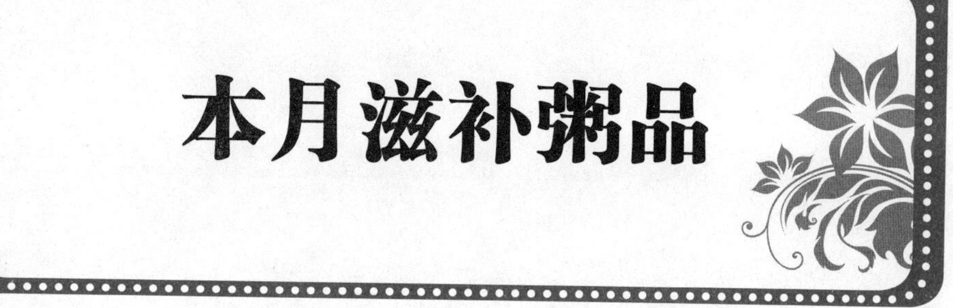

本月滋补粥品

小米花生粥

原料：小米200克，麦粒25克，花生50克。

做法：

将麦粒、花生浸泡4小时；用锅加水2000毫升放在火上烧开，加入淘洗干净的小米、麦粒、花生，再开后改用小火煮30分钟，到小米发黏时即可食用。

营养解析：醇香浓郁。含B族维生素、锌及糖类。

小贴士

花生不宜与黄瓜、螃蟹同食，否则易导致腹泻。

空心菜粥

原料：空心菜200克，粳米100克，盐适量。

做法：

将空心菜择洗干净，切细。粳米淘洗干净。锅内放清水、粳米，煮至粥将成时，加入空心菜、盐，再续煮至粥成。

营养解析：清热，凉血，利尿。孕妈妈临盆前食用，能滑胎易产。

小贴士

空心菜性寒滑利，故体质虚弱、脾胃虚寒、大便溏泄者不宜多食，血压偏低、胃寒者慎内服。

本月营养主食

鲜蟹锅贴

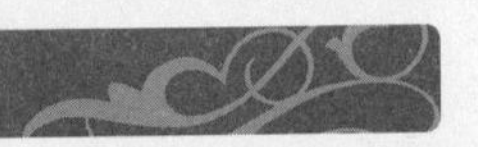

原料：面粉 100 克，口蘑 100 克，熟蟹黄 50 克，盐、葱花、姜末各适量。

做法：

❶ 面粉放入盆内，加温水适量，和成面团，饧面 10 分钟，搓成长条，揪成剂子，擀成皮。

❷ 口蘑洗净，剁碎，放入盆内，加盐、蟹黄、葱花、姜末，搅拌均匀成馅；皮包入馅，捏紧皮中间，留两端开口。

❸ 平锅放置火上，注油烧热，下入锅贴，滴油，放适量水，盖上盖，焖至熟，滴油铲出，装盘食用。

营养解析：蟹香味美。富含优质蛋白质、糖类。

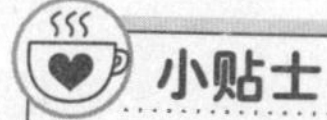

小贴士

市场上有泡在液体中的袋装口蘑，食用前一定要多漂洗几遍，以去掉某些化学物质。

牛奶大米饭

原料：大米75克，小米75克，鲜牛奶250毫升。

做法：

将大米、小米淘洗干净，放入锅中。米锅里倒入鲜牛奶，用大火烧开后，改用小火焖熟。

营养解析：米饭柔软，含有丰富的动物性和植物性蛋白质、糖类、钙、磷以及维生素等。

小贴士

小米宜与大豆或肉类食物混合食用，这是由于小米的氨基酸中缺乏赖氨酸，而大豆的氨基酸中富含赖氨酸，可以补充小米的不足。

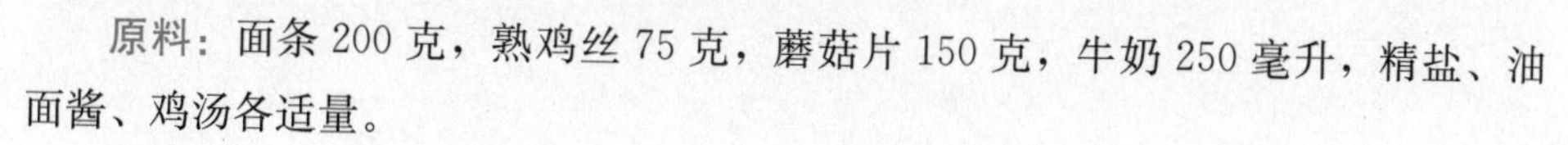

奶油鸡汤面

原料：面条200克，熟鸡丝75克，蘑菇片150克，牛奶250毫升，精盐、油面酱、鸡汤各适量。

做法：

锅坐火上，放入鸡汤和适量水，煮开，放入面条，煮熟后，加入牛奶，再加入油面酱搅匀，用小火煮开后，下入精盐、熟鸡丝、蘑菇片，煮开拌匀即可食用。

营养解析：富含优质蛋白质、B族维生素等。

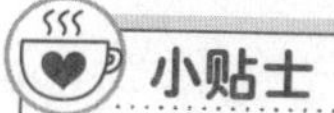

小贴士

缺铁性贫血、乳糖酸缺乏症、胆囊炎、胰腺炎患者不宜饮用牛奶。

鸡肉豌豆饭

原料：大米饭250克，净鸡肉、青豌豆角各50克，半个鸡蛋的蛋清，香菇25克，冬笋半个，熟猪油50毫升，水淀粉、酱油各10毫升，葱6克，肉汤、盐各适量。

做法：

❶ 香菇用热水泡发，洗净，切成小丁；葱洗干净，切末；冬笋剥去外壳，切成小丁；青豌豆角去壳；鸡肉洗净，切成小丁放碗内，加水淀粉和鸡蛋清，抓匀上浆。

❷ 炒锅上火，放入熟猪油烧热，下浆好的鸡丁，炒熟盛出，随即将葱末放入锅内，炒出香味，下冬笋丁、香菇丁、青豌豆和盐，炒几分钟，倒入大米饭，翻炒几下，再倒入炒好的鸡丁和酱油，炒透，盛入盘内。

❸ 炒锅置火上，放入适量肉汤和盐，烧开后用水淀粉勾芡，浇在炒好的饭上即成。

营养解析：饭香软，鲜香可口，营养丰富。含有丰富的蛋白质、脂肪、糖类及钙、铁、锌等矿物质和多种维生素。

小贴士

豌豆粒多食会发生腹胀，故不宜长期大量食用。

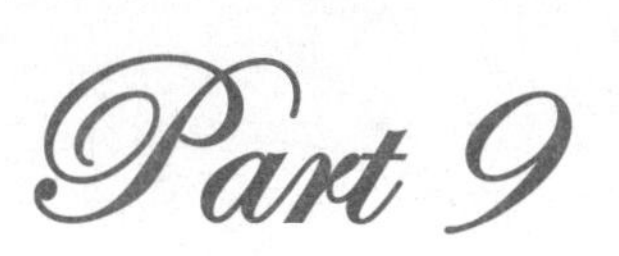

孕10月 为即将到来的分娩做储备

妈妈变化与宝宝成长

孕妈妈身心变化

由于胎头下降，压迫膀胱，你现在会感到尿意频繁，可能还会感到骨盆和耻骨联合处酸疼不适（有的孕妈妈还会感到手指和脚趾的关节胀痛），腰痛加重。这些现象说明胎宝宝在逐渐下降，全身的关节和韧带逐渐松弛，是在为分娩做身体上的准备。不规则宫缩的次数增多，腹部经常阵发性地变硬变紧。外阴变得柔软而肿胀。

到孕晚期，肚子越来越大，子宫底高30～32厘米。子宫胀大，导致胃、肺与心脏受压迫，所以会感到心中闷热，不想进食，心跳加剧，呼吸困难。有时腹部会发硬、变紧，此时就应平躺休息。分泌物还会增加，排尿次数增多，而且排尿后仍会有尿意。

小贴士

产期临近，身体的不适和内心的不安都有所加重，坚持住，你和宝宝很快就会见面了。不要重复做相同的动作，比如长时间、高强度地编织、缝纫或园艺等，因为此时你的全身关节和韧带变得松弛，控制力变差。

胎宝宝成长变化

宝宝身长为47～48厘米，体重2400～2700克。可见完整的皮下脂肪，身体圆滚滚的。脸、胸、腹、手、足等处的胎毛逐渐稀疏，皮肤呈粉红色，皱纹消失，指甲也长至指尖处。男婴的睾丸下降至阴囊中，女婴的大阴唇开始发

育，内脏功能完全，肺部机能调整完成，可适应子宫外的生活。

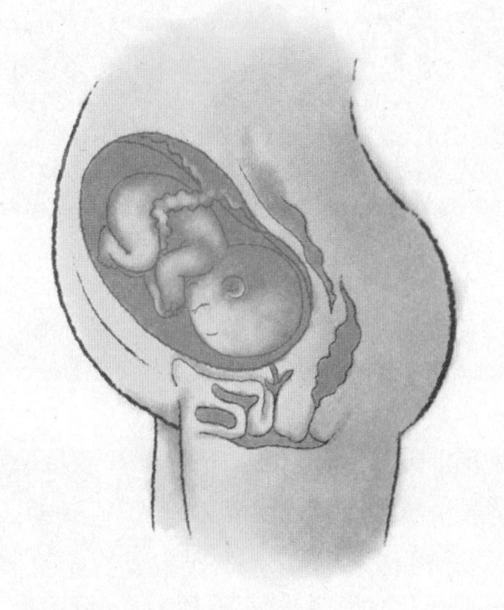

准爸爸应随时待命

在妊娠晚期，孕妈妈对分娩大都怀着期待和恐惧交织的矛盾心理。由于腹部膨大，压迫下肢，活动不能随心所欲，同时出现尿频、便秘等症状，使你心烦和易激动。另外，对丈夫的陪伴和亲人的依赖心理增加。

因此，以准爸爸为首的全家人要给予孕妈妈加倍的爱护、特别的鼓励和支持。比如，一起去孕妈妈课堂，帮助孕妈妈洗浴、进行甜蜜按摩，两人携手散步，从现在起随时待命，最后时刻陪伴分娩等都可以分担她的忧愁与烦恼。

小贴士

如果某一天你发现自己的手或脸突然肿胀得厉害，那就一定要去看医生了。这时你可不要一个人再走太远的路，如果你需要什么，可以让你的丈夫陪你一起去，或是帮你去买东西。你可以把自己入院分娩和宝宝出生一周内需要的东西列出一个清单，交给丈夫去采购。参考有经验的亲友的建议，尽量想得周到一些，尽早做好准备，以从容迎接宝宝的出生。

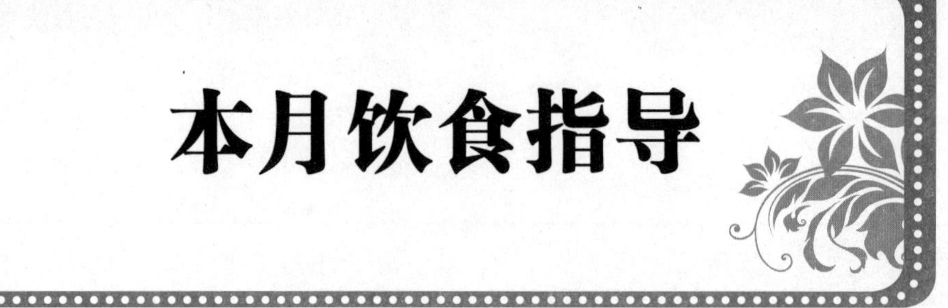

本月饮食指导

本月饮食原则

少吃多餐，注意饮食卫生

进入到孕9月后，胎宝宝逐渐下降进入盆腔，孕妈妈的胃部会感觉舒服一些，所以食量会有所增加，但腹部会更加膨大，消化功能也继续减退。孕妈妈应继续保持以前的良好饮食方式和饮食习惯，少吃多餐，注意饮食卫生，减少因吃太多，或是饮食不洁造成的肠胃道感染等给分娩带来的不利影响。

缓解临产便秘

逐渐增大的胎宝宝给孕妈妈带来负担，孕妈妈很容易发生便秘，为了缓解便秘带来的痛苦，孕妈妈应该注意摄取足够量的膳食纤维，以促进肠道蠕动。全麦面包、芹菜、白薯、豆芽、土豆、菜花等各种新鲜蔬菜水果中都含有丰富的膳食纤维。

适当吃一些补益食品

此期孕妈妈可以吃一些有补益作用的食品，这样才能更好地蓄积能量，迎接宝宝的到来。还可以吃一些淡水鱼，保证优质蛋白质的供给，有促进乳汁分泌的作用，可以为宝宝准备好营养充足的初乳。

营养素需求

继续补铁补钙

胎儿的肝脏以每天5毫克的速度储存铁，直到储存量达到240毫克，如果此时铁摄入不足，可影响胎儿体内铁的存储，出生后易患缺铁性贫血，动物肝脏、绿叶蔬菜是最佳的铁质来源。

胎儿体内的钙一半以上是在怀孕期最后2个月储存的。如果本月钙摄入量

不足，胎儿就要取用母体骨骼中的钙，致使你发生软骨病。注意晒太阳，可促进合成维生素D，有利于钙的吸收。

注意补充维生素B_1、维生素K

如果维生素B_1补充不足，易引起呕吐、倦怠、体乏，还可能影响分娩时子宫收缩，使产程延长，分娩困难。

如果缺乏维生素K，会造成新生儿在出生时或满月前后出现颅内出血，因此应注意补充维生素K。

保证每天75～100克蛋白质

临近分娩，体内储存足量的蛋白质不仅可以获得充足的体能，而且也可为分娩后乳汁分泌提供物质基础，尤其是动物性优质蛋白质。

脂肪：60克

脂肪可以补充足够的体力，适量的脂肪还是胎儿大脑发育的物质基础。

自然分娩前吃什么能养足体力

生产是件很耗体力的事情，因此，越接近生产预定日，孕妈妈越要掌握均衡且规律的饮食。注意，越接近生产，胎宝宝的头会越往骨盆下去，孕妈妈的食欲会逐渐恢复。这会儿孕妈妈可不要再毫无顾忌地吃喝，要控制自己的饮食，少吃脂肪、盐分含量高的食物。

如果无高危妊娠因素，准备自然分娩的话，建议孕妈妈在分娩前准备些易消化吸收、少渣、可口味鲜的食物，如面条鸡蛋汤、面条排骨汤、牛奶、酸奶、巧克力等食物，吃饱吃好，为分娩准备足够的能量。否则吃不好睡不好，紧张焦虑，容易导致疲劳，将可能引起宫缩乏力、难产、产后出血等危险情况。

小贴士

某些医院可能规定，产妇在入院之后到生产之前有一段时间不能吃东西，因此，在阵痛开始的时候，建议孕妈妈吃点营养丰富又不增加胃负担的汤或粥再入院。

剖宫产饮食宜忌

孕妈妈在接受剖宫产手术前，在饮食上需注意以下几点：

❶ 不宜滥用高级滋补品，如高丽参、洋参，以及鱿鱼等食品。因为参类具有强心、兴奋作用，鱿鱼体内含有丰富的有机酸物质——EPA，它能抑制血小板凝集，不利于术后止血与创口愈合。

❷ 剖宫产术后6小时内禁食。剖宫手术，由于肠管受刺激而使肠道功能受刺激，肠蠕动减慢，肠腔内有积气，易造成术后的腹胀感。6小时后宜服用一些排气类食物（如萝卜汤等），以增强肠蠕动，促进排气，减少腹胀，并使大小便通畅。易发酵产气多的食物，如糖类、黄豆、豆浆、淀粉等，产妇也要少吃或不吃，以防腹胀。

❸ 当孕妈妈排气后，饮食可由流质改为半流质，食物宜富有营养且消化。

排气后，孕妈妈可以吃些蛋汤、烂粥、面条等，然后依体质，饮食再逐渐恢复到正常。术后不久的新妈妈，应禁忌过早食鸡汤、鲫鱼等油腻肉类汤和催乳食物，可在术后7～10天再食用。

小贴士

剖宫产后孕妈妈胃肠的功能恢复需要一定时间，建议少吃多餐，以清淡高蛋白质饮食为宜，促进伤口恢复，同时注意补充水分，切忌偏食，忌食辛辣温燥的食物，如韭菜、大蒜、辣椒、胡椒等。不要吃冰冷、坚硬的食物，多吃些新鲜蔬菜和水果。

助产吃什么好

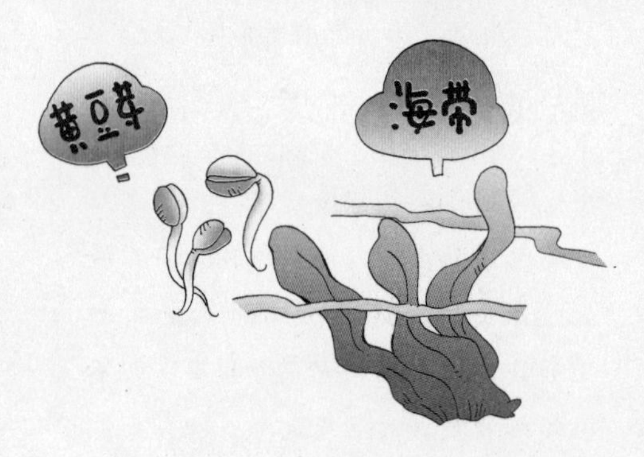

以下食物对孕妈妈生产有辅助作用。

海带：对放射性物质有特别的亲和力，其胶质能促使体内的放射性物质随大便排出，从而减少积累和减少诱发人体机能异常的物质。

畜禽血：如猪、鸭、鸡、鹅等动物血液中的蛋白质被胃液和消化酶分解后，会产生一种具有解毒和滑肠作用的物质，可与侵入人体的粉尘、有害金属元素发生化学反应，变为不易被人体吸收的废物而排出体外。

海鱼：含多种不饱和酸，能阻断人体对香烟的反应，并能增强身体的免疫力。海鱼更是补脑佳品。

豆芽：贵在“发芽”，无论黄豆、绿豆，豆芽中所含多种维生素能够消除身体内的致畸物质，并且能促进性激素的生成。

鲜果、鲜菜汁：能解除体内堆积的毒素和废物，使血液呈碱性，把积累在细胞中的毒素溶解并由排泄系统排出体外。

肚子小代表营养没跟上吗

怀孕期间，肚子的大小跟营养的关系不是太大，而是跟孕妈妈本人的体形以及子宫的位置相关。

由于每个孕妈妈的子宫位置可以向前倾、向后倾，再加上孕妈妈高矮胖瘦各不相同，因此相同的妊娠月份肚子大小看上去不会都一样。胎宝宝的大小由医生根据子宫的高度、腹围、腹部检查来评估，如医生确实觉得孕妈妈的肚子小，会建议孕妈妈进行B超检查进一步评估胎宝宝的生长发育，如果胎宝宝一切正常就没问题，不必过于担心。

以下是腹围参考标准，孕妈妈可以做一个对照：

孕月	腹围下限（毫米）	腹围上限（毫米）	标准（毫米）
5	76	89	82
6	80	91	85
7	82	94	87
8	84	95	89
9	86	98	92
10	89	100	94

胎儿偏小该怎么补

胎儿发育如何受很多因素的影响，比如说孕妈妈的膳食、孕妈妈身体的新陈代谢、胎儿自身的代谢等，这是一个复杂的过程。胎儿偏小与否，最好请医生判断，需要调整时，也要按照医生的嘱咐，不要擅作主张。

如果胎儿偏小，孕妈妈首先要分析是哪个环节出现问题，才能对症处理。

首先要分析是不是膳食造成的。如果你体重正常，说明能量摄取没有问题，你就不需要增加热量，而重点应该关注的是你的饮食结构。

如果你的膳食中已经包含了足够的蛋白质、脂肪、糖类、维生素、矿物质等营养素，那么不需要做什么调整，胎儿小点也是没有关系的。

千万不要觉得胎儿小，就马上增加蛋白质类食物，这是不正确的，对胎儿无益，反而会增加你身体的负担。

只有当你确实是体重增长得不够，食欲也不好，才需调整，增加进食量，增加高营养物质，并注意均衡摄取，不只摄入某种单一的营养素。

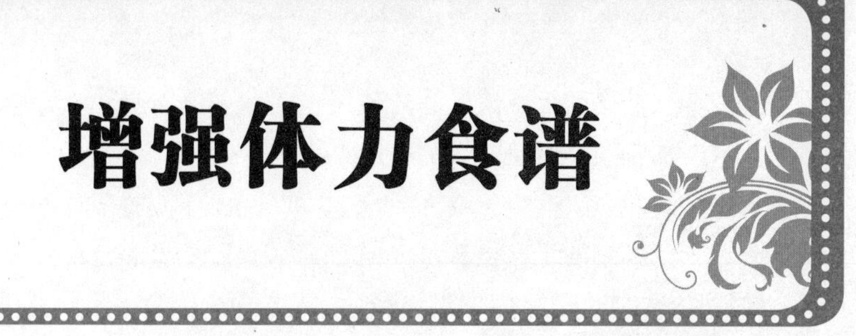

增强体力食谱

黄豆炖猪蹄

原料：猪蹄2只，黄豆100克，葱花、姜末、料酒、酱油、盐各适量。

做法：

❶ 将猪蹄去毛，收拾干净后切成块，放入开水中汆烫一下，捞出，冲净。

❷ 将葱花、姜末、酱油、盐和适量清水放入锅中煮开。

❸ 将猪蹄块和黄豆放入锅中，大火烧开后改用小火炖烂猪蹄肉和黄豆，加入料酒，煨尽汤汁后即可出锅。

营养解析：黄豆营养丰富，猪蹄中含有丰富的胶原蛋白。黄豆炖猪蹄是民间常用来给孕产妇滋补的美味。

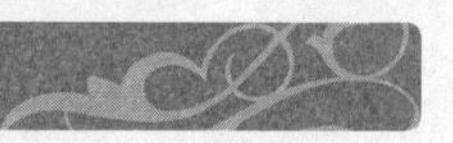

口蘑鸡片

原料：鸡肉150克，水发口蘑50克，鸡蛋1个，油菜心15克，笋片15克，青豆15克，料酒、油、盐、水淀粉、香油各适量，鸡汤1碗。

做法：

❶ 将鸡肉洗净，切成薄片，加鸡蛋清、水淀粉调匀；油菜心洗净，入沸水锅中汆烫一下，捞出；水发口蘑洗净切片。

❷ 锅置火上，放油烧热，放入鸡肉片，用筷子拨开，滑熟用漏勺捞出沥油。

❸ 锅内留底油，加入鸡汤、青豆、笋片、盐、料酒烧沸，撇去浮沫，用水淀粉勾薄芡，加入口蘑片、鸡肉片、菜心片，烧至入味出锅，淋上香油即可。

营养解析：鸡肉具有滋补强身、增进食欲、助消化、补益健身的功效。适合孕晚期孕妈妈食用，可补充体力。

芋头烧牛肉

原料：牛肉 300 克，芋头 200 克，葱段、姜片、大料、桂皮、花椒、盐、料酒、糖色各适量。

做法：

❶ 牛肉洗净切成小方块；芋头洗净，去皮切成滚刀块；葱段、姜片、大料、桂皮、花椒包入纱布袋中。

❷ 锅置火上，加足量水烧沸，放入牛肉汆烫后捞出，用凉水洗净血沫。

❸ 另起锅，加入清水适量，下入牛肉块和包了香料的纱布袋，大火烧开，加糖色煮 10 分钟左右，改小火继续煮。

❹ 牛肉九成熟时，放入盐、料酒调味，再把芋头放入锅内，炖至牛肉块酥烂时，取出料包拌匀即可。

营养解析：芋头具有健脾强胃、滋补身体的功效；牛肉含蛋白质、脂肪以及多种维生素，具有健脾益肾、补气养血、强筋健骨的功能。两者搭配食用，对脾胃虚弱、食欲缺乏及便秘有防治的作用。

糯米板栗粥

原料：糯米 60 克，板栗 10 个，冰糖适量。

做法：

❶ 板栗去皮；糯米用清水浸泡 30 分钟。

❷ 将糯米和板栗同煮，开锅后小火煮 20 分钟加适量冰糖即可食用。

营养解析：板栗能养胃健脾、补肾、强筋骨，很适合怀孕晚期的孕妈妈食用，可以补充体力。

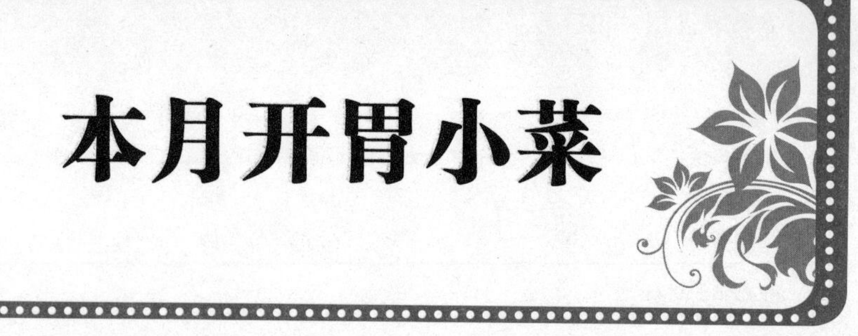

本月开胃小菜

海带丝菜

原料：水发海带50克，酱油5毫升，盐2克，白糖2克，辣椒面2克，料酒2毫升，香油、五香粉、姜各适量。

做法：

❶ 海带洗净，切成丝，放入锅内用开水煮熟，捞出，用清水洗净，沥干水分。

❷ 将姜切成末，将海带丝放入盘内，加入酱油、盐、白糖、五香粉、姜末、料酒拌匀，放入坛子里腌5小时，入味后取出，控干水分，再与辣椒面、香油一起拌匀，即可食用。

营养解析：清香微辣，增进食欲，富含碘、钙、铁。

凉拌豆角

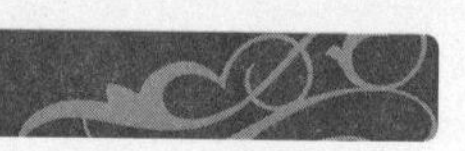

原料：嫩豆角400克，精盐、酱油、醋、香油和大蒜各适量。

做法：

❶ 将豆角掐去两头，洗净，切成3厘米长的段，放入沸水锅内煮熟，捞出控水。

❷ 将大蒜剥皮，洗净，捣成蒜泥，放入精盐、酱油、醋、香油后调匀，浇在豆角上，拌匀即可。

营养解析：脆嫩新鲜，咸香清口。含有多种维生素、矿物质，还含有较多的植物蛋白质和粗纤维。

小贴士

烹调前应将豆筋择除，否则既影响口感，又不易消化。

凉拌腐皮

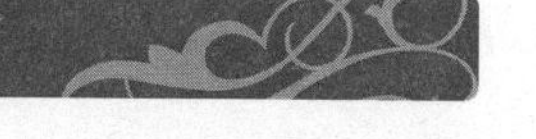

原料：豆腐皮2张，熟火腿丝25克，熟鸡丝50克，菠菜500克，精盐、白糖、醋、葱花、姜末、香油各适量。

做法：

❶ 将豆腐皮用开水泡软，捞出后挤去水分切丝，放入碗内；菠菜择洗干净，用沸水焯一下，挤去水分，切成段，与豆腐皮拌匀装盘。

❷ 将火腿丝、鸡丝码在拌好的菜上，用精盐、白糖、醋、葱花、姜末、香油兑成的调味汁浇淋在菜上即可。

营养解析：清爽可口。具有益气、养血、清肺、润燥的功效。

小贴士

平素脾胃虚寒、经常腹泻便溏之人忌食。

糖醋茭白

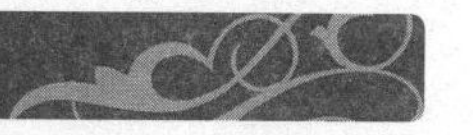

原料：茭白50克，莴笋50克，蜂蜜2毫升，醋5毫升，盐1克，葱花、姜末、蒜末各1克。

做法：

❶ 将茭白、莴笋去皮，洗净，切成块，用炒锅烧开水，投入茭白、莴笋块烫一下，捞出，沥水，放入盘内，加盐拌匀，拨散凉凉。

❷ 将蜂蜜、醋、葱花、姜末、蒜末同入碗内调成甜酸汁。把茭白块、莴笋块挤去水分，放盘内，倒入甜酸汁，腌至入味即可食用。

营养解析：富含钙质和维生素C。

本月美味佳肴

鱼香素菜

原料：干沙丁鱼20克，胡萝卜80克，白菜80克，南瓜80克，姜汁、盐、油各适量。

做法：

将沙丁鱼去杂，洗净。胡萝卜切成细丝。南瓜和白菜切成片。锅内放油烧热，先炒沙丁鱼、胡萝卜、南瓜和白菜。炒一会儿后，加姜汁、盐和半杯清水，改中火煮至水干即可。

营养解析：菜软烂，味清香。健脑，益智，润肠通便。

小贴士

沙丁鱼中含有一种具有5个双键的长链脂肪酸，可防止血栓形成，对治疗心脏病有特效。

红烧海参

原料：水发海参500克，瘦肉200克，白菜300克，姜、葱、酱油、淀粉、香油、油、盐、白糖、料酒、蚝油、胡椒粉各适量。

做法：

❶ 海参和姜、葱一起用开水煮5分钟，捞出海参，控干，切块；瘦肉切丝，加入酱油、淀粉和香油拌匀，备用；白菜洗净，以油、盐、水烧熟后围于碟边。

❷ 锅内放油烧热后，爆香姜、葱，加入盐、白糖、酱油、料酒、瘦肉及海参，

煮至海参软烂时，以蚝油、淀粉、香油、胡椒粉调汁，勾芡即成。

营养解析：海参含丰富的蛋白质、钙和钠，是滋补食品，具有补血调经和安胎的功用，更有利于生产，适宜怀孕晚期女性食用。

小贴士

发好的海参不能久存，最好不超过3天，存放期间用凉水浸泡，放入冰箱冷藏，每天换水2～3次。

素炒鱼片

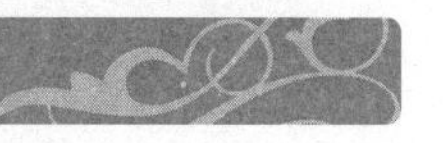

原料：草鱼片200克，熟土豆200克，菠菜25克，鲜蘑菇10克，番茄50克，玉米粉150克，盐10克，淀粉5克，香油3毫升，花生油500毫升（实用7毫升）。

做法：

❶ 番茄去皮，切成片；鲜蘑菇切片；把草鱼做成长4厘米的扁条鱼片、菠菜放入六成热的油内炸透，待浮出油时捞出。

❷ 烧热锅，放油少许，将蘑菇、番茄倒入炒一下，加入盐、水，烧开后，将炸好的鱼片、菠菜一起倒入锅内，轻翻两次，淀粉勾芡，淋上香油即可食用。

营养解析：富含碳水化合物、维生素C、叶酸。

小贴士

草鱼要新鲜，煮时火候不能太大，以免把鱼肉煮散。

乌龙吐珠

原料：水发海参500克，鹌鹑蛋10个，猪油、酱油、料酒、姜汁、葱丝、葱姜油、白糖、高汤、湿淀粉各适量。

做法：

❶ 海参洗净，从膛内划花刀，用开水烫一下；鹌鹑蛋煮熟剥壳。

❷ 锅内放猪油烧热，放葱丝煸炒出香味，加调料，烧开，去浮沫，放入海参、鹌鹑蛋后一直微火炖入味，用湿淀粉勾芡，淋少许葱姜油即可。

营养解析：海参鲜味浓厚，富含蛋白质、多种维生素和矿物质，能补肾益气、滋阴补阳、益肝明目。

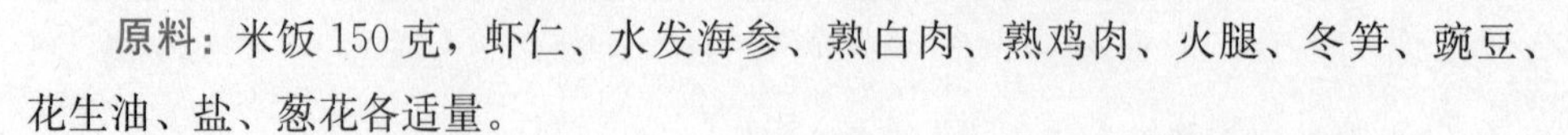

什锦炒饭

原料：米饭150克，虾仁、水发海参、熟白肉、熟鸡肉、火腿、冬笋、豌豆、花生油、盐、葱花各适量。

做法：

❶ 将虾仁、海参、白肉、鸡肉、火腿、冬笋均切成小丁。

❷ 锅内放花生油烧热，加入虾仁、海参、白肉、鸡肉、火腿、冬笋丁和豌豆，翻炒片刻并酌加盐。倒入米饭，反复翻炒至米饭松散、有香味时，加入葱花炒匀，盛入碗内即成。

营养解析：含有丰富的蛋白质、糖类、多种维生素和矿物质。

小贴士

虾仁是低脂肪、高蛋白的食品，钙和微量元素含量也比较高。自制虾仁，可取活虾，剥壳后将虾仁洗至发白，调味上浆后冷藏1小时左右。

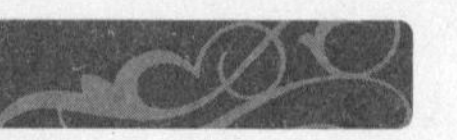

豆豉排骨

原料：猪小排骨250克，优质豆豉2汤匙，黑木耳10克，葱白1段，鲜姜1小块，大料少许，料酒1汤匙，白糖5克，精盐2克。

做法：

❶ 将猪小排骨放温水内清洗干净，剁成2厘米宽、4厘米长的块，放盘内；葱白洗净，拍破后切成段；黑木耳用水发好后清洗干净；鲜姜洗净，切成薄片。

❷ 将木耳、葱段和姜片均匀地撒在小排骨上，再放上大料，淋上料酒，再将豆豉均匀地撒在上面，最后撒上白糖、精盐。

❸ 蒸锅内放水烧开，将排骨盘放在蒸锅内用大火蒸15分钟即可食用。

营养解析：排骨鲜嫩，味道清香可口。含蛋白质、钙、磷、铁等营养素。

小贴士

豆豉中含有很高的尿激酶，尿激酶具有溶解血栓的作用。

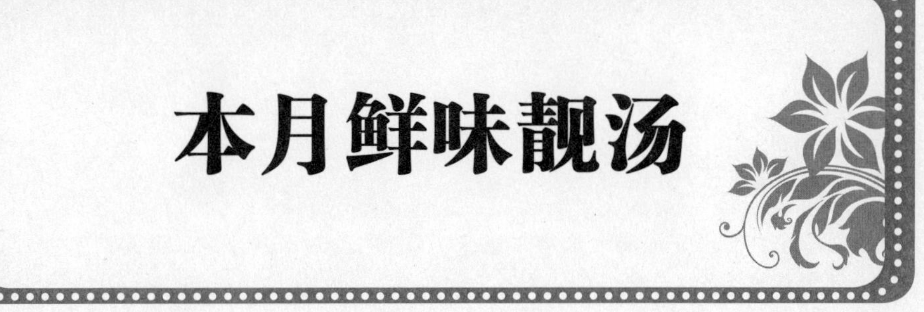

本月鲜味靓汤

花菜奶汤

原料：牛奶 50 毫升，花菜 400 克，火腿 15 克，豌豆 15 克，精盐、料酒、香油和鸡汤各适量。

做法：

❶ 将花菜去梗切小朵，用水洗净，放入沸水内烫一下，捞出，控水；将火腿切成小菱形片。

❷ 锅内放鸡汤，加精盐、料酒、牛奶、花菜、火腿、豌豆，烧开，撇净浮沫，放香油即可出锅。

营养解析：汤白香甜。含有蛋白质、多种维生素和矿物质。

小贴士

在吃之前，可将菜花放在盐水里浸泡几分钟。

五色紫菜汤

原料：紫菜 30 克，熟猪肉 15 克，水发玉兰片、水发冬菇、胡萝卜各 15 克，青豆 10 余粒，精盐、胡椒粉各适量，清汤 1000 毫升，熟鸡油少许。

做法：

❶ 将熟猪肉切成片；胡萝卜去皮，切成片；紫菜用凉水发开，洗去沙粒，控去水分，放在大汤碗里；玉兰片切成小排骨片；冬菇洗净，去蒂，切成片。

❷ 锅中加水，烧沸，下入胡萝卜片，用沸水烫一下，捞出，控净水。

❸ 锅中加清汤，烧沸，放入猪肉片、青豆、玉兰片、冬菇片、胡萝卜片煮2分钟，撇去浮沫，加入精盐、胡椒粉，调好口味，冲入大汤碗里，淋上鸡油即可食用。

营养解析：汤鲜肉嫩，清香可口。含有丰富的碘元素和维生素A。

小贴士

可将玉兰片放入淘米水中，浸泡10小时，每3小时换一次淘米水。

本月滋补粥品

什锦咸味粥

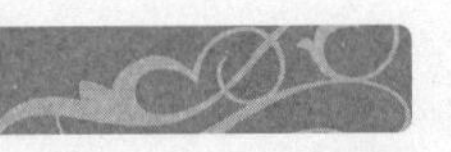

原料：胡萝卜30克，鱼肉45克，生姜6片，猪里脊肉3片，芹菜50克，香菇3克，粳米100克，香油、盐各适量。

做法：

❶ 将胡萝卜去皮，清洗干净，切成细丝；把鱼肉洗净，切成片，加少许盐腌渍。

❷ 把生姜洗净，切成细丝；把猪里脊肉洗净，切成细丝；把香菇用温水浸泡，换水洗净，切成丝；把芹菜切成小段，在开水锅内烫一下。

❸ 把粳米洗净，入锅加水煮成粥；旺火烧沸后，再把胡萝卜、鱼肉、猪里脊肉、香菇、姜丝加入锅内继续煮，粥熟后，加入盐、香油、芹菜即成。

营养解析：此粥原料多样，营养丰富，所用原料均是益智营养食品，可谓大补之品。

羊肝胡萝卜粥

原料：羊肝50克，胡萝卜100克，大米100克，蒜数瓣，植物油8毫升，黄酒5毫升，葱5克，姜5克，精盐3克。

做法：

❶ 将羊肝和胡萝卜洗净切成小丁，肝丁用黄酒、姜汁渍10分钟；蒜瓣加工成蒜蓉。

❷ 用热油炸香蒜蓉后，倒入肝丁，略炒盛起；将大米熬成粥后加入胡萝卜丁，焖15～20分钟，再加入肝丁，并下精盐和葱花调味即可食用。

营养解析：营养丰富，具有明目、护眼及治疗夜盲症等功效。

小贴士

羊肝含胆固醇高，故高血脂症患者忌食。

本月营养主食

鱼肉水饺

原料：面粉100克，鲜鱼肉50克，猪肉馅10克，酱油、料酒、精盐、鲜汤、胡椒粉各适量。

做法：

❶ 将鱼洗净，去皮去骨，连同猪肉一起剁成肉蓉，肉蓉中加酱油、料酒、鲜汤搅成糊状，再加精盐、胡椒粉搅匀成馅。

❷ 将面粉用清水调制成面团，搓成细条，再揪成每个 5 克的小剂，将每个面剂擀成圆皮，抹上馅，捏成月牙形的小饺子，饺子下入开水锅内煮熟，捞出，即可食用。

营养解析：鲜香适口，营养丰富。富含优质蛋白质和 B 族维生素。

小贴士

各种鱼肉都可以做饺子馅，最适合的是鲅鱼肉。

打卤面

原料：面条 500 克，熟猪肉 150 克，鸡蛋 1 个，木耳 25 克，黄花 50 克，花生油 30 毫升，花椒 3 克，酱油 30 毫升，精盐 6 克，水淀粉适量。

做法：

❶ 将木耳用水泡涨，择洗干净，撕成小块；黄花用热水泡涨，掐去硬蒂，洗净理齐，切小段；熟猪肉切小片；鸡蛋打入碗内，备用。

❷ 锅内放清水 400 克，加入黄花、木耳、肉片，烧开后加入酱油、精盐，用水淀粉勾芡，淋入蛋液，倒入小盆内。

❸ 将油倒入锅内，烧热，加入花椒炸出香味浇在卤盆内，备用；将面条煮熟，盛入碗内，浇上卤即可。

营养解析：味道鲜美，易于消化。营养丰富，含有蛋白质、脂肪、糖类、多种矿物质和维生素。

小贴士

黄花菜含粗纤维较多，肠胃病患者慎食。

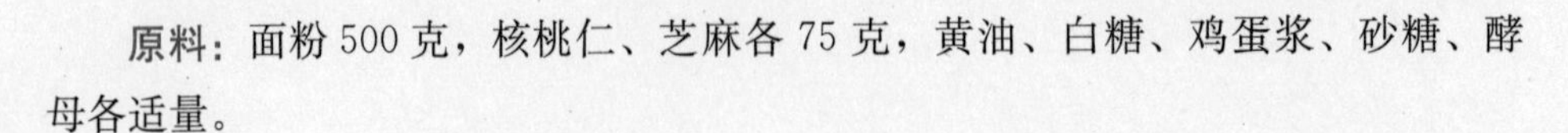

黄油小面包

原料：面粉 500 克，核桃仁、芝麻各 75 克，黄油、白糖、鸡蛋浆、砂糖、酵母各适量。

做法：

❶ 将面粉和黄油糅合，再放入白糖，加进适量溶开的鲜酵母，揉成面团。

❷ 面发好后，搓成长条，斜切成 10 份，抹上鸡蛋浆，撒上砂糖、核桃仁、芝

麻；把面包坯放平锅上，烤熟即可食用。

营养解析：富含糖类及葡萄糖。

小贴士

当感到疲劳时，嚼些核桃仁，有缓解疲劳和压力的作用。

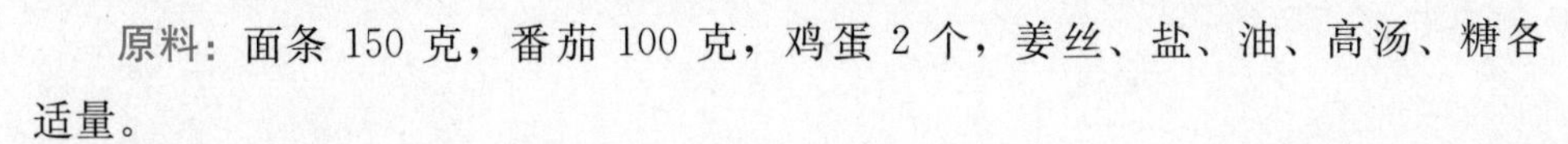

番茄鸡蛋卤面

原料：面条 150 克，番茄 100 克，鸡蛋 2 个，姜丝、盐、油、高汤、糖各适量。

做法：

❶ 将番茄洗净，切成滚刀块；鸡蛋打入碗中，打散，放少许盐调一下，放入八成热的油中，炒熟。

❷ 锅置火上，注油烧热，下入姜丝煸炒，出香味放入番茄、盐、糖和高汤，煮开，下入鸡蛋翻炒 2 分钟成卤。

❸ 锅置火上，注水烧开，下入面条煮开，加点凉水，再煮开，捞入碗中，加卤拌匀，即可食用。

营养解析：鲜香可口。含优质蛋白质、糖类及维生素 C。

小贴士

青色未熟的番茄不宜食。

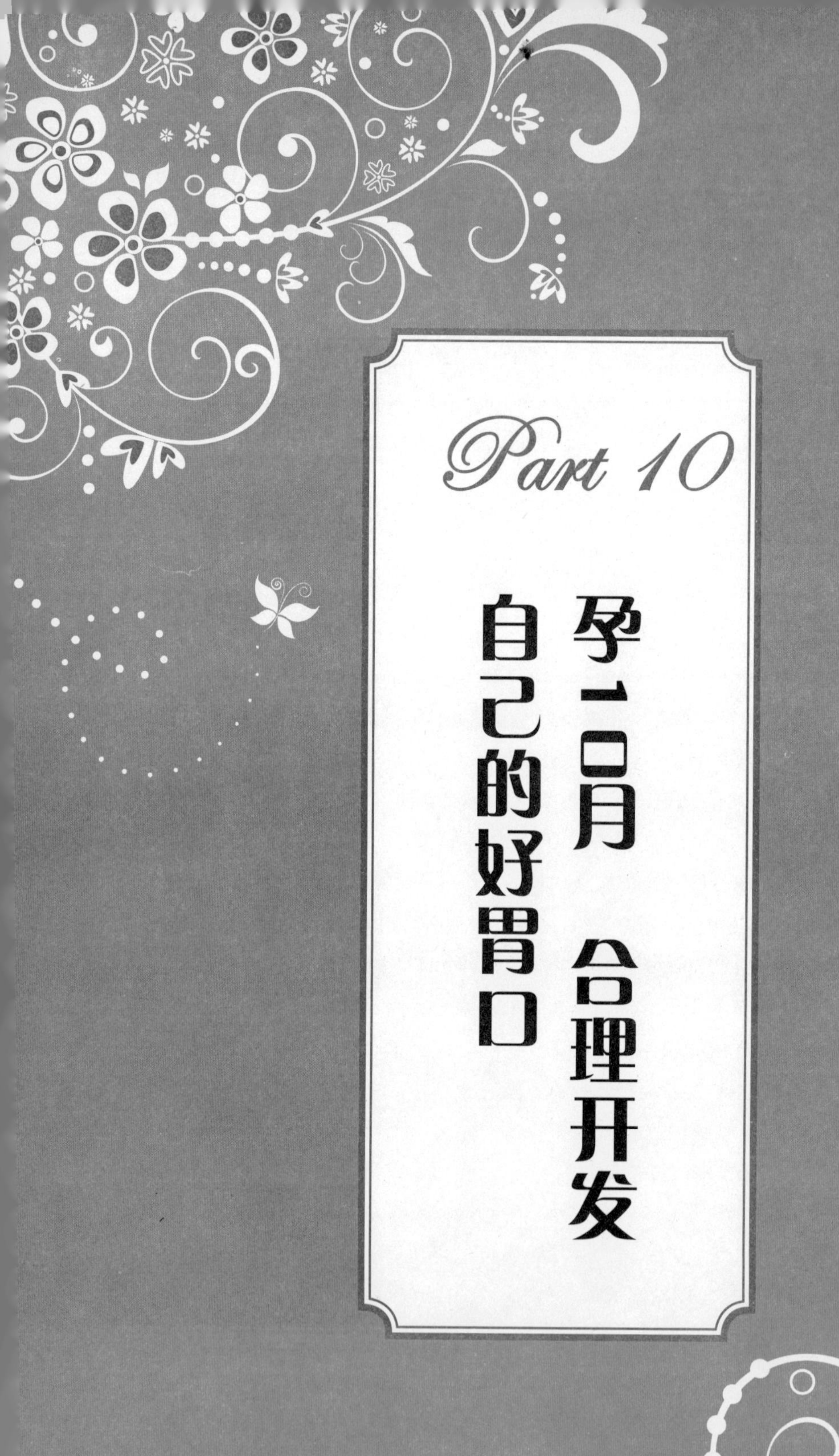

Part 10

孕10月 合理开发自己的好胃口

妈妈变化与宝宝成长

孕妈妈身心变化

子宫底高 30～35 厘米。宝宝位置有所降低，腹部凸出部分有稍减的感觉，胃和心脏的压迫感减轻，膀胱和直肠的压迫感却大为增强，尿频、便秘更加严重，下肢也有难以行动的感觉。身体为生产所做的准备已经成熟，子宫颈和阴道趋于软化，容易伸缩，分泌物增加。子宫收缩频繁，开始出现生产征兆。

面对即将到来的分娩，你可能会有莫名的恐惧，要战胜恐惧心理，你首先要了解相关的分娩知识。现代研究认为，分娩能否顺利完成，取决于产力、产道、宝宝及产妇的精神心理因素等要素。四个要素协调配合，有利于分娩的顺利进行。还要了解正常分娩的经过及各个产程的特点，并在分娩前开始积极做好心理准备，分娩时就能充满信心，积极与医护人员配合。其次，要认识自然分娩的好处及剖宫产的利弊。

孕妈妈应该了解，孕育能力是女性与生俱来的能力，生产也是正常的生理现象，绝大多数女性都能顺利自然地完成。

小贴士

孕期的最后阶段一定要避免夫妻生活，避免对子宫的任何压力。丈夫这时应该随时处于待命状态，保证妻子随时可以找到你，也可以亲自请假或委托一个亲友来陪伴妻子。还要学会帮妻子计数宫缩频率，当宫缩时间间隔越来越短，疼痛时间越来越长的时候，就应该考虑马上去医院，特别是在距离医院路程较远的情况下，一定要把时间控制好。因随时有可能破水、阵痛而生产，孕妈妈应该避免独自外出或出远门，最好留在家中。

胎宝宝成长变化

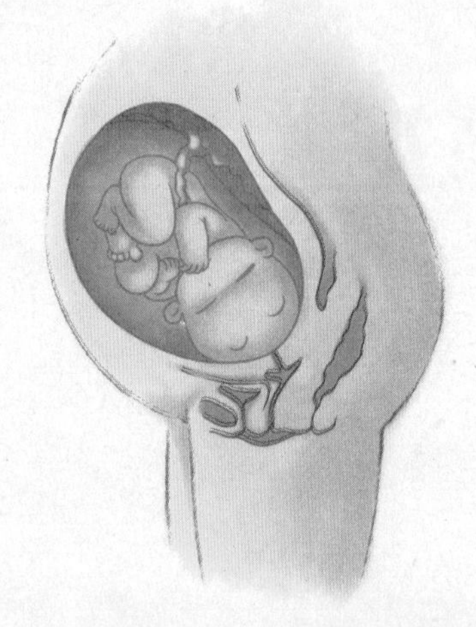

宝宝身长50～51厘米，体重2900～3400克。皮下脂肪继续增厚，体形圆润。皮肤没有皱纹，呈淡红色。骨骼结实，头盖骨变硬，指甲越过指尖继续向外生长，头发长出2～3厘米，内脏、肌肉、神经等都已成熟，已完全具备生活在母体之外的条件。宝宝的身长约为头的4倍，正常情况下头部嵌于母体骨盆之内，活动比较受限。

小贴士

如果你对自己的宝宝充满期待，对自己将要完成的使命充满骄傲，对所面临的痛苦无所畏惧，那么你就会更镇定，更有韧性，就不会像有的人那样拼命喊叫而浪费体力。你会更坚强、更富于忍耐，你的努力也就更易奏效，因此也会少受些痛苦。

轻松运动，帮助生产

第一节：放松运动

这个运动是为了避免分娩时用力不当，以平和的心态镇静地面对分娩。孕妈妈要仰卧，并垫高头、膝和脚底，使全身肌肉放松，自然呼吸。然后换侧卧，放松全身肌肉。

第二节：抬腿运动

抬腿运动是为了锻炼支撑骨盆关节的肌肉，柔软骨盆底部肌肉，有助于分娩的顺利进行。孕妈妈采取侧卧的姿势，用一只手支撑头部，一条腿弯曲，另一条腿脚尖撑地，接着腿向上抬起、伸直，脚尖、膝盖打直，然后从膝盖开始放松，恢复姿势。这一侧的运动完成后，换另一侧。

第三节：盘坐伸展运动

该运动是为了活动股关节，柔软骨盆底肌肉，使产道容易扩张，帮助胎宝宝顺利通过产道。孕妈妈盘腿坐好，将身体的重量放在两膝上，一边吐气一边做。把双手放在肩膀上，然后向上举起，一只手向上拉伸，高度要比另一只手高，然后放松，再换另一只手。这个动作完成后扩胸，手上举，做深呼吸即可。

第四节：驼峰下垂运动

这项运动是要锻炼支撑骨盆与脊柱的肌肉，消除瘀血，加强腹部肌肉的韧性，利于分娩时用力。该动作的要领是

双手与双膝触地，伸展腰部与背部，双手要在胸部的正下方地面支撑。此时要一边吸气一边收缩肛门。头朝下，在准爸爸的协助下将背部弯成弓形，然后慢慢吐气，放松肛门，脸往前，将重心往前移动，放松背部。

第五节：骨盆倾斜运动

孕妈妈靠墙站立，双膝弯曲，两脚叉开30厘米，双手放在身体两侧，将后腰贴近墙面，同时呼气，然后吸气，并放松脊椎骨，重复做几次这项运动。

本月饮食指导

本月饮食原则

选择易消化、少渣的食物

这个阶段，孕妈妈应该吃一些富含蛋白质、糖类等能量较高的食品，为临产积聚能量。注意食物要易于消化，好吸收。

低盐防水肿

为了缓解水肿、下肢肿胀的情形，孕妈妈宜吃低盐食物及米粥、红豆汤、绿豆汤，来改善症状。

临产前吃巧克力

在临产前你要多补充些热量，以保证有足够的力量促使子宫口尽快开大，顺利分娩。巧克力营养丰富，含有大量的优质糖类，能在很短时间内产生出大量的热能，供人体消耗。建议孕妈妈在临产前吃一两块巧克力或坚果类食物，以便在分娩过程中产生更多能量。

保质保量

摄入食物的质量要好，并且数量也要相应地增加，特别是含蛋白质、

铁、钙、维生素A、维生素B_2多的食品（如鸡蛋、牛奶、酸奶等）。为了预防贫血，应多摄入含铁高的食物，如动物肝脏、肉类、鱼类、某些蔬菜（油菜、菠菜等）、大豆及其制品等。

临产前进食5原则

❶ 找准时机：在宫缩间歇期进食。

❷ 饮食应富含糖分、蛋白质、维生素，根据自己的爱好，可选择蛋糕、面汤、稀饭、肉粥、藕粉、点心、牛奶、果汁、苹果、西瓜、橘子、香蕉、巧克力等多样饮食。

❸ 注意补充水分，多喝红糖水或含铁丰富的稀汤如牛奶、猪肝汤、菠菜汤、鱼汤等，为分娩时将失去过多水分和血液做准备。

❹ 以少量多餐的形式，增强营养的补充，以免暴饮暴食，加重胃肠道的负担，还可能在生产中引起“停食”、消化不良、腹胀、呕吐，甚至更为严重的后果。

❺ 饮食要清淡易消化，忌油腻，最好不吃不容易消化的油炸或肥肉类油性大的食物。

临产孕妈妈食谱推荐

早餐：牛奶250毫升，鸡蛋2个，鱼松20克，花卷（面粉50～100克）。

加餐：挂面50克，鸡蛋1个，番茄（或青菜）100克。

午餐：馒头（面粉150克），排骨（100克），炒洋白菜200克，水果100克。

加餐：红枣赤豆汤（红枣20克，赤豆50克，红糖50克）。

晚餐：米饭（大米150克），牛肉炖胡萝卜（牛肉100克，胡萝卜50克），鸡蛋番茄汤（鸡蛋1～2个，番茄100克）。

加餐：小米粥（小米50克），鸡蛋1个，豆腐干20克，炒芥菜50克。

小贴士

除非医生建议，产前孕妈妈最好不要再补充各类维生素制剂，以免引起代谢紊乱。

营养素需求

蛋白质：每天80～100克

如果准备自己给宝宝哺乳，孕妈妈就要在产前直到哺乳期一直保持这个蛋白质摄入量。

热量

在临产前，孕妈妈要多补充些热量，以保证有足够的力量促使子宫口尽快开大，顺利分娩，巧克力、油脂、坚果都可以吃一些。

维生素 B_1

为避免产程延长，分娩困难，在最后一个月里，孕妈妈必须补充各类维生素和足够的铁、钙、充足的水溶性维生素，尤其以维生素 B_1 最为重要，它有助于缩短产程。孕妈妈可以多吃一些豆类，酵母，坚果，动物肝、肾、心及瘦猪肉和蛋类等富含维生素 B_1 的食物以满足身体的需要。

小贴士

为了加强营养，一些孕妈妈每天补充很多营养品，诸如蛋白粉、复合维生素、钙片、铁剂、孕妈妈奶粉等，这样反而对身体不利，因为营养品大都是强化某种营养素或改善某一种功能的产品，单纯使用还不如保证普通膳食的营养均衡来得更为有效。

孕妈妈不宜吃黄芪炖鸡

黄芪是人们较为熟悉的补益肺脾之气的中药，用单味黄芪加入老母鸡中炖食，补养身体的功效更强，所以常被一些病虚体弱的人采用。一些孕妈妈为了增加营养，使宝宝更健壮聪明，也常常吃黄芪炖母鸡，在某些地区甚至已成为习惯。其实这样做对孕妈妈和孩子都是不利的。

一些临产的孕妈妈由于吃了黄芪炖鸡，而导致过期妊娠，常因宝宝过大而造成难产，结果不得不做会阴侧切、产钳助产，甚至采用剖宫产分娩，给孕妈妈带来痛苦，同时增加了宝宝损伤的机会。

孕妈妈吃黄芪炖鸡造成难产的原因有以下几个方面：

❶ 黄芪有益气、升提、固涩的作用，会干扰妊娠晚期宝宝正常下降的生理规律。

❷ 黄芪有助气壮筋骨、长肉补血的功用，加上母鸡本身是高蛋白食品，两者同起滋补作用。

❸ 使宝宝骨肉发育长势过猛，造成难产。

❹ 黄芪有利尿作用，通过利尿，羊水相应减少，以致延长产程。

因此，从健康角度考虑，孕妈妈不宜吃黄芪炖鸡。

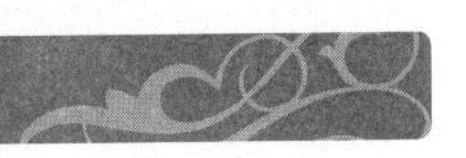

克服分娩恐惧

由于对分娩过程缺乏了解，你可能无法想象这么大的一个宝宝怎么能从狭

窄的产道中生产出来，再加上一些影视作品对分娩的情景渲染得过分夸张，使你更对那种痛苦充满恐惧。

其实，疼痛是不可避免的，应该有充分的思想准备，也不要寄希望于所谓“无痛分娩”的理论，剖宫产也不是不痛，而是把疼痛推迟到分娩以后。

但是你应该了解，对疼痛的感觉是因人而异的，有的人更敏感一些，其中精神因素也至关重要。

孕妈妈临产应该怎么吃

孕妈妈在临产时应该吃高蛋白、半流质、新鲜而且味美的食品。

临产前，孕妈妈一般心情比较紧张，不想吃东西，或吃得不多，所以，在饮食上要注意以下几点：

❶ 要求食品的营养价值高和热量高，这类食品很多，常见的有：鸡蛋、牛奶、瘦肉、鱼虾和大豆制品等。

❷ 要求食物少而精，防止胃肠道充盈过度或胀气，以便顺利分娩。

❸ 分娩过程中消耗水分较多，因此，临产前应吃含水分较多的半流质软食，如面条、大米粥等。

❹ 为满足孕妈妈对热量的需要，临产前如能吃一些巧克力（不宜过多）很有裨益。因巧克力含脂肪和糖丰富，产热量高，尤其那些吃不下食物的临产孕妈妈更为适宜。

小贴士

有些民间的习惯是在临产前让孕妈妈吃白糖（或红糖）卧鸡蛋或吃碗肉丝面、鸡蛋羹等，这些都是临产时较为适宜的饮食。但是一定要注意，临产时不宜吃油腻的油煎、油炸食品。

巧克力是产前好帮手

孕妈妈只要在临产前吃一两块巧克力，就能在分娩过程中产生更多热量。

孕妈妈在临产前要多补充些热量，以保证有足够的力量促使子宫口尽快开大，顺利分娩。当前很多营养学家和医生都推崇巧克力，因为它营养丰富，含有大量的优质糖类，而且能在很短时间内被人体消化吸收和利用，产生出大量的能量，供人体消耗。而且巧克力体积小、发热多，香甜可口，吃起来也很方便。

产前不宜多吃鸡蛋

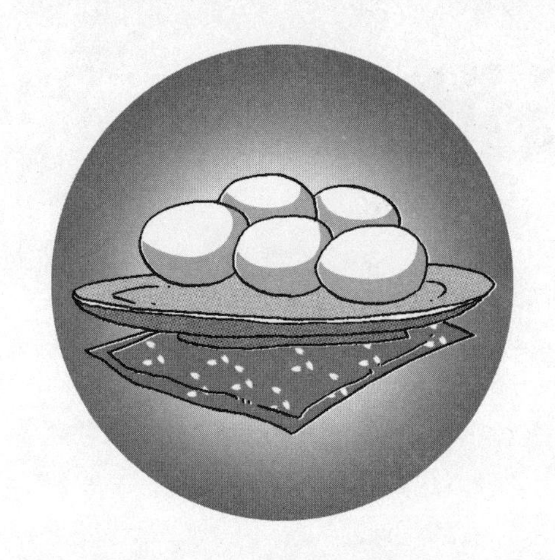

有人认为“生孩子时应多吃鸡蛋长劲”，于是便一顿猛吃十个八个的，甚至更多。这种做法是不科学的，常常适得其反。多吃浪费是小事，由于加重了胃肠道的负担，还可能引起停食、消化不良、腹胀、呕吐，甚至更为严重的后果。孕妈妈每顿吃1～2个鸡蛋足够，可再配些其他营养品。

产前补蛋白质可促进泌乳

专家温馨提示

一般女性平均每天需蛋白质约60克，可一旦怀孕，为了满足胎宝宝生长的需要，母体的蛋白质需要量就会增加。通常，孕妈妈的机体对蛋白质的需求是随着妊娠期的延长而不断增加的，在怀孕的早、中、晚期，每天应分别额外增加蛋白质5克、15克和20克。如果蛋白质摄入不足，会导致孕妈妈体力下降，胎宝宝生长变慢，而且孕妈妈产后身体常出现恢复不良，乳汁稀少，对母子身体都不利。因此，孕妈妈应根据孕晚期的需要，合理摄入蛋白质，注意贮备一定的量，以供产后的乳汁分泌。

你可以这样做

鱼、蛋、奶及豆类制品中的蛋白质属于优质蛋白，你应该常食。相对而言，动物性蛋白质在人体内吸收利用率较植物性蛋白质高。

缓解分娩恐惧食谱

栗子扒白菜

原料：白菜心、栗子各200克，葱花、姜末各1小匙，水淀粉1大匙，料酒2小匙，盐、白糖、酱油各1小匙，香油、花生油各少许，高汤适量。

做法：

❶ 用刀在栗子壳上切一个口，放到锅里煮熟捞出去壳，再切成两半；白菜心切长条。

❷ 将白菜条放到沸水锅中汆烫，码放到盘中。

❸ 锅置火上，放油烧热，放入葱花、姜末爆香，烹入料酒，倒入栗子，加高汤、酱油、盐、白糖，先用大火烧开，再用小火煮3分钟左右，最后用水淀粉勾芡，淋入香油，浇在白菜上即可。

营养解析：栗子被称为“肾之果”。对妈妈来说，吃栗子不仅可以补肾健脾，提高自己的抗病能力，还可以缓和情绪、缓解疲劳、消除孕期水肿和胃部不适。

鸡汤鲜炒芦笋

原料：芦笋300克，百合1颗，枸杞子20粒，姜1片，鸡汤半碗，水淀粉2大匙，油适量，盐半小匙。

做法：

❶ 用清水将枸杞浸泡软后洗净；姜洗净切丝；芦笋削去粗皮洗净，切段。

❷ 锅置火上，放油烧热，放入姜丝爆香，再放入芦笋煸炒1分钟左右，倒入

百合，马上调入盐翻炒几下即倒出装盘。

❸锅置火上，倒入鸡汤、枸杞子，大火煮开后，调成小火，用水淀粉勾芡，最后将芡汁淋到芦笋、百合上即可。

营养解析：孕妈妈常食芦笋可以帮助增进食欲，缓解疲劳，对孕妈妈的生理性水肿也有很好的疗效。

山药香菇鸡

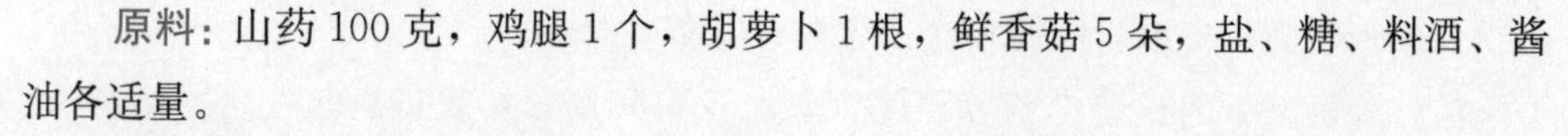

原料：山药 100 克，鸡腿 1 个，胡萝卜 1 根，鲜香菇 5 朵，盐、糖、料酒、酱油各适量。

做法：

❶山药洗净去皮，切成片；胡萝卜去皮，切成片；香菇泡软，去蒂，打上十字花刀。

❷鸡腿洗净，剁成小块，沸水汆过，去除血水后沥干。

❸将鸡腿放锅内，加入盐、糖、料酒、酱油和水，并放入香菇同煮，用小火慢煮 10 分钟后，放入胡萝卜片、山药片，再煮，煮至山药片熟透即可。

营养解析：鸡腿肉蛋白质的含量较高，种类多，而且消化率高，很容易被人体吸收利用，有增强体力、强壮身体的作用。

麦芽蜜枣瘦肉汤

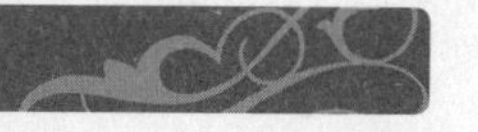

原料：麦芽 100 克，猪瘦肉 100 克，蜜枣 20 克，盐适量。

做法：

❶麦芽用锅炒至微黄；蜜枣洗净；瘦猪肉洗净，切成片。

❷将蜜枣、炒麦芽放入沙锅中，用小火煮 45 分钟。

❸将猪肉放入，转大火将猪肉煮熟，出锅前放盐调味即可。

营养解析：麦芽含有丰富的维生素 B_6、叶酸和磷脂，在一定程度上能帮助孕妈妈解除疲劳。

荷兰豆炒牛里脊

原料：牛里脊肉300克，荷兰豆100克，胡萝卜50克，姜末1小匙，姜汁少许，酱油、料酒、白糖、淀粉各1小匙，花生油适量，盐少许。

做法：

❶ 将牛肉洗净，切成薄片，用淀粉、料酒、姜汁、酱油拌匀，腌渍10分钟；荷兰豆洗净；胡萝卜洗净切片。

❷ 锅置火上，放油烧热，倒入牛肉片炒至变色，加入荷兰豆、胡萝卜片翻炒1分钟，加入料酒、姜末、白糖和盐，炒至牛肉断生即可。

营养解析：牛肉比猪肉营养更丰富，而且牛肉具有补脾胃、益气血、强筋骨、消水肿等功效，可缓解孕期疲劳。

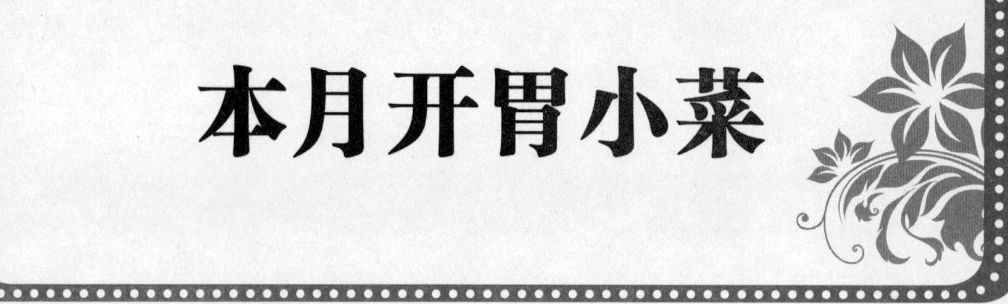

醋熘卷心菜

原料：卷心菜750克，菜油50毫升，酱油10毫升，醋2.5毫升，盐2.5克，汤75毫升，水淀粉50毫升。

做法：

❶ 卷心菜除去老叶，洗后切成约4厘米见方的片，加盐（1克）和匀腌约1分钟；用碗将酱油、盐、醋、水淀粉等调成芡汁。

❷ 炒锅置火上烧热，下菜油烧至七成热时，下卷心菜炒熟，加汤（75毫升），

烹下芡汁，将汁收浓起锅。

营养解析：味鲜而烫，醋味突出。

❀ 蜜拌鲜藕

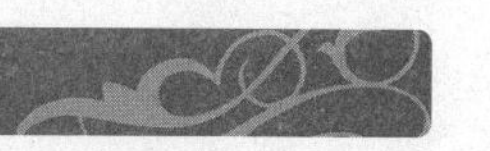

原料：鲜藕500克，白糖、酱油、香油、姜末、醋、干辣椒丝各适量。

做法：

❶ 将藕洗净，去皮，剖开切成片，用清水冲洗后，经开水烫一下，捞出后用凉水冲洗，然后控干水分，盛入盘中。

❷ 锅内加香油烧热，放姜末和干辣椒丝，炸出香味，烹入醋，加酱油、白糖和少许水，烧制片刻，浇在藕上即成。

营养解析：此菜含糖分和多种维生素、矿物质，有清热滋补等功效，对宝宝增血健体有利。藕的糖类多，可产生较多热量，亦富含多种维生素和钙、磷、铁等矿物质。生藕有清热润肺、凉血行瘀、解渴之功效，可防妊娠咳嗽、肺热咯血。

小贴士

食用莲藕要挑选外皮呈黄褐色、肉肥厚而白的。如果发黑，有异味，则不宜食用。

本月美味佳肴

清炖牛肉

原料：牛肉500克，大葱、生姜、桂皮、大茴香、花椒、山楂片、精盐、料酒各适量。

做法：

❶ 将牛肉洗净，切成2厘米见方的块，放入开水锅里煮至出沫、牛肉收缩变色时捞出。

❷ 锅内放水烧开，将牛肉放入；把葱切成段，姜切成片，与其他作料一起放入锅内。盖严盖，用旺火烧开，改用小火烧至牛肉酥烂，拣出葱段、姜片、桂皮、大茴香、花椒、山楂片，放入精盐即可。

营养解析：汤汁鲜浓，肉香味醇。富含优质动物蛋白质，其含量达30%，还含有多种矿物质和维生素等。

小贴士

烹饪时放一个山楂、一块橘皮或一点茶叶，牛肉易烂。

干煸苦瓜

原料：苦瓜2根，食盐、葱白、姜、油各适量。

做法：

❶ 苦瓜剖开，去瓤洗净，斜切成薄片，与少许食盐调匀码味；葱白切段；生姜拍破。

❷ 锅内放少量油，烧至七八成热时，放葱白、生姜略炒，拣出葱、姜，放入苦瓜，快速翻炒，炒干水分时，用食盐调味，出锅盛盘即成。

营养解析：苦瓜富含维生素 C、粗纤维及多种矿物质，清热开胃，提神防暑，入口脆嫩，清香微苦，夏季炎热时食用可解暑热。

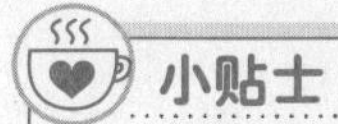

小贴士

干煸一法，主要在于油少、油烫、快炒。既可用于苦瓜，亦可用于四季豆、鳝鱼等原料的烹制。

瘦肉炒胡萝卜

原料：胡萝卜 300 克，猪瘦肉 25 克，植物油 8 毫升，料酒 5 毫升，酱油 5 毫升，盐 3 克，葱、姜末各少许。

做法：

❶ 瘦猪肉洗净切成细丝；胡萝卜洗净，切粗丝。

❷ 锅置火上，加入植物油烧热，葱姜烹锅，倒入肉丝爆炒，烹入料酒，然后加胡萝卜丝翻炒，依次加入盐、酱油，翻炒起锅即可装盘食用。

营养解析：富含胡萝卜素、蛋白质、钙、磷。

小贴士

烹调胡萝卜时，不要加醋，以免胡萝卜素损失。

肉丝蒜薹

原料：瘦肉 50 克，蒜薹 150 克，淀粉 10 克，花生油、姜、花椒、精盐各适量。

做法：

❶ 将蒜薹洗净，切成长段，放入沸水锅内，烫透捞出，控净水；将肉洗净，切成细丝，挂上淀粉糊，倒入沸水锅内，烫至半小时捞出，控净水。

❷ 将炒锅置于火上，倒入花生油，油热后放入花椒，炸至花椒变色有香味时将花椒捞出，即成花椒油。

❸ 将姜洗净，切成丝，与肉丝、蒜薹一起放入大碗中，加入精盐、花椒油，

搅拌均匀，在大碗上扣 1 个盘，略闷一会儿即可。

营养解析：鲜嫩、质脆。含丰富的优质蛋白质、多种矿物质和维生素 C。蒜薹还有杀菌、健胃、降压的功能。

小贴士

蒜薹不宜烹制得过烂，以免辣素被破坏，杀菌作用降低。

沙锅卷心菜

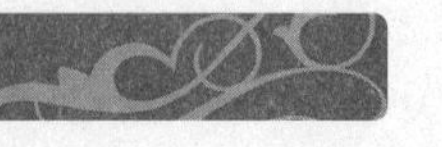

原料：小干卷心菜 100 克，玉兰片 20 克，猪肉 25 克，水发海参 30 克，冬菇 10 克，胡萝卜 50 克，香油 5 毫升，精盐、高汤各适量。

做法：

❶ 剔去卷心菜外叶，横切两段洗净，根部削平，均匀地直割六刀，不能切断，根部朝下放；将猪肉、胡萝卜、卷心菜叶切粗丝；海参、玉兰片、冬菇切成块。

❷ 将卷心菜帮子放在锅当中，四周放卷心菜丝，把不同颜色的原料拼摆在周围，放精盐、高汤，放火上煮开，再移小火上，加精盐、香油，即可食用。

营养解析：味清淡，含有丰富的胡萝卜素、维生素 C、尼克酸、锌、铁。

小贴士

购买卷心菜时不宜多，以免搁放几天后，大量的维生素 C 被破坏，减少菜品本身应具有的营养成分。

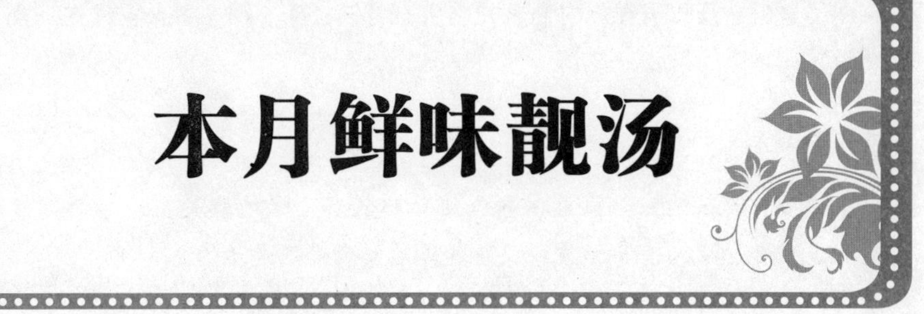

本月鲜味靓汤

紫菜萝卜汤

原料：白萝卜300克，虾米、紫菜、料酒、葱末、姜末、香油、花生油各适量。

做法：

❶ 将白萝卜洗净切丝；虾米用温水发好；紫菜撕碎。

❷ 锅内放油烧热，下入虾米、葱末、姜末爆香，加料酒和适量水，煮开后，倒入萝卜丝，继续煮至熟，加入紫菜，淋上香油即成。

营养解析：汤鲜美，味清淡。含丰富的钙、磷等矿物质和微量元素，孕妈妈食用可增进食欲，帮助消化，促进宝宝骨骼生长。

小贴士

白萝卜主泻，胡萝卜为补，所以两者最好不要同食。

参归鳝鱼汤

原料：黄鳝750克，猪蹄筋60克，猪脊骨150克，党参30克，当归15克，红枣5个，酒、盐各适量。

做法：

❶ 黄鳝切开，去骨、内脏。用开水焯去血水、黏液，切片；猪蹄筋泡发；猪脊骨洗净，切碎。

❷ 党参、当归、红枣（去核）洗净，与黄鳝片、猪蹄筋、猪脊骨一起放入锅

内，加清水适量，武火煮沸后，文火煲3小时，加少许酒、盐调服。

营养解析：汤味辛香。内含多种维生素、钙、磷、铁，有补益气血、强筋健骨之功效。

小贴士

鳝鱼宜现杀现烹，鳝鱼体内含组氨酸较多，味很鲜美。死后的鳝鱼体内的组氨酸会转变为有毒物质，故所加工的鳝鱼必须是活的。

本月滋补粥品

莲子鸡头粥

原料：塘莲子50克，鸡头米50克，糯米100克，鲜荷叶1张，桂花卤10克，白糖150克。

做法：

❶ 鲜荷叶洗净，用开水烫过备用；将糯米淘洗干净后放入锅内，加入空心塘莲子、鸡头米及清水，上火烧开，转用小火煮成粥。

❷ 粥好后撤火，覆以鲜荷叶，盖上盖，5分钟后，拿掉荷叶，加入白糖、桂花卤即可食用。

营养解析：滋养之品，可补益心脾。

小贴士

平素大便干结难解，或腹部胀满之人忌食。

鲤鱼白菜粥

原料：鲤鱼1条（约500克），白菜500克，粳米100克，精盐、料酒、葱末、姜末各适量。

做法：

❶ 鲤鱼去鳞、鳃及内脏，洗净；白菜择洗干净，切丝。

❷ 锅置火上，加水烧开，放入鲤鱼，加葱末、姜末、料酒、精盐，煮至极烂后，用汤筛过滤去刺，倒入淘洗干净的粳米和白菜丝，再加适量清水，转小火慢慢煮至粳米开花、白菜烂熟即成。

营养解析：此粥鲜美可口，营养丰富，含有丰富的蛋白质、糖类、维生素C等多种营养素。

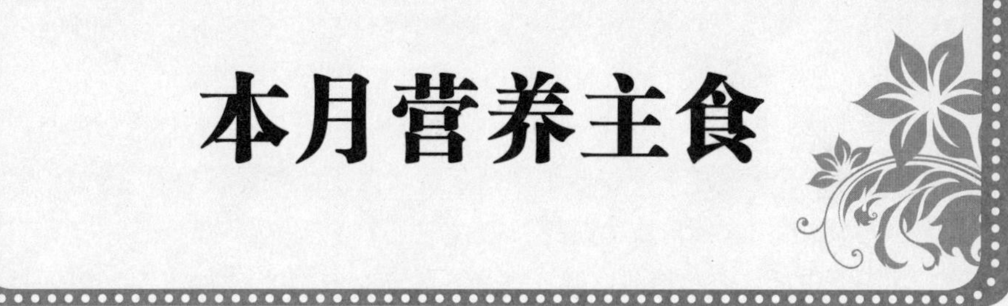

本月营养主食

炸鸡蛋卷

原料：鸡蛋1个，瘦猪肉末25克，菠菜25克，酱油2毫升，葱花、姜末各2克，食用油250毫升（实用约25毫升），面粉适量。

做法：

❶ 先将菠菜切成末，将猪肉末加入葱花、姜末在锅中炒熟，再加菠菜末、酱油，调成菜馅。

❷ 鸡蛋打在碗内搅匀；炒锅放少许油，转锅，使油在锅四边，倒入鸡蛋，打成鸡蛋糊，转锅，摊成极薄的皮，从中间划开，成两块；将菜馅放在蛋皮上卷成长条，上面抹面粉糊。

❸ 炒锅上火，加油，烧热，把鸡蛋卷下油锅炸熟，用斜刀切成 3 段，码放盘中即可食用。

营养解析：暄软香浓，含优质蛋白质和铁、锌。

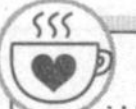

小贴士

菠菜草酸含量较高，宜先焯水后快炒或凉拌，一次食用不宜过多，脾虚便溏者不宜多食。

扬州蛋炒饭

原料：熟米饭 200 克，鸡蛋半个，水发海参 25 克，熟鸡脯肉 25 克，熟净笋 25 克，熟鸡肫 1 只，虾仁 20 克，水发香菇 25 克，猪精肉 20 克，水发干贝 10 克，熟猪油 100 毫升，干淀粉 2.5 克，精盐 3 克，鲜汤 25 毫升，料酒 5 毫升，葱 10 克。

做法：

❶ 将海参、鸡肉、鸡肫、香菇、笋、猪精肉、干贝均切成小方丁；虾仁加盐，干淀粉上浆；葱切成葱花；鸡蛋打入碗内，加盐、葱花搅打均匀。

❷ 炒锅上火，放入熟猪油 75 毫升，待油五成热时，放入虾仁，滑油至熟，倒入海参丁、鸡肉丁、鸡肫丁、香菇丁、笋丁、猪肉丁、干贝丁略炒，加料酒、盐、鲜汤烧沸，略炒后倒入碗内成什锦浇头。

❸ 炒锅上中火，放熟猪油，倒入鸡蛋，炒至呈桂花状，加入熟米饭同炒，炒匀之后，再倒入什锦浇头与全部卤汁，炒后即可食用。

营养解析：该米饭配料丰富，各种营养素含量齐全。

小贴士

涨发好的海参应反复冲洗以除残留化学成分。

葱油虾仁面

原料：面粉 100 克，虾仁 10 克，葱白 10 克，植物油 15 毫升，酱油 20 毫升，

白糖2克，精盐3克，淀粉25克。

做法：

❶ 将面粉放入盆内，加入凉水，和成面团，把面团揉光，稍放置片刻，擀成薄片，边擀边撒上淀粉，擀好后切成细面条，备用；将虾仁洗净，切成碎末；葱切成葱花。

❷ 将炒锅放在火上，烧热加油，至冒烟时，下入葱花炝锅，出香味加入虾仁末炒一下，再加入酱油、白糖略炒几下，出锅。

❸ 将面条煮好后，分别捞入盛有酱油、精盐的碗里，再将葱花、虾仁分别加入面条碗内，拌匀即可食用。

营养解析：鲜香滑爽。含糖类、优质蛋白质。

小贴士

在用滚水汤煮虾仁时，在水中放一根肉桂棒，既可以去虾仁腥味，又不影响虾仁的鲜味。

芝麻烧饼

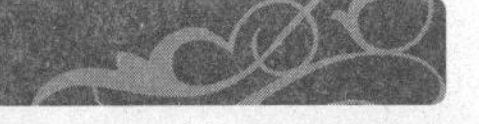

原料：面粉75克，植物油30毫升，白糖35克，芝麻15克，鸡蛋1个，苏打1克。

做法：

❶ 将苏打用水化开，鸡蛋液、白糖、油放在一起，搅拌均匀，加入苏打水、面粉，和成油蛋面团。

❷ 将油蛋面团擀成薄厚均匀的0.5厘米厚的面片，用直径6厘米的搪瓷或不锈钢杯子在面片上按上一个个小圆饼，饼坯面上刷一层水，粘上芝麻即成生坯。

❸ 将生坯码入烤盘内，烤至呈浅黄色，能闻出芝麻香味即可食用。

营养解析：香酥适口。富含糖类、B族维生素。

小贴士

芝麻仁外面有一层稍硬的膜，把它碾碎才能使人体吸收到营养，所以整粒的芝麻应加工后再吃。

Part 11

产后坐月子饮食调养

新妈妈身体变化及营养重点

产后第1周

产后新妈妈宫缩痛一般会持续2～3天。红色恶露一般持续3～4天后，出血逐渐减少，转为浆液恶露。

新妈妈在产后一周内皮肤的排泄功能都很旺盛，可排出大量汗液，属正常现象，但应避免出汗后受风感冒。

产后头两天大部分妈妈乳房都是软软的，没有明显的乳汁流出来，但无论是否感觉到下奶，都要让宝宝“早开奶、早吸吮”。在最初的两三天里，宝宝仅需要很少量的乳汁就可以了，重要的是让宝宝频繁吸吮乳房，以促使乳汁分泌顺畅。

营养重点

❶ 口味要清爽

新妈妈在刚刚生产的最初几日里会感觉身体虚弱、胃口比较差，如果这时强行填下重油重腻的“补食”，只会让胃口更加减退。

在产后的第一周里，可以吃些清淡的荤食，如肉片、肉末、瘦牛肉、鸡肉、鱼等，配上时鲜蔬菜一起炒，口味清爽，营养均衡。

❷ 重在开胃，不过早滋补

本阶段的重点是开胃，胃口好，才会食之有味，吸收也好，橙子、柚子、猕猴桃等水果也有开胃的作用。

第1周新妈妈的饮食重点不是滋补，因为这个阶段新妈妈的肠道功能尚未恢复，大量进补，容易消化不良，引起腹胀。

❸ 分娩当天的饮食安排

分娩当天，应以清淡、温热、易消化的稀软食物为宜。产后第一餐应以温热、易消化的半流质食物为宜，如藕粉、蒸蛋羹、蛋花汤等。第二餐可基本恢复正常，但由于产后疲劳、胃肠功能差，仍应以清淡、稀软、易消化食物为宜，如挂面、馄饨、小米粥、面片、蒸

或煮鸡蛋、煮烂的肉菜、糕点等。

有会阴伤口的新妈妈，需要在自解大便后，才能恢复日常饮食，同时要每天保证大便的通畅。

❹ 不要急着催乳

催乳至少要等到产后第2周以后，产后第1周不应立刻催乳，此时婴儿食量还不大，泌乳量基本可以满足婴儿的需求，马上催乳容易导致乳房胀痛，或引起乳腺炎。

❺ 不要大量补汤水

顺产妈妈由于体力消耗更大，出汗多，需要补充足够的液体，但不主张直接大量地饮用白开水，暂不要大量补汤，以免乳汁分泌过多堵塞乳腺管，可以准备一些稀软的食物给新妈妈，如粥、汤等，既补充了水分，又充分照顾到新妈妈脆弱的胃肠功能。

小贴士

在产后第1周的食物中，可以适当加一点香油，香油中的脂肪酸具有润肠通便的效果，还能调整荷尔蒙、减少发炎反应。

产后第2周

产后第2周新妈妈的身体状况逐渐好转，体力已有较大程度上的恢复，产后痛已经完全消失，侧切的伤口基本愈合，妈妈的子宫继续回缩，恢复到分娩前的状态，恶露的颜色由褐色变成白色或淡黄色，量也逐渐减少，早晨的排出量较晚上多，一般持续3周左右停止。

产后第2周，妈妈乳汁的分泌量已经比较稳定，宝宝能够正常吸吮，可以按需哺乳。如果乳汁分泌量不够，可以多做一些乳房按摩来刺激乳腺分泌乳汁，也可以适量补充一些发乳的食物。

有些妈妈因卧床休息过多、食物缺少膳食纤维、肠蠕动减弱，容易发生便秘，也属正常现象，妈妈可以在饮食上做适当的调理，同时做做腹部按摩。

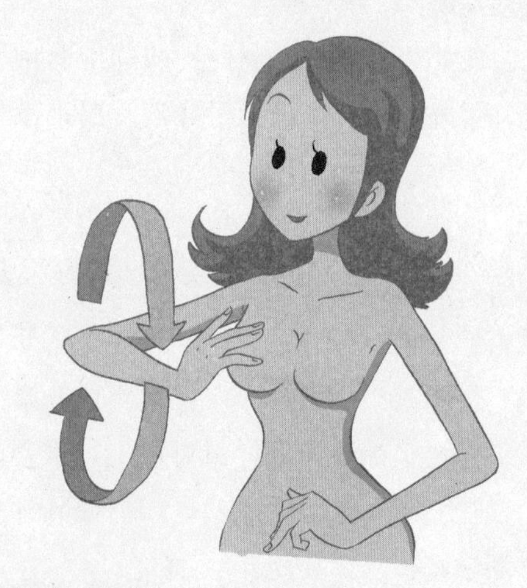

营养重点

❶ 多吃补血食物

进入产后的第2周，妈妈的伤口基本上愈合了。经过上一周的精心调理，胃口应该有明显的好转。这时妈妈可以开始尽量多食补血食物，调理气血。苹果、梨、香蕉能减轻便秘症状又富含铁质，动物内脏不仅可以补血，更富含多种维生素，是完美的维生素补剂和补血剂。

❷ 适当催乳

产后第 2 周，新生儿对乳汁的需求加大，吸吮时间与次数也逐渐增加，可食用一些发乳的食物来增加泌乳量，如花生炖猪脚、青木瓜炖排骨等。有些食物像是韭菜、麦芽等本身具有退奶的功效，要喂哺母乳的妈妈们应注意避免食用。

适当吃催乳食物的同时，还要注意水分的摄取，多给宝宝吸吮乳头，泌乳量自然就会慢慢增加。

❸ 避免摄入大量动物性食物

虽然基于催奶和恢复体力的需要，妈妈在这一周内必须多摄入一些蛋白质丰富的食物，但并不是要求妈妈无节制地食用动物性食物，大量摄入动物性食物，会导致蛋白质、脂肪摄入过量，产后肥胖，以及维生素、矿物质和膳食纤维摄入不足。

❹ 适当摄取食物纤维

传统上认为蔬菜及水果的属性偏凉性或是冷性，不适宜给虚弱的产后妈妈食用，还有些妈妈在坐月子期间完全不吃，这样容易导致食物纤维摄取量更少，加上长时间的卧床休息，妈妈很容易出现便秘的情况。

坐月子期间应该适量吃些蔬果，不仅能摄取适量食物纤维，还可摄入丰富的维生素及矿物质，每天要摄取 3 份以上的青菜及 2～3 份的水果。

❺ 全面地摄入矿物质

缺铁会贫血，缺锌影响智力发育，缺碘引起甲状腺肿大，种种微量元素，新生宝宝都需要从妈妈的乳汁中获得，因此哺乳妈妈必须保证要合理地摄入，哺乳期最易缺乏锌、钙、碘、铁等，要格外注意。

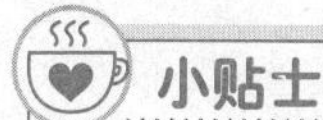

小贴士

月子里，妈妈最好不要吃大蒜、辣椒、胡椒、茴香、韭菜等较为刺激的食物，如果宝宝出现了湿疹等过敏反应，哺乳妈妈要在医生帮助下特别细心地找出食物中可能的过敏源。

产后 3～4 周

产后第 3～4 周，妈妈的身体恢复良好，分娩时的伤口基本愈合，阴道和会阴在一定程度上消肿。黄色的浆液恶露已消失，转为白色恶露，持续约 3 周干净，然后分泌出和妊娠前相同的白色分泌物。

妈妈骨盆将完全恢复，筋骨逐渐恢复强健，可以做轻体力的家务劳动，但不宜久站，感到疲劳要及时休息。有些妈妈已经可以出家门简单活动一下身体了，这有利于保持轻松的心态，对于增加体力及改善便秘也是有帮助的。

到产后第3周，妈妈的乳房因哺乳而变得充盈，乳汁一般都很充足。

营养重点

❶需重点摄入热量

新妈妈在生产时消耗了大量体力，产后1～2周中，反复地为宝宝哺乳也会损耗体力，从而造成新妈妈一直处于疲惫状态。这一时期，新妈妈需要增加热量来恢复精神，谷类和薯类食物是大量的膳食能量来源，但要注意适量，谨防热量摄入过剩。

❷持续哺乳，补充蛋白

产后第3周还应重点关注奶水情况，不但要持续地喂哺母乳，还要补充一些以鸡肉为主的蛋白，还有其他一些肉类，比如牛肉、羊肉、鸡肉，另外，公鸡比母鸡更容易帮助妈妈发奶，建议这个阶段妈妈选取鸡肉时以公鸡为主。

❸减少油脂摄取

到第4周，妈妈应减少油脂的摄取以利恢复产后的身材，喝鸡汤时不要全部喝完，或者先将浮油捞去，鸡肉去皮后食用，可以明显地减少脂肪的摄取。

改变烹调方式也有效果，食物用水煮、蒸、卤、炖、烫，烹调出来的菜肴就会比用油炸、油煎的热量低很多。

❹多喝水

不管目的是恢复体力还是恢复身材，这个时候，妈妈们都应该多喝水，以促进新陈代谢，减少多余脂肪，还能润肠排毒。

❺食物均衡吃，蔬菜不能少

建议孕妈妈每天的饮食都包含六大类的食物，争取均衡摄取各类营养，不偏不挑。

哺乳的妈妈每天饮食一般应包括：

粮食500～700克

蛋类200克（4个）

肉类200～250克

豆制品50～100克

牛奶250毫升

汤水1000～1500毫升

蔬菜500克（其中绿叶菜不少于250克）

❻三餐定时定量

妈妈此时应该恢复三餐定时定量的饮食方法了，避免暴饮暴食，避免饮食偏差，尤其要注意的是，晚上绝对不能吃夜宵，因为人的身体在夜晚处于休息状态，新陈代谢率低，如果超过晚上8点再吃东西，就很容易囤积脂肪，并且形成酸性体质，易发胖，也影响健康。

剖宫产妈妈

经过剖宫产手术或会阴侧切的新妈妈，产后头几天会经受创口的疼痛，手术使肠道功能受到抑制，肠蠕动减慢，肠腔内有积气，因此术后会有腹胀、便秘感。

在第1周里，创口会慢慢愈合，正常情况下，从产后第4天开始新妈妈的状态就会明显好转，到产后第2周时，剖宫产伤口仍在愈合中，但疼痛感已几乎消失。

若是身体没有出现异常，产后第7天左右，剖宫产新妈妈就可以出院了，出院后要随时观察身体状态，是否发热、手术部位是否正常等，如果有异常，要及时处理，不要等到高热或伤口发炎再去找医生。

剖宫产后6小时内营养与护理

饮食指导：

❶ 术后6小时内应当禁食，因为手术容易使肠子受刺激而使肠道功能受到抑制，肠腔内有积气，因此，术后会有腹胀感，为了减轻肠内胀气，术后暂时不要进食。

❷ 如果在此期间新妈妈感到口渴，可间隔一定时间喂少量水。

护理指导：

❶ 需要头偏向一侧平卧，不要垫枕头，这样可以预防硬脊膜外腔麻醉方式带来的术后头痛，还可以预防呕吐物的误吸。

❷ 孕妈妈腹部一般会被放置一个沙袋，以减少腹部伤口的渗血，腹部的沙袋需放置8小时。

❸ 及时哺乳，宝宝的吸吮可以促进子宫收缩，减少子宫出血，使伤口尽快复原。哺乳时新妈妈背靠床头坐或半坐卧，宝宝的臀部放在身侧垫高的枕头或棉被上，抱住宝宝托住乳房，让宝宝含住乳头和大部分乳晕。

产后6～24小时营养与护理

饮食指导：

❶ 手术6小时后，可以进少量流食，如炖蛋、蛋花汤、藕粉等，饮用一些排气类的汤，如萝卜汤等，以增强肠蠕动，促进排气，减少肚胀，同时也可以补充体内的水分。

❷ 术后24～48小时，肠开始正常蠕动，可以吃清淡的、含纤维丰富的饭菜，如粥、鲫鱼汤等。

❸ 未排气（即放屁）期间不能吃煮鸡蛋、炒菜、肉块、米饭等，也不能吃甜食，包括巧克力、红糖水、甜果汁及牛奶，以免引起腹胀。

❹ 一些容易发酵产气多的食物，如糖类、黄豆、豆浆、淀粉类食物，应该少吃或不吃，以防腹胀更加严重。

护理指导：

❶ 现在新妈妈可以枕枕头了，但最好

仍采用侧卧位。如果侧卧觉得累，可以将被子或毯子垫在背后，减轻身体移动时对伤口的震动和牵拉痛。

❷ 麻药劲过了以后，新妈妈会感觉腹部伤口疼痛，这时可以请医生开些处方药，或者可以使用镇痛泵缓解痛苦。

❸ 术后知觉恢复后，就应该进行肢体活动，24 小时后应该练习翻身、坐起，并下床慢慢活动，条件允许还应该下地走一走，运动能够促进血液循环，使伤口愈合更加迅速，并能增强胃肠蠕动，尽早排气，还可预防肠粘连及血栓形成而引起其他部位的栓塞。

❹ 注意卫生，勤换卫生巾，保持清洁。

产后2～7天营养与护理

饮食指导：

❶ 这个时候，妈妈的身体还是很虚弱，有便秘和肿胀的感觉，大量饮水是非常必要的。

❷ 妈妈的饮食可由流质改为半流质，食物宜富有营养且容易消化，由蛋汤、烂粥、面条等逐渐恢复到正常饮食。

❸ 注意补充优质蛋白质、各种维生素和微量元素，可选用主食 350～400 克，牛奶 250～500 毫升，肉类 150～200 克，鸡蛋 2～3 个，蔬菜水果 500 克左右，植物油 30 毫升左右。

护理指导：

剖宫产后，由于疼痛致使腹部不敢用力，大小便不能及时排泄，容易造成尿潴留和大便秘结，应该按正常的作息，养成习惯，及时大小便。

产后8～42天营养与护理

饮食指导：

❶ 不食寒凉、辛辣的食物，它们刺激性大，容易使妈妈腹痛、便秘、上火，不利于子宫、刀口恢复。

❷ 多吃含铁食物，剖宫产妈妈失血较多，容易患上产后贫血，因此需要多进食含铁量丰富的食物，如猪血、肝脏、鸡蛋等。

❸ 剖宫产的妈妈同顺产妈妈一样，需要营养均衡、热量充足、饮食清淡，不要偏食、节食或大补过头。

❹ 适当食用催奶食物，补充可促进乳汁分泌的蛋白质食物。

护理指导：

❶ 不要提举任何比自己的宝宝更重的东西，随着宝宝一天天的长高、增重，妈妈的力量会逐渐增强，剖宫产后一定不要负重，不要试图做很多家务。

❷ 不要自己开车，踩离合器、刹车和油门是一件费劲的事情，在遇到紧急情况的时候，新妈妈很可能不能做出迅速的反应。

❸ 产后一周，新妈妈可以开始做一些运动骨盆的体操或其他轻型运动，帮助恢复体形。

哺乳妈妈的营养素需求

热能

乳妈妈除要满足自身的热能需要外，还要供应乳汁所含的热能及分泌乳汁过程中需要的热能。一般女性在正常怀孕后，其脂肪储备可为泌乳提供约1/3的能量，但是另外的2/3就需要由膳食提供。

中国营养学会2000年提出的乳妈妈每天能量推荐摄入量，在正常成年女性的基础上每天增加2100千焦，其中最好有418千焦来自蛋白质。衡量乳妈妈摄入的能量是否充足，可根据泌乳量和乳母的体重来判断。泌乳量应能使宝宝饱足，而母亲应逐步恢复至孕前体重。

蛋白质

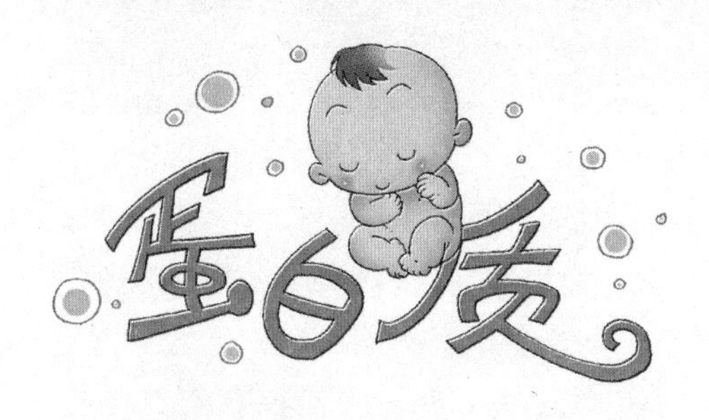

乳妈妈的蛋白质营养状况对乳汁分泌能力的影响很大。如果膳食中蛋白质的质和量不理想，可使乳汁的分泌量减少，并影响到乳汁中蛋白质氨基酸的组成，所以供给乳妈妈足量、优质的蛋白质就显得非常重要了。

按照我国营养学会的建议，乳妈妈每天应在正常基础上增加蛋白质30克以上，其中动物性食物和豆类及豆制品等优质蛋白质至少应占1/3。

脂肪

脂类与宝宝脑的发育关系密切，尤其是其中的不饱和脂肪酸对中枢神经的发育极为重要，脂溶性维生素（维生素A、D、E、K）的吸收也需要脂类的参与，故乳妈妈的膳食中要有适量的脂类，以植物油为主，动物脂肪做适当搭配。乳妈妈摄入脂肪的量占其总能量的25%左右为宜。

母乳中脂肪含量因宝宝的吸吮而发生变化，每次喂哺过程中，后段乳中的脂肪含量比前段乳的含量高。

钙

乳妈妈钙的需要量是指维持母体钙平衡的量及乳汁分泌所需钙量之和，正常母乳每百毫升含钙30～32毫克，为保证分泌乳汁的需要，乳母应增加500～600毫克钙的摄入。

当乳妈妈膳食摄入钙不足时不会影响乳汁中钙含量，但会消耗母体的钙储存，母体骨骼中的钙将被动用以维持乳汁中钙含量的稳定，久而久之，会导致乳妈妈发生骨质软化症。所以，乳妈妈增加钙的摄入是非常必要的。

我国营养学会建议，乳妈妈每天膳食钙摄入量为1200毫克。食物中以牛奶含钙最丰富，每百克牛奶含钙约120毫克，且易被人体吸收，是钙的良好来源。另外，豆类及豆制品、虾皮、海带、紫菜、绿叶蔬菜也是钙的主要来源。若膳食钙摄入不足时，也可考虑适当补充钙剂。

铁

由于铁不能通过乳腺输送到乳汁，故乳汁中铁的含量很少。为预防乳妈妈发生贫血，膳食中应多供给含铁丰富的食物，如动物肝脏、动物全血、瘦肉等，同时应食用含维生素C丰富的新鲜蔬菜、水果等，以促进铁的吸收利用。

乳妈妈膳食中铁的适宜摄入量为每天25毫克，虽然通过日常膳食可以达到该摄入量，但由于铁的利用率较低，故乳妈妈需另行补充以防缺铁性贫血的发生。

❁ 锌

有研究发现，孕妈妈膳食锌摄入量、血清锌、血清白蛋白含量，与宝宝生长发育有密切关系。母婴血锌浓度间呈显著正相关，乳汁锌含量与乳母膳食中蛋白质、锌、维生素 B_1、维生素 B_2 摄入量之间呈正相关，而与膳食纤维摄入量之间呈负相关。

我国营养学会建议，乳妈妈每天膳食锌摄入量由非孕妈妈的 11.5 毫克增加至 21.5 毫克。动物性食物是锌的主要来源，如牡蛎、鱼及其他海产品、蛋类、肉类、干果类等。

❁ 碘

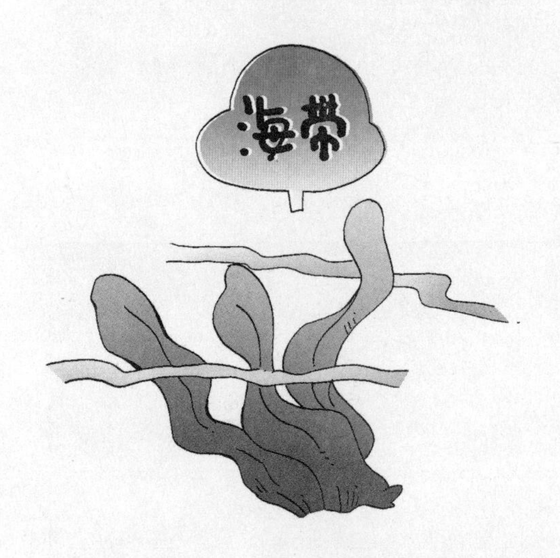

由于乳妈妈的基础代谢率和能量消耗增加，碘的摄入量也应随之增加，乳汁中碘的含量为每百毫升 4～9 微克，它可随乳妈妈碘的摄入增加而增加。

我国营养学会建议，乳妈妈每天膳食中碘的摄入量为 200 微克，海带、紫菜中碘含量较高。

❁ 脂溶性维生素

维生素 A

维生素 A 可少量通过乳腺进入乳汁，乳妈妈维生素 A 的摄入量可以影响乳汁中维生素 A 的含量，通过膳食补充维生素 A 可以提高乳汁中维生素 A 的含量数倍，但超过一定限度则乳汁中维生素 A 含量不再明显增加。

我国营养学会建议，乳妈妈每天膳食维生素 A 的摄入量为 1200 微克，比非孕妈妈增加了 400 微克。动物肝脏、鱼肝油、奶类、胡萝卜、深色蔬菜、水果是维生素 A 的良好食物来源。

我国膳食中维生素 A 一般供应不

足，因此乳妈妈要注意膳食的合理调配，多选用含维生素A丰富的食品。

维生素D

维生素D几乎不能通过乳腺，因此，人乳中维生素D含量很低。应注意给宝宝额外补充维生素D或多晒太阳，以满足宝宝对维生素D的需要，促进钙的吸收利用，防止佝偻病的发生。

我国营养学会建议，乳妈妈每天膳食维生素D的摄入量为10微克，海水鱼、动物肝脏、蛋黄、鱼肝油中维生素D含量丰富。

水溶性维生素

多数水溶性维生素可通过乳腺进入乳汁，乳汁中的含量可随乳妈妈膳食摄入量的增加而增加，但乳腺又可调节其含量，乳汁中含量达一定程度即不再增加。另外，充足的维生素B_1有促进乳汁分泌的作用，乳妈妈维生素B_1严重摄入不足可导致宝宝易患脚气病。

我国营养学会建议，乳妈妈水溶性维生素每天膳食摄入量分别为：

名称	摄入量	食物来源
维生素B_1	1.8毫克	未精制的粮谷类、豆类、瘦肉类、动物内脏
维生素B_2	1.7毫克	动物内脏、肉类、奶类、蛋黄、豆类、绿叶蔬菜
维生素B_{12}	2.8微克	动物肝脏、肉、蛋、奶、鱼类
维生素C	130毫克	新鲜蔬菜、水果，如青椒、番茄、花菜、柑橘、山楂、猕猴桃

月子饮食原则

不可忽视产后饮食的作用

新妈妈由于在分娩时耗力及损血，流失了大量的蛋白质、糖类、各种维生素、多种矿物质及水分，因此产后初期会感到疲乏无力，脸色苍白，易出虚汗，且胃肠功能也趋于紊乱，出现食欲缺乏、饿不思食、食而无味等现象。

再加上喂养宝宝，乳汁分泌也会消耗能量及营养素，此时倘若营养调配不好，不仅母亲身体难以康复，容易得病，而且还会影响宝宝的哺乳及生长发育。

所以，产后饮食营养对于月子里的新妈妈尤其重要。总的来说，在月子里，新妈妈的饮食要顾及以下四个方面：

❶ 恢复元气。生育宝宝耗费了大量的元气，产后通过饮食调理把身体恢复到正常的健康状态，主要吃一些温补类的食物。

❷ 调理妇科问题。分娩后随之而来一系列妇科问题，产后要进行针对性的调养，否则很可能变成极难治疗的妇科病。

❸ 催乳。乳汁不足的妈妈需要吃一些催乳食品，来保证宝宝的健康成长。

❹ 塑形与瘦身。怀孕期间身体储存了大量脂肪，骨盆也发生了变化，通过食物的调养，告别水桶腰，恢复迷人好身材。

如何安排月子饮食

由于新妈妈在坐月子期间既要恢复身体，又要喂哺宝宝，所以产妇的饮食就要满足这两方面的需要，那么怎样安排才能满足这两方面的需要呢？

多食营养丰富的食品

产后所需营养并不比怀孕期间少，尤其要多吃含蛋白质、钙、铁比较丰富的食物，如牛肉、鸡蛋、牛奶、动物肝和肾以及豆类和豆制品，也可用猪骨头、猪蹄煮汤喝，因为其中含钙较多。

食物品种多样化

应该尽量做到食物种类齐全，不要偏食，数量要相应地增加，以保证能够摄入足够的营养素。这就是说除了吃主食谷类食物，副食也应该多样化，一日以4～5餐为宜。

乳妈妈膳食中的主食不能单一，更不能只吃精白米、精白面，应该粗细粮搭配。每天食用一定量的粗粮，并适当调配些杂粮、燕麦、小米、赤小豆、绿豆等。这样做可保证各种营养素的供给，还可使蛋白质起到互补作用，提高蛋白质的营养价值。

多吃易消化及刺激性小的食物

有些食物营养虽丰富，却不易消化，吃多了会引起肠胃不适和大便秘结，特别是产妇活动量较小，消化力受到限制。所以，要多吃易消化的食物，同时要少吃刺激性食物，不吸烟，不喝酒，因为酒精和烟中的尼古丁可通过乳汁传给宝宝，导致宝宝不适或疾病。刺激性食物易使产妇发生便秘，若产妇长期便秘，可诱发子宫脱垂。

不要偏食、挑食，不要盲目忌口

授乳期间，营养必须全面，才能满足宝宝和产妇自身的需要。如果产妇有挑食或偏食的习惯，授乳期必须改正。也不要道听途说，盲目忌口，否则容易导致营养不全面，影响母婴的健康。

产后头三天饮食很重要

产后头三天新妈妈的身体还很虚弱，正所谓“虚不受补”，所以不适宜太早进补，产后的一周内应该以清淡易消化的食物为主。

在分娩后数小时至1日内，新妈妈最好吃流质或者半流质食品，例如牛奶、蛋花汤、红糖水、小米粥等。因为在分娩的过程中新妈妈的体力消耗大、出汗多，体内体液不足，胃液分泌减少使消化功能下降。所以，此时身体最需要的是水分及容易消化的清淡食品。喝牛奶可以补充体内的钙损耗。

接下来的两天，新妈妈的体力尚未恢复，食物仍然要以清淡、不油腻、易消化、易吸收、营养丰富为佳，形式为流质或半流质。可食用牛奶、豆浆、藕粉、糖水煮鸡蛋、蒸鸡蛋羹、馄饨、小米粥等。即使再馋，这段时间也不能吃辛辣刺激性的食物。

月子期间的饮食特点

要满足月子里女性营养素的需求量，饮食方法是很重要的，一般要注意以下几点：

食物应干稀搭配

每餐食物应做到干稀搭配。干者可保证营养的供给，稀者则可提供足够的水分。奶中含有大量水分，乳妈妈哺乳则需要水分来补充，从而有利于乳汁的分泌；产后失血伤津，亦需要水分来促进母体的康复；服用水分较多，可防止产后便秘。

荤素搭配，避免偏食

从营养角度来看，不同食物所含的营养成分种类及数量不同，而人体需要的营养则是多方面的，过于偏食会导致某些营养素缺乏。传统的习惯是，月子里提倡大吃鸡、鱼、蛋，而忽视其他食物的摄入。由于产后身体恢复及哺乳，食用产热高的肉类食物是必需的，但蛋白质及糖类的代谢必须有其他营养素的参与，过于偏食肉类食物反而会导致其他营养素的不足。

食物清淡适宜

月子里的饮食应清淡适宜，即调味料如葱、姜、大蒜、花椒、辣椒、酒等应少于一般人的量，食盐也以少放为宜。放各种调味料除可以增加胃口、促进食欲外，对产妇身体康复亦是有利的。

增加餐次

每天餐次应较一般人多，以5～6次为宜。这是因为餐次增多有利于食物消化吸收，保证充足的营养。产后胃肠功能减弱，蠕动减慢，如一次进食过多过饱，反而增加胃肠负担，从而减弱胃肠功能。如采用多餐制则有利胃肠功能恢复，减轻胃肠负担。

调护脾胃，以利消化

月子里应食一些有健脾、开胃、促进消化、增进食欲的食物，如山药、山楂糕（片）、大枣、番茄等。山楂除可开胃助消化外，还有促进子宫修复等作用。

月子期间的饮食禁忌

新妈妈若不注意忌口和饮食调节，或过饥、过饱，或偏食，或过冷、过热，或过食辛辣厚味，或滋补过度，都会损伤脾胃，引起各种病症，故应当注意饮食的禁忌。

❶ 忌寒凉生冷：因生冷食物会影响牙

齿和消化功能，损伤脾胃，且生冷之物易导致瘀血滞留，不利于恶露排出，所以，月子里对生冷食品应予以禁忌。除蔬菜、水果外，雪糕、冰淇淋、汽水和其他冷饮均应当少食或不食，特别是在夏天。

❷ 忌辛辣燥热：如我们平时常用的葱、姜、大蒜、辣椒等，产褥期应少于一般用量（少用并不等于不用或过少）。因为辛辣刺激性食物会影响产妇胃肠功能，导致产妇内热、口舌生疮、便秘或痔疮发作，并且可通过乳汁影响到宝宝，使宝宝内热加重，影响宝宝的生长发育。

❸ 忌过硬、不易消化的食物：产妇本身胃肠功能较弱，而且运动量又小，坚硬、油炸、油煎和肥厚味的食物，不利产妇消化、吸收，往往还会导致消化不良和滋生疮疡。

❹ 忌过咸食物：过咸的食物可引起产妇体内水钠潴留，易造成水肿，并易诱发高血压病。但也不可忌盐，因产后尿多、汗多，排出的盐分也增多，需要补充一定量的盐来维持水电解质的平衡。

❺ 忌食过饱：产妇胃肠功能较弱，过饱会妨碍其消化功能。产后应做到少量多餐，每天可进食5～6次。

小贴士

产后新妈妈虽然体质虚弱，但滋补药物要有节制，有针对性，如人参虽然可以大补元气，但并不是所有产妇在产后都能服用。若在分娩过后过早、过多服用人参汤，可促进血液循环，加速血液流动，影响产妇受损血管的自行愈合，造成流血不止，甚至大出血，同时还会导致产妇失眠、烦躁、心神不定等不良反应，影响体力和精力的恢复。

月子饮食细节

坐月子期间能吃盐吗

新妈妈在分娩之后，体内容易发生水潴留，导致水肿，所以月子里要少吃盐，要清淡，但也不是一点盐都不能吃。

无盐食品影响食欲，本来就食欲不佳的妈妈，营养吸收可能就更不全面了。

月子里妈妈还会流许多汗，尤其是在分娩的头几天，适量补充一些盐，可以避免月子里出汗过多造成身体脱水，影响乳汁分泌。

不过，有两类新妈妈必须遵照医嘱，严格控制食盐量。一类是孕期患有妊娠高血压综合征的妈妈，另一类是患肾脏病、产后水肿持续不退的妈妈。

怎样缓解产后口渴

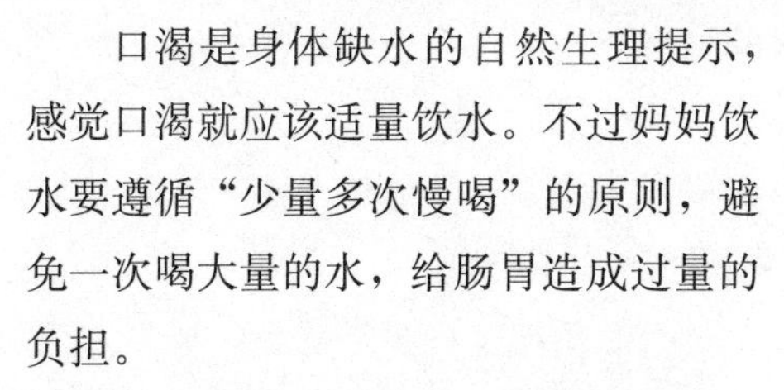

口渴是身体缺水的自然生理提示，感觉口渴就应该适量饮水。不过妈妈饮水要遵循“少量多次慢喝”的原则，避免一次喝大量的水，给肠胃造成过量的负担。

最适合妈妈喝的水是温白开水，不需要经过消化就能直接被身体吸收利用，而含有糖分的水会阻止胃肠吸收水分的速度，不利于缓解口渴症状。

巧用小米改善口渴

小米的营养价值很高，传统上认为有清热解渴、健胃除湿、和胃安眠等功效，内热者及脾胃虚弱者更适合食用。可以改善失眠，妇女黄白带、胃热、反胃作呕等症状，并对产后口渴有良效。我国北方传统在妇女生育后，有用小米加红糖煮粥来调养身体的习惯，可以起到改善口渴的作用。

苹果有生津止渴的功效

苹果形味俱佳，含有多种营养成分，是人们常吃的水果，而且具有较高的药用价值。苹果有生津止渴的功效，产后妈妈食用可以帮助改善口渴症状。

不过需要提醒新妈妈，产后体虚脾胃虚弱，忌食生冷，所以不宜生吃苹果，可以将苹果切片和粳米一同煲粥，或榨汁烧开后饮用。

总感觉口渴能否多喝水

产后第1周新妈妈你应少喝点水，如果觉得口渴，可以通过饮食来改善，如喝小米粥，等到身体慢慢恢复正常，可以每天喝6～10杯水，每杯250毫升，并注意保持“少量多次慢饮”的原则，不能一次喝太多的水。

如果新妈妈产后出现经常口渴的症状，并且喝水也不能减轻口渴的感觉，可以试试含维生素C片，对缓解口渴有一定效果。

产后口渴比较严重且经久不能自愈者，可以咨询医生调制中药药膳服用，以缓解口渴。如可以去中药店买观音串或荔枝壳50克（一两）加水熟煮，过滤后当成水来喝。

怎样正确服用生化汤

生产完之后体内的恶露需要排出体外，传统的生化汤即有加速恶露排出、调节子宫收缩的功效，饮用生化汤促使恶露排除干净是有其必要性的。

生化汤的制作方法：

原料：当归25克，川芎20克，桃仁2克，烤老姜2克，炙甘草2克，米酒1000毫升。

做法：

❶将所有药材加入700毫升米酒水中，大火煮开后，再以慢火煮1小时，煮至锅内米酒量约剩200毫升时，将汤中的药材捞出备用。

❷煮过的药材中加入米酒水350毫升，大火煮开后，慢火煮30分钟，煮至锅内米酒剩约100毫升时，去渣留汁。

❸将1、2混合在一起，装入保温瓶保温。

上面所述是一天的分量，要在一天内分三次喝完，喝的时候，需要慢慢啜饮，而不是一饮而尽。另外，此汤属药类，需事先征得医生的同意方可饮用。

一般生化汤的饮用为从生产完后

2～3 天开始，自然产的妈妈可连续服用 5～7 帖，剖宫产的妈妈因出血量较少，可减少服用的帖数。

当产后的恶露已经干净，没有血块时即可停止服用。有感冒、发烧、乳腺炎等症状时也要停止服用。

坐月子期间可以吃水果吗

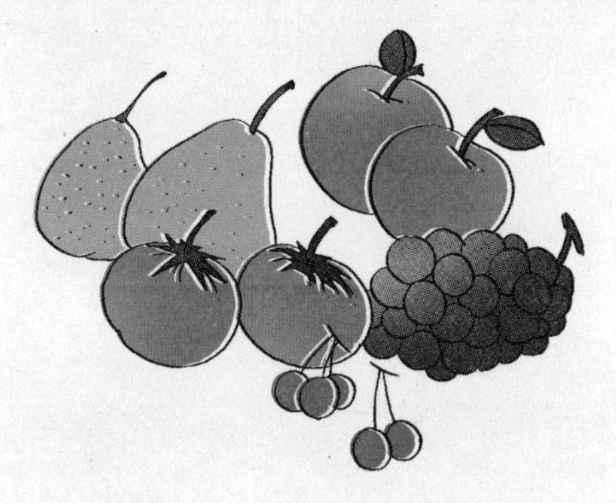

水果中含有人体必需的营养素，妈妈产后的身体康复及乳汁分泌都需要更多的维生素和矿物质，尤其是维生素 C 具有止血和促进伤口愈合的作用，而水果中就含有大量的维生素 C，而且其他特有的营养元素非常丰富，有利于妈妈身体的恢复。

同时，妈妈在月子里容易发生便秘或排便困难，而水果中含有大量食物纤维，可促进肠蠕动，水果中的果胶对防止产后便秘也是有利的，利于产后通便。

所以月子期间是有必要适当吃水果的，水果分性寒、性热以及性平，性寒的水果如西瓜、火龙果等不宜多吃，一些性热的水果如香蕉、大枣、山楂、樱桃、石榴、荔枝、青果、榴梿、木瓜、橘、柑等都可以适当食用。

产后喝催奶汤有什么讲究

猪蹄汤、瘦肉汤、鲜鱼汤、鸡汤等含有丰富的水溶性营养，不仅利于体力恢复，而且有利于促进乳汁分泌，是新妈妈坐月子期间的催乳佳品。不过，坐月子期间喝汤是有讲究的。

❶ 喝汤时间有讲究：肉汤中含有易于人体吸收的蛋白质、维生素、矿物质，对乳汁有很大的影响，但是应注意喝汤时间。如果新妈妈的乳汁分泌充分，就应迟些喝汤，以免乳汁分泌过多造成乳汁淤滞；如果产后乳汁迟迟不下或者下得很少，就应早些喝点汤，以促使下乳，满足宝宝的需要。

❷ 适时适量喝汤：肉汤营养丰富、水分充足，产后出汗多再加上乳汁分泌，新妈妈需要的水分量要高于一般人，因此，产后一定要适时适量多喝汤水。

怎样减轻月子汤的油腻感

肉汤中含有过多的脂肪，妈妈摄入越多，乳汁中的脂肪含量也就越多。含有高脂肪的乳汁不易被宝宝吸收，往往引起新生儿腹泻。

然而月子里熬制的汤一般都较油腻，影响食欲，怎么办呢？

最好的办法是在熬制肉汤时不要过浓，或者在熬制好后动手去除过多的油质，一般的去油方法有两种：

❶ 等汤烧开了，在沸腾的中心取汤。

❷ 等汤放温热，油凝固了，再把油捞出来。

不过，也可以在喝汤时直接用吸管，注意汤不能太烫，这样也可以避免油脂的摄入。

吃什么可以让产后伤口恢复更快

分娩后会阴疼，或是剖宫产刀口疼是每个妈妈都会遇到的，解除这类疼痛的最好方法是热水浴、按摩和一些能够放松的方法，产后适当做一些运动也能减轻症状。

另外，还可以采用食疗法缓解疼痛：

❶ 注意补充蛋、瘦肉，促进伤口修复。

❷ 多吃新鲜蔬菜和水果，多喝猪蹄汤等汤饮，除细粮外应吃些粗粮，不吃辛辣及刺激性食物。

❸ 在伤口未愈合前要少吃鱼类，鱼中含有的有机酸物质，具有抑制血小板凝集的作用，不利于伤口愈合。

吃什么可以帮助尽早排出恶露

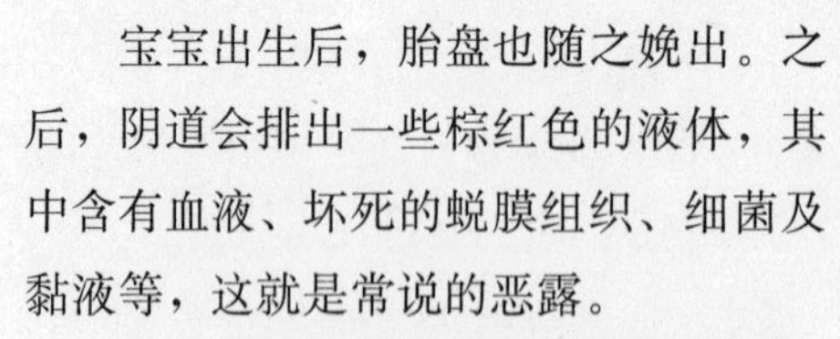

宝宝出生后，胎盘也随之娩出。之后，阴道会排出一些棕红色的液体，其中含有血液、坏死的蜕膜组织、细菌及黏液等，这就是常说的恶露。

有很多食物都可以帮助妈妈月子期间尽早排出恶露，如山楂、红糖等，不过当恶露颜色比较正常时要停止食用这些食物。因为这些食物食用时间过长，会使恶露增多，导致慢性失血性贫血，而且会影响子宫恢复以及妈妈的身体健康。

帮助妈妈尽早排出恶露的食物：

山楂	山楂不仅能够帮助产妇增进食欲，促进消化，还可以散瘀血
红糖	红糖有补血益血的功效，可以促进恶露不尽的妈妈尽快化瘀，排尽恶露
藕	藕具有清热凉血、活血止血的作用，适合产后恶露不尽的产妇食用，可以帮助改善症状
阿胶	阿胶具有补血、止血的功效，对子宫出血具有辅助治疗作用，既可养身又可止血，对产后阴血不足、血虚生热、热迫血溢引起的恶露不尽有治疗作用
生化汤	生化汤活血散寒，祛瘀止血，适用于产后瘀阻腹痛、拒按、恶露不净、滞涩不畅、色黯有块或见面色青白、四肢不温等症状

产后如何喝红糖水最好

红糖是新妈妈产后之宝，它有很多好处：

❶ 红糖是一种尚未提纯的粗制蔗糖，其中含有大量的营养物质如铁、钙、核黄素、胡萝卜素，而且还含有丰富的锰、锌、硒等微量元素及B族维生素、尼克酸等，并且易被人体吸收利用，具有益气补血、行血活血、健脾暖胃的功效，对产后子宫的修复、恶露排出以及促进乳汁的分泌都有一定作用。

❷ 红糖内所含大量的葡萄糖有利尿作用，可使产妇排尿通畅，避免尿潴留。

红糖虽好，但喝红糖水也必须讲究科学性：

不可大量饮用

一般来说，在产后10天内每天饮用1～2次红糖水比较适宜，此后偶尔喝1～2次即可，切不可经常饮用，原因是：

❶ 红糖属于温热性食物，长时间过量食用则导致热盛生火，火热则伤胃肠，尤其是在炎热的夏天。

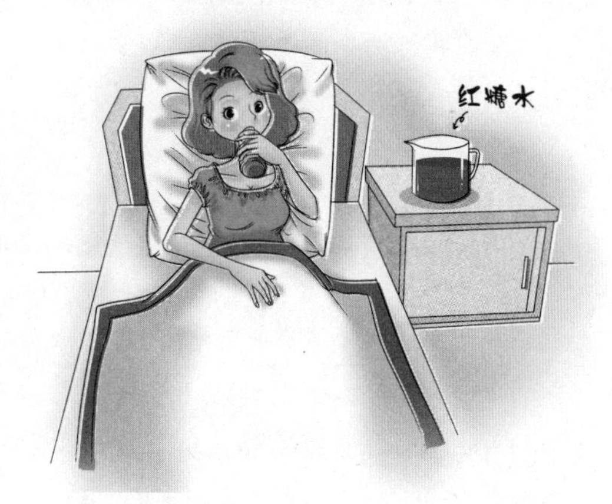

❷ 由于红糖热能较高，产妇出汗增多而带走了体内大量的水分以及钾、钠、氯等电解质，易出现电解质紊乱，产妇表现为口干、舌燥、疲倦无力、头晕目眩，也可引发便秘，并发痔疮或肛裂。

❸ 过多地饮用红糖水，由于其行血活血作用，可使产妇的恶露量增多，使产妇处

于慢性失血过程，影响身体健康。

应先煮沸再喝

还要注意，由于红糖是一种粗制糖，里面含有许多对人体不利的杂质，所以应将红糖加水煮沸后饮用，不宜用开水直接冲红糖来喝。

产后1周不宜食用人参

人参属于一种大补药，人人皆知。人参中含有氨基酸、多种维生素以及作用于中枢神经和心血管的人参皂苷、降低血糖的人参宁等多种有效成分。

合理地食用人参，可以调节人体机能，增强体力和免疫能力，有大补元气、养血活血之功效。但产妇食用人参既有利又有弊，必须谨慎，盲目地滋补并无益处。

新妈妈产后1周内不宜服人参，因为人参含有多种有效成分，如作用于中枢神经及心脏血管的人参皂苷、降低血糖的人参宁以及作用于内分泌系统的配糖体等。这些成分能对人体产生广泛的兴奋作用，尤其对人体中枢神经的兴奋作用，能导致服用者出现失眠、烦躁、心神不定等不良反应。新妈妈刚刚生产完，精力和体力消耗很大，非常需要卧床休息，如果此时服用人参，产妇反而会因兴奋而难以安睡，影响精力的恢复。

产后可常喝点小米粥

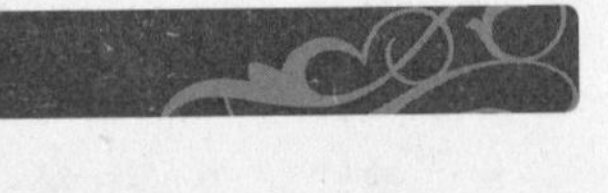

在我国北方地区，产妇素有喝红糖小米粥、大枣小米粥的传统习惯，这对产妇身体的恢复是很有帮助的。小米中含有丰富的脂肪、蛋白质、淀粉、糖、脂肪酸，蛋白质中有谷蛋白、醇溶蛋白、球蛋白等，其中胡萝卜素、铁、锌及核黄素含量比大米、白面都要高，所以，就其营养价值来说，小米粥要远比大米粥高出许多。

小米味甘，性微寒。中医很早就主张用小米粥来补养身体，认为有健脾胃、滋肾气、除湿热、安眠等作用，对脾胃虚热、反胃呕吐、女性带下、产后缺乳、产后口渴等病症有很好效果。对于刚刚做了母亲的产妇来说，小米粥不仅是一种很好的补养品，还可以促进其乳汁的分泌。

小米粥虽然营养丰富，但产后也不宜长时间食用，如过多食用，会影响到其他食物的摄取，也就会造成营养摄取不均衡，这对母婴健康不利。

月子里每天吃 3 个鸡蛋即可

在我国，产妇都有在月子里吃鸡蛋的传统习俗，用以补养身体、促进乳汁分泌，这是有一定的科学依据的。

❶ 鸡蛋中含有大量的蛋白质、脂肪、卵磷脂、核黄素和钙、磷、铁及维生素 A、B 族维生素、维生素 D 等，还有人体必需的 8 种氨基酸，是营养素比较齐全的较好的营养品。

❷ 由于鸡蛋蒸煮方便，且蛋白较鸭蛋嫩，故得到大多数人们的喜爱。

❸ 我国中医也认为，鸡蛋具有润肺止咳、清热解毒、补阴益血、除烦安神、补脾和胃的作用。

所以，产妇吃鸡蛋对身体的恢复确实有不少益处，但是，也不是吃得越多越好。

❶ 尽管鸡蛋营养素比其他营养品较全，但也并不包含所有营养素，比如维生素 C 和纤维素就不如其他食品，甚至很贫乏。这样，鸡蛋吃多了，就会影响某些营养素的摄入。

❷ 吃过多鸡蛋也不易消化，营养素也吸收不了。医学专家做过临床试验：一个产妇每天吃 40 个鸡蛋与每天吃 3 个鸡蛋，身体吸收的营养是一样的；吃多了，身体不但不能消化吸收，还会增加肠胃负担，时间长了还容易引起肠胃病。

因此，新妈妈每天只要吃 3 个鸡蛋就可以了，营养足够，又能吸收，再吃些其他的食物，营养就更全面了。

小贴士

凡是有丰富营养的饮食，都能提高子宫的收缩力，帮助恶露排出。鲫鱼营养丰富，可以促进子宫收缩，促使恶露尽快排出。产妇食用鲫鱼，不仅能帮助排出恶露，而且还具有催乳的作用，所以，产妇适量食用鲫鱼是很有好处的，不过注意不宜用煎炸的方法。

新妈妈不宜食用味精

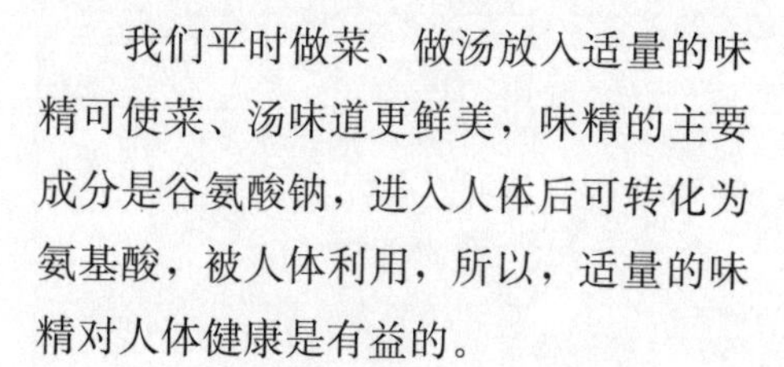

我们平时做菜、做汤放入适量的味精可使菜、汤味道更鲜美，味精的主要成分是谷氨酸钠，进入人体后可转化为氨基酸，被人体利用，所以，适量的味精对人体健康是有益的。

但是过量的谷氨酸钠对宝宝，尤其对 12 周以内的宝宝发育有严重的影响。谷氨酸钠与宝宝血液中的锌发生特异性的结合，生成不易被机体吸收的谷氨酸，而锌却随尿排出，而导致宝宝锌的缺乏。结果，宝宝不仅出现味觉差、偏食，而且造成智力减退、生长发育迟缓以及性晚熟等不良后果。

一般人食用味精并无大碍，但新妈妈由于喝汤多，很容易摄入较多的味精，如果乳妈妈在摄入高蛋白饮食的同时，又食用过量味精，这样大量的谷氨酸钠就会通过乳汁进入宝宝体内，影响到宝宝的健康，所以喂乳母亲应控制味精的摄入量，最好在授乳期不食用味精。

产后宜吃的食物

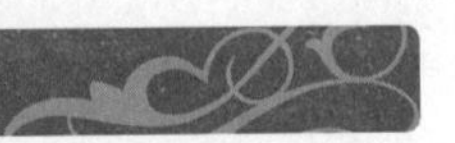

产后的菜品选购以平、温为主，要照顾到妈妈的口味，可以每天更换品种。下面的食物可以供新妈妈参考，在多吃这些食物的基础上，还要再加一些自己喜欢吃又营养的食物，尽量做到营养全面均衡。

食物	作用
猪肝	对补血有帮助，最好不要在晚上吃
鸡蛋	是最好的温补动物食品，每天 2 个左右，不超过 4 个，吃得过多身体无法吸收，甚至还影响正常的消化功能
莲藕	可治疗坐月子期间的贫血症状，莲藕具有缓和神经紧张的作用，还可促使乳汁分泌
猪蹄	能补血通乳，可治疗产后缺乳症
小米	小米是平补佳品，可以帮助妈妈恢复元气，刺激肠蠕动，增进食欲
西芹	纤维质高，多吃可预防产妇便秘
鱼	鱼类含钙丰富，适合产妇食用
胡萝卜	含丰富的维生素 A、B 族维生素、维生素 C，是产妇的佳肴
花生	能养血止血，可治疗贫血出血症，其有滋养作用
黑豆	含有丰富的植物性蛋白质及维生素 A、B 族维生素、维生素 C，对脚气水肿、腹部和身体肌肉松弛者也有改善功效
猪腰	有强化肾脏、促进体内新陈代谢、恢复子宫机能、治疗腰酸背痛等功效
芝麻	含钙高，多吃可预防产后钙质的流失及便秘
糯米	性味甘平，补中益气
海参	是零胆固醇的食品，蛋白质高，适合产后虚弱、消瘦乏力、肾虚水肿及黄疸者食用
海带	海带中含碘和铁较多，能帮助新妈妈增加乳汁中的碘和铁的含量，有利于宝宝身体的生长发育，预防呆小症
黄豆芽	能修复分娩时损伤的组织，增加血管壁的弹性和韧性，防止产后出血和发生便秘
黄花菜	有补血、解热、止痛、消肿、利尿、健脑的作用

小贴士

如果新妈妈产后由于某些情况无法通过正常饮食获取必需营养素时，可选择食用营养补充品，如一日三餐搭配孕妇奶粉等。

吃好别吃多，防止肥胖

坐月子肯定是要多多进补，回复元气、下奶水都需要靠进补才能保证，但是注意热量摄取不要过量，很多妈妈都是孕期少运动，产后狂进补，结果成了水桶腰。肥胖不仅损害形象，更重要的是伤害健康。

产后第1个月最好不要通过节食来恢复身材，除了必要的运动以外，保证不大吃大喝就可以了。产后第2个月开始，可以在饮食上配合瘦身运动了，但也不要过度。

怎样吃既补元气又减重

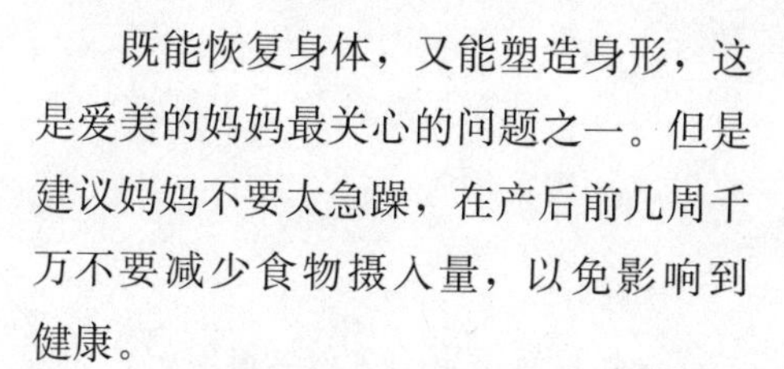

既能恢复身体，又能塑造身形，这是爱美的妈妈最关心的问题之一。但是建议妈妈不要太急躁，在产后前几周千万不要减少食物摄入量，以免影响到健康。

不过，新妈妈可以通过调整进食顺序的小方法来达到目标：

按照餐前先喝一杯水，接着吃蛋白质类食物（肉、鱼、蛋、豆类）适量，接着吃脂肪类食物，再来吃蔬菜、水果，最后吃淀粉主食（米、面、马铃薯），这样的进食方法，可以帮助妈妈减少胰岛素的分泌和防止暴饭暴食，对减重有帮助。

为什么蛋白质类要先吃呢？因为其营养价值很大，如果蛋白质摄取不足，则人体的瘦肉组织，包括肌肉、内脏会逐渐分解消失。这对健康很不利，故蛋白质的摄入要足够。

接着是脂肪，脂肪让人有饱胀感，可以缓和饥饿的感觉，且最不会刺激胰岛素分泌，从而预防长胖。

最后吃主食类，是为了防止主食过量，导致胰岛素浓度上升，从而妨碍减肥。

如果喝汤的话要在饭前喝。忌一边吃饭，一边喝汤，或以汤泡饭，或吃过饭后，再来一大碗汤，这样容易阻碍正常消化。

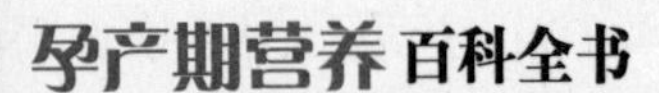

坐月子期间不能吃的食物

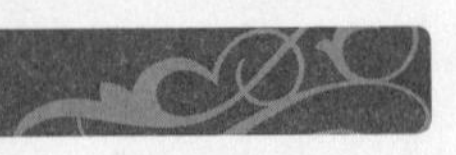

生冷食物

产后新妈妈的身体虚弱，应多吃一些温补食物，以利气血恢复。寒性的西瓜、梨在月子期间最好不要吃，这类食物会影响恶露的排出和瘀血的去除，如果是母乳喂养还会引起宝宝腹泻。像黄瓜、番茄、生菜、白萝卜这类可以生吃的蔬菜也要加热后再吃。

寒凉蔬果食物表：

蔬菜类	大白菜、瓜类、莲藕、慈姑、金针菜、黄瓜、芜菁、牛蒡、凉薯、莴苣、菱角、青菜、荸荠、龙葵、龙须菜、豆瓣菜、水芹菜、珍珠笋、大头菜、蒟蒻、丝瓜
水果类	西瓜、火龙果、柚子、水梨、杨桃、山竹、葡萄柚、草莓、枇杷、香蕉、哈密瓜、橘子
其他类	西洋参、车前草、薄荷、绿豆、小麦、大麦、荞麦、薏苡仁

另外，没有完全煮透的半生食品，或是生鲜鱼类、贝类也不宜食用，月子和哺乳期间不能为了美味而不顾吃入寄生虫的危险。

补血补气的中药

人参、桂圆、黄芪、党参、当归等补血补气的中药最好等产后恶露排出后再吃，否则可能会活血，增加产后出血。桂圆中含有抑制子宫收缩的物质，不利于产后子宫的收缩恢复，不利于产后瘀血的排出。

辛辣食物

如辣椒、胡椒、大蒜、韭菜、茴香等，这些食品易上火，导致便秘，进入乳汁后对宝宝也不利。

酸味食物

酸味的食物偶尔吃一点没关系，但不宜多吃，如酸梅、醋、柠檬、葡萄、柚子等。这些酸涩食物会阻滞血行，不利恶露的排出。

另外，腌渍过的食物，如咸菜、泡菜等也不应食用。

麦乳精

麦乳精是以麦芽作为原料生产的，含有麦芽糖和麦芽酚，而麦芽对回奶十分有效，食用过多麦乳精会影响乳汁的分泌。

刺激性食物

如浓茶、咖啡、酒精等，这些食物会影响新妈妈的睡眠及肠胃功能，也对宝宝不利。

哺乳期间不要吃一些味道特别大的食物，如韭菜、生葱、生蒜等。

宝宝不能缺少的营养素

宝宝最容易缺乏哪些营养素

蛋白质

蛋白质主要由动物性食物和乳类及其制品提供。新生儿出生后如果母乳不足而用人工方式喂养，以米粉、麦乳精或甜炼乳喂养都会造成婴儿缺少蛋白质。这些婴儿外观上不瘦，但肌肉不结实，生长发育迟缓，平素易生病。

钙

钙是骨骼中的重要成分。目前成人的膳食中普遍缺钙，婴儿正处于生长发育阶段，对钙的需求量相对成人较多。母乳中钙的吸收率虽较高，但含量较低，而牛奶中钙的含量虽然较高，但由于磷的含量也较高，影响了钙的吸收。

钙的吸收有赖于维生素D的存在，维生素D缺乏时钙的吸收减少。要特别注意牛奶不可与钙剂同时服用，因为两者相遇，可使牛奶沉淀。

铁

铁是造血原料之一。婴儿出生前由于在母体中吸收了铁储存于肝脏中，可供出生后3～4个月之用。如果婴儿4个月后不及时补充含铁丰富的食物，则可能出现营养性缺铁性贫血。

鱼、肉类、猪肝、动物血中含铁较多且吸收率高，大豆中的铁含量也不低。维生素C可以促进铁的吸收，因此应给婴儿适当补充维生素C。

维生素D

即使是母乳喂养的婴儿也可能缺乏维生素D，而用牛奶进行人工、混合喂养的婴儿则更需要补给。维生素D缺乏会使婴儿骨骼发育受到影响，容易患佝偻病。

蛋白质可促进语言发育

宝宝的语言能力较其他方面更能反映宝宝的智商水平，在提高婴儿语言能力的众多方法中，最重要的一条是保证孩子获得足够的滋养大脑神经的物质，以促进其语言中枢的正常发育。

宝宝需要足够的蛋白质

蛋白质是脑细胞的主要成分之一，占脑干重量的30%～35%，在促进语言中枢发育方面起着极其重要的作用。如果妈妈蛋白质摄入不足，不仅使宝宝的脑发育发生重大障碍，还会影响到乳汁蛋白质含量及氨基酸组成，导致乳汁减少。婴幼儿蛋白质摄入不足，更会直接影响到脑神经细胞发育。因此，宝宝应摄食足够的优质蛋白质。

优质蛋白质的来源

大豆富含优质蛋白质，而且是植物中唯一类似于动物蛋白的完全蛋白质。并且，大豆蛋白不含胆固醇，还可降低人体血清中的胆固醇，这一点显然又使它优于动物蛋白。因此，可以经常给宝宝补充豆类食品及各种豆制品。

人体对大豆蛋白的吸收多少跟食用方式有关，其中，对干炒大豆的蛋白消化率不超过50%，煮大豆也仅为65%，而制成豆浆，蛋白消化率则高达95%左右。因此，每天喝一杯豆浆不失为摄取优质蛋白的一个有效途径。

别让宝宝蛋白质营养不良

蛋白质营养不良是由于膳食中蛋白质和热能摄入不足而引起的营养缺乏病。主要发生于5岁以下的儿童，表现为宝宝消瘦，体重下降，水肿，长期下去，可能会导致宝宝生长发育障碍、机体抵抗力降低，所以爸爸妈妈千万不能忽视。

病因

❶ 长期摄入不足。宝宝处于不断生长发育的阶段，对营养素的需要相对较多，母乳摄入量不足，又没有及时添加其他乳品；奶粉配制过稀；突然停奶而没有及时添加辅食；长期以淀粉类食品（粥、奶糕）为主等。

❷ 消化吸收障碍。儿童患腹泻、感染或某些传染病时，机体对蛋白质的吸收利用发生障碍，而体内对蛋白质的需要又增加，结果造成蛋白质营养水平下降。

❸ 先天因素。胎儿时期营养不良、早产儿、出生体重过低的新生儿、孪生儿会比较容易发病。

膳食调理

❶ 高热能喂养。充足的热量摄入，能促进体内蛋白质平衡，促进组织蛋白质合成和减少组成蛋白质的氨基酸氧化。因此，应保证儿童每日足够的能量摄入，保证其总的进食量。

❷ 高蛋白喂养。宝宝每日膳食中摄入的蛋白质量要达到我国制定的蛋白质供给标准。每日供给充足的肉类、乳类、蛋类、豆类、谷类等食物，以保证蛋白质的摄入。不同食物的蛋白质含量不同。

蛋白质营养不良病情稳定的标志是：经过膳食调理，食欲逐渐恢复，对外界环境开始发生兴趣，水肿减轻并逐渐消失。尽管在治疗后体重可能减轻，但这是水肿逐渐消失的结果，并非处理不当。

早产宝宝补铁少不了

正常的足月宝宝从母体中吸收铁贮存在肝脏中，可够用到5～6个月，但早产宝宝由于提前降生，从母体中吸收的铁剂量少，多在出生后6周就差不多用完了。而此时的婴儿其骨髓造血功能尚未完善，因而极易发生缺铁性贫血。

早产宝宝如何补充铁

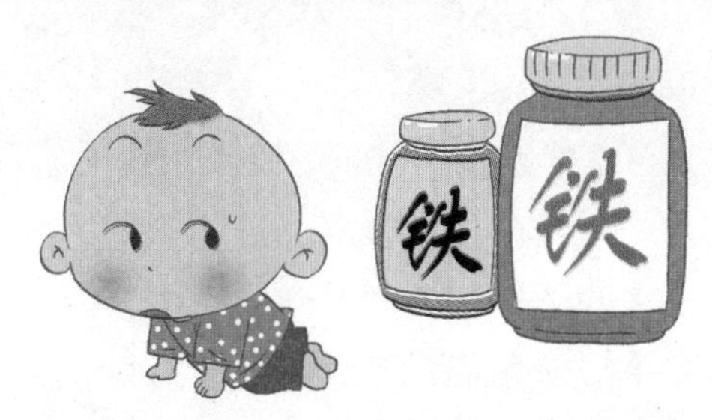

早产的婴儿在出生1个月后就必须开始补铁。母乳中的铁比牛乳中的铁生物效应高，易被消化，但是含量低，因此，只用母乳喂养的婴儿需到医生那里去开铁剂。

牛奶中铁的含量更低，所以早产宝宝，尤其是人工喂养的早产宝宝、多胎宝宝，或是妈妈患有缺铁性贫血的足月儿，从第2个月起就要开始补充铁剂以预防贫血。如果是吃强化高铁奶粉的婴儿，则不需另外补充铁剂。

小贴士

严格地说，应该通过婴儿的血液检测来确定补铁量，然而婴儿一旦开始吃牛奶以外的东西，就很难计算铁的摄取量了。随着婴儿的不断成长，辅助食品的不断增加，婴儿可以从辅食中获取铁质了。但为了安全起见，出生后1年内早产宝宝都需补充铁质。

宝宝需要补充维生素吗

由于胎儿在母体中吸收了多种维生素并且储存起来直至出生，因此一般认为出生后2个月内，即使不给婴儿补充维生素，婴儿体内的储备也能满足体内的需要。

不过，如果孕妈妈偏食或在妊娠期间没有服用多种维生素制剂，婴儿体内的维生素储备就有可能不足，所以应提前补充维生素。

总的来说，无论是正常产儿、早产儿，还是母乳喂养儿以及人工喂养儿，出生15天后，每日补充一次复合维生素是比较安全的。

维生素D的补充

佝偻病是一种骨骼发育不良的疾病，是由于维生素D不足引起的。如果人体接触紫外线，皮肤就会合成维生素D，但婴儿在1个月左右时一般不晒太阳，所以接触不到紫外线。因此新生儿在3周后应每天补充400国际单位维生素D。特别是早产儿，若出生时体重在2000克左右，由于其在母体中吸收的维生素极少，更应在出生后第2周开始补充维生素。

维生素C的补充

坏血病是一种身体各处出血的疾病，是由于维生素C摄入不足引起的。在新妈妈喂奶期间，如果新妈妈不是完全不吃水果，就不会引起维生素C缺乏。在人工喂养时，因为需要用热水冲奶粉，所以也会损失一部分维生素C。因此，在出生2～3周后应每日补充25毫克维生素C（相当于50毫升橘子汁）。

维生素 B_1 的补充

维生素 B_1 不足会引起脚气病。婴儿每日需要0.5毫克的维生素 B_1。如果妈妈不喜欢吃麦片、面条等面食，而只吃精制的面和米，或是以方便食品为主食，婴儿就会出现脚气症。所以，喂奶的妈妈应多吃些粗粮等。由于妈妈膳食中维生素 B_1 的量无法确定，所以预防性地每日给予婴儿0.5毫克的维生素 B_1 是比较安全的。

维生素A的补充

维生素A不足时，眼角膜就会干涩，严重时可引起失明。母乳中维生素A含量较高（100毫升中含200～500国际单位），所以母乳喂养的婴儿不补充维生素A也可以。牛奶中含有维生素A，而且维生素A耐热，即使经过消毒也不会破坏掉。所以一般说来，无论是母乳喂养还是用牛奶人工喂养的婴儿，都不特别需要补充维生素A。

促进宝宝代谢的B族维生素

B族维生素由多种水溶性维生素所组成，包括维生素B_1、维生素B_2、维生素B_6、叶酸等。它们无法储存于体内，大多随尿液排出体外，也容易随着食品加工的过程而流失。虽然B族维生素不像其他维生素容易在体内保留，却是宝宝智力发育不可或缺的助手。它能让热量代谢顺畅，神经系统传导正常。

如果宝宝缺乏B族维生素

B族维生素是促进婴儿生长发育的必需营养素。如果宝宝缺乏B族维生素，就会容易出现：

❶ 体内新陈代谢及神经系统的运作产生失调或“短路”的情况，影响宝宝的思维能力与学习效率。

❷ 造成神经系统功能紊乱，宝宝会厌食、烦躁或注意力不集中。当严重缺乏时，会引起精神障碍，易烦躁，思想不集中，难以保持精神安定。

B族维生素的食物宝库

含有丰富维生素B_1的食品：

小麦胚芽、猪腿肉、大豆、花生、猪里脊肉、火腿、黑米、鸡肝、胚芽米等。

含有丰富维生素B_2（核黄素）的食品：

七腮鳗、牛肝、鸡肝、香菇、小麦胚芽、小米、鸡蛋、奶酪等。

含有维生素B_3的食品：

动物性食物、肝脏、酵母、蛋黄、豆类。

含有维生素B_5的食品：

酵母、动物的肝脏、肾脏、麦芽和糙米。

含有维生素B_6的食品：

瘦肉、果仁、糙米、绿叶蔬菜、香蕉。

含有维生素B_{12}的食品：

动物肝及肾、鱼、牛奶。

含有烟酸、泛酸和叶酸的食品：

动物肝、肉类、牛奶、酵母、鱼、豆类、蛋黄、坚果类、菠菜、奶酪等。

宝宝生长需要充足的维生素C

维生素C是人体必需的营养素之一，与婴儿的健康成长有着非常密切的关系。

促进胶原形成

促进胶原形成是维生素C最重要的一个生理功能。当维生素缺乏时胶原合成会受到损害，可使小血管脆弱而引起不同程度的出血。

促进骨骼的发育，健全骨骼和牙齿

婴幼儿处于快速的生长发育时期，维持骨骼正常发育非常重要。而维生素C能参与细胞间质的形成，维持血管、牙齿的正常生理功能。维生素C缺乏可导致牙齿缺陷，尤其在婴儿牙齿形成的时期危害更大。

防止贫血

维生素C能促进铁的吸收和利用，对婴儿缺铁性贫血有预防和辅助治疗作用。

防止维生素C的丢失

维生素C主要来源于新鲜蔬菜和水果，由于婴儿不能食入蔬菜，所以容易造成维生素C的缺乏。

每100毫升母乳含维生素C 2～6毫克，而牛奶中不仅维生素C含量较少，而且在冲兑时又会损失一些，所以应给婴儿增加一些绿叶菜汁、番茄汁、橘子汁和鲜水果泥等。

维生素C是一种水溶性维生素，在洗、切时很容易丢失。另外，维生素C在接触氧气、高温、碱或铜质炊具时，容易被破坏，因而在给婴儿制作食品时要用新鲜水果或蔬菜，现做现吃，既要注意卫生，又要避免过多地破坏维生素C。

只要平时能给婴儿喂一些新鲜水果或蔬菜汁，并注意正确的烹调方法，一般来说维生素C都不会缺乏。

不容忽视的维生素K

人体血液有一套自我保护的凝血系统，主要包括13个凝血因子。这些因子中有4个必须在维生素K参与下才能在肝脏合成，如果人体缺乏维生素K，就等于缺乏凝血因子，就容易出血，或出血难止。而维生素K是参与血液凝固的一种重要物质。

宝宝更容易缺乏维生素K

人体自身不能制造维生素K，只有靠食物中天然产物或肠道菌群合成。成人一般可以通过食物或肠道菌群得到足量补充，而维生素K比较难以通过胎盘吸收，所以，婴儿体内没有多少“老本”可用。

刚从子宫娩出的小宝宝，肠道内还是一片洁净的世界，还没有帮助合成维生素K的细菌来“安家落户”，再加上婴儿通常只吃母乳，奶汁虽然营养充分、全面，唯独维生素K含量偏低，仅为牛奶的1/4。因此，如果婴儿单纯喂养母乳而不增加其他辅食的话，出生后24小时至3个月最容易维生素K摄入不足。

怎样预防婴儿维生素K缺乏

早在20世纪60年代初，美国儿科学会营养委员就提出建议，对所有新生儿在出生后1小时内即预防性注射

0.1～1毫克维生素K。近年来多数科学家认为口服和肌肉注射维生素K有同样的效果，从而避免了注射的痛苦和不良反应。另外，也可在分娩前24小时内给孕妇肌肉注射10毫克维生素K。

哺乳的妈妈应多吃些维生素K含量丰富的食物，如菠菜、苜蓿、番茄及鱼类。单纯母乳喂养的婴儿，如果经常腹泻并应用广谱抗菌素或磺胺药时，应该适量注射维生素K。

小贴士

婴儿有病应该去医院就诊，在医生的指导下服药，千万不要自行购药给婴儿喂服。

缺铜容易损伤宝宝智力

铜是人体所必需的一种微量元素。美国科学家通过对仔鼠所做的研究发现，孕期获得足够的铜元素对胎儿大脑的发育十分重要，缺铜会影响大脑中数种酶的活性。

宝宝需要的铜，妈妈来补

铜对宝宝的正常发育很重要，特别是出生以后，宝宝的许多器官迅速发育。为了保证成长所需的大量的铜，宝宝需要从妈妈的乳汁中吸入和储存较多的铜。宝宝肝脏中储存的铜可以超过成人的10倍。因此，在这期间妈妈要从饮食中加倍摄入铜，一般每天应为3～4毫克。孕妇和哺乳期妇女需要多摄取富含铜的食品。

从出生到6个月的婴儿，每天需要摄入0.4～0.6毫克的铜。6个月的婴儿到10岁的儿童每天应当从膳食中摄入0.7～2毫克的铜。一般来说，婴儿每千克体重所需铜的数量，是成人的3倍以上。

膳食中铜的最佳来源：

瘦肉类

粗粮类

豆类

动物肝、肾、心

鱼类、牡蛎等海产品

核桃、瓜子等坚果类

葡萄干

补钙的同时不能缺磷

钙对于骨骼和牙齿的重要性人们早已耳熟能详，殊不知，除了钙之外，磷也是骨骼和牙齿的重要组成成分。

磷在人体内的含量约为600克，也是人体必需的无机盐之一，其含量仅次于钙。磷在人体中的含量约占体重的

1%，其中85%～90%以羟磷灰石的形式存在于骨骼和牙齿中。

骨骼的主要成分是磷酸盐，牙齿的主要成分是羟基磷灰石，所以磷是重要的组成部分。在细胞分裂、增殖、核蛋白的合成中，磷起着重要的作用，它能促进宝宝的生长发育，维持和修复宝宝身体内部的组织。

在骨骼和牙齿的钙化以及骨骼和牙齿的生长发育中，磷都是不可缺少的必需元素，在骨骼的形成过程中，每2克钙便需要1克磷的参与。合适的钙磷比例，才能使骨骼正常地生长发育。因而，妈妈在给宝宝积极补钙的同时，也千万不能忽略了磷。

磷代谢异常可导致骨骼生长障碍，会引起低磷性佝偻病（又称低磷抗D佝偻病）等身材矮小症。这是一种先天性磷代谢障碍的疾病，治疗时需补充维生素D和足量的磷溶液。

磷对宝宝非常重要，但在实际中人们却重视不多，主要是因为磷非常广泛地存在于所有的动植物性食物之中。只要妈妈能够摄入足够的食物，宝宝通过母乳吸取，就不容易缺乏磷。正常的膳食中，妈妈只需每天补充1克左右的磷，就已经足够满足宝宝的机体所需了。

打造聪明宝宝的饮食与营养

研究发现，宝宝脑细胞生长发育有3个高峰阶段，即孕早期、孕中期、孕晚期的衔接期和出生后3个月内，这几个阶段，如果妈妈适当吃有益大脑发育的食物，补充益智营养，对宝宝的智能发展是很有帮助的。

益智营养的原则

❶ 营养全面

人脑主要由脂类、蛋白类、糖类、维生素（B族、C、E）和钙等营养成分构成。营养摄取必须全面。营养学家建议每天最好摄取40种食品，至少也要14种以上。

❷ 均衡原则

当脂肪摄取量占人体总热能的30%、蛋白质占15%、糖类占55%左右，人体就会达到一个良好的平衡状态。不过，生活中要如此细化很难操作，只要你做到了广吃博食，不偏食，不挑食，也就差不多了。

❸ 自然原则

即从家常天然食物中精选对宝宝智力有突出贡献的食物，作为三餐结构的主体。列在这张清单上的有大米、小米、玉米、红小豆、黑豆、核桃、芝麻、红枣、黑木耳、金针菇、海带、紫菜、花生、鹌鹑蛋、肉、鸡肉、鱼虾、草莓、金橘、苹果、香蕉、猕猴桃、柠檬、芹菜、柿子椒、莲藕、番茄、胡萝卜、鹌鹑、葡萄、果仁、桂圆等。

坚果为宝宝大脑加油

干果中蕴藏有丰富的不饱和脂肪酸，可为宝宝脑发育提供充足的“建筑材料”。

核桃：富含健脑成分磷脂，可作为妈妈的首选零食。可生吃或加入适量盐水煮熟吃，也可以与薏苡仁、栗子等一起煮粥吃。

花生：蛋白质含量高达30%，营养可与鸡蛋、牛奶、瘦肉媲美，且易被人体吸收。可与黄豆一起炖食，或与莲子一起放在粥里或是米饭里，但不可油炸。

瓜子：葵花子、南瓜子和西瓜子是不饱和脂肪酸的富矿。炒熟或煮熟后食用。

松子：以维生素（A、E）与人体必需脂肪酸含量丰富著称。生吃或做成美味的松仁玉米皆可。

榛子：可以单吃，也可压碎拌入冰淇淋或是麦片里食用。

磷脂独树一帜

充足的卵磷脂可提高信息传递的速度与准确性，这一点对于处于发育阶段的宝宝大脑来说，更具有特殊的价值。正因为如此，欧美一些国家非常注重妈妈对卵磷脂的补充。妈妈不妨从大豆、蛋黄、核桃、坚果、肉类及动物内脏等食物中摄取。

碘是聪明元素

宝宝的脑发育要依赖母体供给充足的甲状腺素，而碘是合成甲状腺素的重要原材料。如果妈妈食谱缺乏含碘丰富的食物，就会导致母婴双方甲状腺素合成不足，影响宝宝脑组织正常发育，甚至长成低智商宝宝。因此智力食谱还应包括海带、紫菜、海蜇等富含碘元素的食品。

锌是宝宝的“智力之源”

锌是人体必需的微量元素，它与人的智力关系密切。婴幼儿缺锌会引起严重的后果，不仅会导致生长发育的停滞，而且会影响婴幼儿智力的发育。婴幼儿缺锌最常见的症状是厌食、异食癖和生长停滞。若在胎儿和乳儿期缺锌，还会造成智力发育障碍。

补锌，从食物中获取

锌完全由食物提供。纠正的办法就是合理调配宝宝的膳食，多给宝宝吃些强化了锌元素的婴儿营养米粉等。

虽然母乳中锌的含量比牛奶中所含的低，但其生物利用率高，因此纯母乳喂养儿4个月之前很少患锌缺乏症。

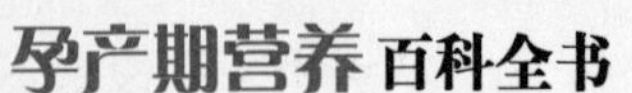

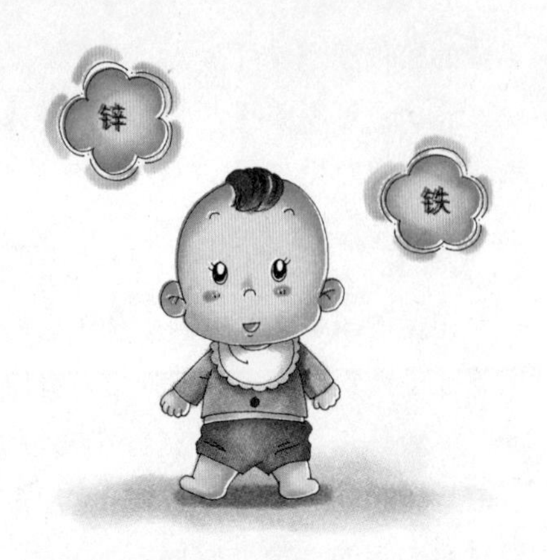

妈妈的膳食会影响母乳中锌的含量。因此，妈妈在日常饮食中一定要注意补充锌元素，注意膳食平衡。含锌量多的食物包括苹果、葵花子、蘑菇、洋葱、香蕉、卷心菜及各种坚果等。

其中，苹果素有“益智果”与“记忆果”之美称。它不仅富含锌等微量元素，还富含脂质、糖类、多种维生素等营养成分，有利于宝宝大脑发育。妈妈每天吃1～2个苹果即可以满足锌的需要量。

你关注奶粉中的胆碱了吗

当你在购买奶粉时，你注意到了吗？奶粉中的营养素越加越多，DHA、ARA现在已不新鲜，而一个陌生的名词——胆碱又出现了。胆碱是什么呢？它能起什么作用呢？

胆碱是一种强有机碱，是卵磷脂的组成成分，也存在于神经鞘磷脂之中，它是乙酰胆碱的前体，人体也能合成胆碱，所以不易缺乏。胆碱的作用是：

❶ 增强记忆力：胆碱又被称为“记忆因子”，是大脑思维、记忆等智力活动的必需物质。

❷ 可以促进肝脏功能：胆碱还可以提高肝脏利用脂肪酸的能力，从而防止脂肪在肝中过多地积聚，有促进肝脏机能的作用，可帮助人体的组织排除毒素和药物。

❸ 可以控制胆固醇：胆碱可以乳化胆固醇，避免胆固醇积蓄在动脉壁或胆囊中。

❹ 可以辅助治疗脑部疾病：膳食中的胆碱能增加神经传递介质（乙酰胆碱）的形成，因此有助于脑的神经信号的传递，对于处理脑部的某些疾病，它也可以作为辅助药物。

如何获得胆碱

胆碱耐热，在食品加工和烹调过程中的损失很少，干燥环境下即使储存很长时间的食物中胆碱含量也几乎没有变化，而且富含胆碱的食物也很容易获得。

据《中国居民膳食营养素参考摄入量》建议，孕妈妈和哺乳妈妈每天摄入的胆碱量应为500毫克。

对妈妈来说，胆碱的摄入量是否足够，会影响到宝宝的大脑发育。从怀孕25周开始，孩子大脑的海马体开始发

育，并一直持续到4岁。所以，如果在海马体发育初期，孕妇出现胆碱缺乏，就会导致胎儿的神经细胞凋亡，新生脑细胞减少，进而影响到大脑发育。因此妈妈要均衡摄取饮食，保证营养充足。

对母乳的最新研究发现，胆碱的水平较以往有大幅提升（从13毫克/100千卡提升到24毫克/千卡）。因此保证母乳喂养是让宝宝获得胆碱的最佳方法。

人工喂养的宝宝，购买奶粉时最好购买添加了胆碱的奶粉。

6个月以后应及时添加富含胆碱的辅食。

胆碱的食物宝库

富含胆碱的食物有动物肝脏、蛋黄，100克鸡蛋含250～330毫克胆碱。其次为红肉和奶制品。花生、大豆制品和土豆中也含有胆碱。

新生儿喂养

不同阶段的母乳有什么不同

母乳成分随产后不同时期而有所变化，可分为初乳、过渡乳、成熟乳和晚乳。

初乳

初乳一般指产后5～7天内的乳汁，质稠而带黄色，含脂肪较少而球蛋白较多，微量元素锌及生长因子、牛磺酸等都比较多，对新生儿发育和抗感染十分重要。

乳腺分泌出来的初乳量一般较少，每次哺乳量仅18～45毫升，共250～300毫升。

过渡乳

过渡乳是指产后7天到满月的乳汁，含脂肪最高，蛋白质和矿物质逐渐减少。

乳汁的量与婴儿的需求有关。一般成熟乳在6个月内，哺乳量可至每天平均500毫升。

成熟乳

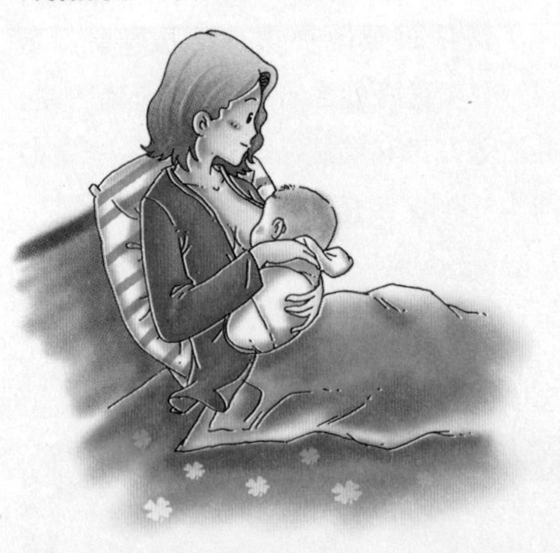

成熟乳是第2到第9个月的乳汁，蛋白质含量逐渐减少，脂肪和乳糖含量逐渐增加。看上去乳汁由稀白变为黄稠。

每天的哺乳量可至700～1000毫升。

晚乳

晚乳指10个月后的乳汁，量和营养成分都逐渐减少。每次哺乳时，最初分泌的乳汁和最后分泌的乳汁成分也相差不多，初分泌时含蛋白质高而脂肪低（11.8g/l和17.1g/l），而最后分泌的乳汁则含蛋白质低而脂肪高（7.1g/l和55g/l）。

乳汁的成分及量伴随婴儿生长发育的需要自动调节，不断变化，这是任何代乳品都不具备的，也是天然、合理的体现。

把珍贵的初乳留给宝宝

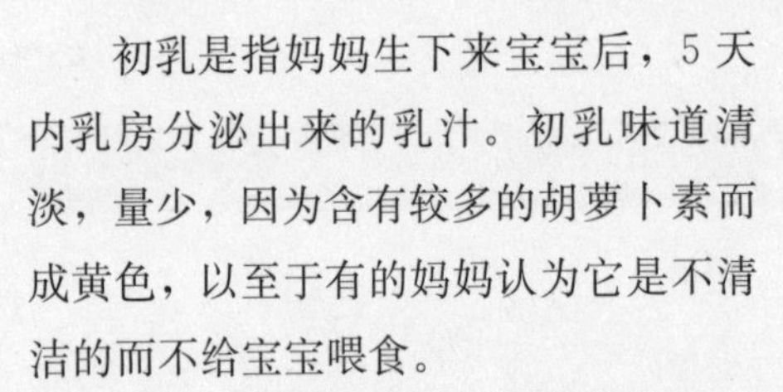

初乳是指妈妈生下来宝宝后，5天内乳房分泌出来的乳汁。初乳味道清淡，量少，因为含有较多的胡萝卜素而成黄色，以至于有的妈妈认为它是不清洁的而不给宝宝喂食。

其实，产后第一天分泌的乳汁中，蛋白质含量最高，以后乳汁的蛋白质含量会慢慢下降。大约在产后第6天，乳汁中的蛋白质含量开始稳定。

另外，初乳还具有它独特的作用：

❶ 初乳中的优质蛋白质内含有多种抗细菌、病毒和真菌的物质，尤以分泌型免疫球蛋白质含量最多，它可以保护婴儿呼吸道和胃肠道的黏膜。

❷ 初乳中的乳铁蛋白能阻碍细菌的代谢和繁殖。

❸ 初乳中还含有丰富的淋巴细胞、中性粒细胞和吞噬细胞，它们能吞噬和消灭各种微生物。

可以看到，初乳不仅营养丰富，而且可以使宝宝获得强大的免疫力，所以一定要让宝宝吃上初乳，一滴也不应该浪费。

什么时候开奶好

新生儿出生后，从什么时候开始给宝宝喂奶成了困扰妈妈们的一个问题。

有人认为在分娩6～12小时开始授乳比较合适，理由是产妇分娩后体质比较虚弱，不宜马上喂奶，这样可以使母婴都得到休息。还有人认为新生儿胃内常有羊水等，此时喂奶容易引发新生儿溢奶，最好先用糖水试喂。但更多的人认为应该提前开奶，越早越好。

及早喂奶好处多

世界卫生组织和联合国儿童基金会推荐，在宝宝出生后半小时内，妈妈就应该把宝宝抱进怀中让他吸吮乳头。因为：

❶ 初乳营养丰富，适于新生儿的需要。

❷ 含有丰富的免疫物质，可提高新生儿的免疫力。

❸ 可预防传染性疾病的发生，对新生儿有保护作用。

❹ 可促进乳腺提早分泌乳汁，还有利于妈妈的子宫恢复。

❺ 能够强化宝宝的吸吮能力。

新生儿如不及时补充能量，出生后2～4小时血糖就明显下降，可能会影响新生儿的智力发育；早喂奶还有助于新生儿排净胎便，这样就不至于因胎便中的胆红素通过肠道黏膜的毛细血管吸收到血浆中而使新生儿黄疸加重，甚至由生理性黄疸转为病理性黄疸而影响新生儿智力发育。

从乳汁的生成和分泌过程看，一个健康的母亲自然分娩后半小时内是完全可以喂奶的。所以，聪明的妈妈千万别错过了这母乳喂养的第一时间哟！

小贴士

从全面的角度考虑，妈妈要特别注意保证母乳的卫生。喂奶前妈妈应该把手洗干净，用温水清洗乳房，避免用肥皂水之类清洗乳房。先将乳头清洗干净，然后再用温热干净的毛巾热敷乳房3～5分钟，同时按摩乳房以刺激排乳反射。

怎样给宝宝喂奶

喂奶前的准备

喂奶前，先检查婴儿的尿布，如果尿湿，要立即更换，否则宝宝吃奶的时候会不安心。

换完尿布后，洗干净手，用湿热毛巾擦洗乳头乳晕，同时双手柔和地按摩乳房3～5分钟，促进乳汁分泌。

抱起宝宝，坐在较矮的靠背椅上，让宝宝与你胸贴胸、腹贴腹，嘴与乳头成同一水平位。

用乳头从宝宝的上唇掠向下唇引起觅食反射，当宝宝嘴张大、舌向下的一瞬间，快速将乳头和大部分乳晕送入宝宝口腔。

要注意把乳头和乳晕都含入口内，这样既可使婴儿的两侧口角没有空隙，防止吞入空气，又可使婴儿的吸吮动作有效地压缩和振动位于乳晕下的乳腺集合管，使更多的乳汁吸入口内。

妈妈的体位要舒适

体位舒适和全身肌肉放松有益于乳汁排出。喂奶时妈妈的体位舒适、乳头不疼才是正确的姿势。

妈妈可以选择坐在椅子上，并将与喂奶乳头同侧的脚放在小凳子上，这样就不用拉紧背部和手臂的肌肉来把宝宝搂在乳房前。若是在妈妈的胳膊下和大腿上各放一个枕头，会让宝宝有个更舒适的吸吮姿势。

妈妈也可以选择侧卧着喂奶，这适合于夜间喂奶和哄宝宝睡觉时的喂奶。靠着一个较高的枕头、一床靠被，就可以完全地撑住妈妈的腰背部，不至于全身肌肉紧张而太累，再用一个垫脚用的靠垫，在宝宝尚无法自行侧卧时，还需要一个小靠垫以顶住宝宝的背部。

正确抱住宝宝

刚出生的宝宝脖子上的肌肉还没有足够的力量来支持他的头，所以看上去总是软耷耷的。这时候给宝宝喂奶，应该用一只手托住宝宝的脖颈。如果是坐姿喂奶，则用喂奶乳头同侧的大腿支起宝宝的背，使宝宝和妈妈腹部贴腹部，宝宝的鼻子和妈妈的乳头相对，宝宝的头和身体保持在一条直线上。

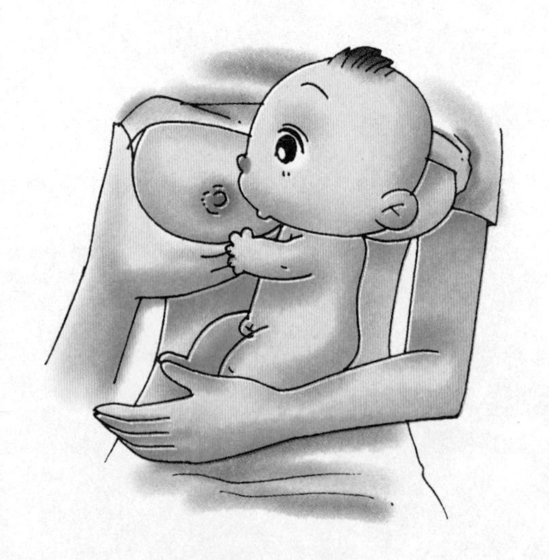

帮助宝宝含住乳头

当妈妈的乳房碰到宝宝的面颊和口唇时，我们会发现宝宝会产生神奇的吸吮反射，但他常常不能很好地含住乳头和整个乳晕，这就需要妈妈的帮助。

妈妈应该将拇指和四指分别放在乳房的上下方，托起乳房，将乳头送到宝宝嘴边，让宝宝的嘴吮住妈妈的乳头，并且要让宝宝直吮至乳晕部位。当宝宝开始吮吸时，牙龈挤压充满了乳汁的乳晕，舌头挤压乳房使乳汁流出，这样宝宝既可吮吸到乳汁，又不会因为牙龈摩

擦乳头而引起乳头疼痛。

宝宝在吃奶时，如果不是由于奶流过急，妈妈尽量不要用食指和中指剪刀式地夹挤乳房。因为这样的手势会反向推压乳腺组织，阻碍宝宝含住乳晕，宝宝不能有效地吸吮出乳汁，越吸越用力，甚至会把妈妈的乳头弄破。

小贴士

喂奶时要防止宝宝的鼻部受压，在喂奶的过程中应保持宝宝头和颈略微伸张，以免宝宝鼻部挤压乳房而影响宝宝呼吸。

哺乳过程中乳汁有变化吗

每次哺乳过程中，乳汁的成分也是有所变化的，刚开始的乳汁为前乳，吸大约15分钟以后为后乳。前乳含蛋白质较多，后乳的脂肪含量较高。

细心的妈妈会注意到，每次哺乳开始的乳汁稀，后来的乳汁变稠，因此哺乳时应先让婴儿吸空一侧乳房，再吸另一侧乳房，这样才能保证婴儿获得足够的营养。

乳汁充足的母亲要注意吃完一侧乳房再吃另一侧，否则婴儿吃的只是前乳，热量及营养成分不足，这会影响婴儿的成长。

母乳喂养的重要技巧

❶ 喂奶时要挺直身子，用稍倾斜、稳定的姿势抱住宝宝。

❷ 用温柔爱抚的目光看着宝宝的眼睛，和宝宝进行眼神和肢体交流。

❸ 吃空一侧乳房，再换另一侧，下次哺乳时相反，轮流进行。

❹ 喂奶时间以左右乳房合计20分钟为宜。新生儿吃奶时间不受限制，只要幼儿想吃就喂。2～3个月以后以20分钟为宜。

❺ 哺乳结束时，让宝宝自己张口，乳头自然从口中脱出。然后用清洁纱布擦掉宝宝嘴角的奶渍。

❻ 将宝宝抱起来，靠在妈妈肩头，然后由下而上轻轻拍背或摩擦，让宝宝打个嗝，避免溢奶。

❼ 如果宝宝喝奶时睡着了，妈妈应当采取右侧卧位，防止宝宝吐奶呛入气管引起窒息。

❽ 喂奶后一定要记得挤出残奶。如果乳房中有残奶，容易影响乳汁的分泌。

乳头凹陷还能哺乳吗

据统计，孕妈妈中约有3%的人乳头凹陷。婴儿难以含住内陷的乳晕，从而影响母乳喂养。那么如何才能顺利哺喂婴儿呢？医生建议从孕期开始做好乳房保健。

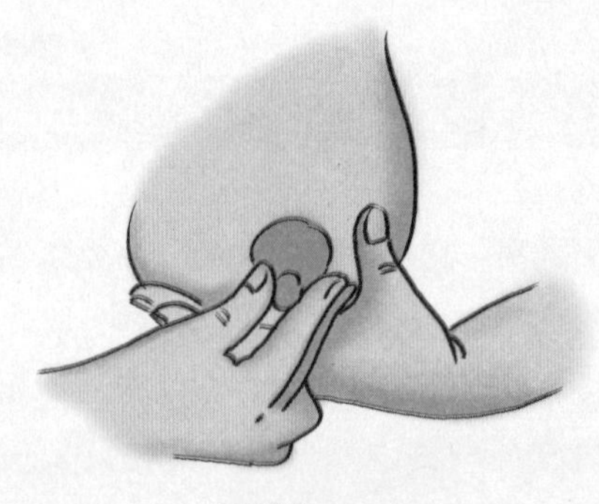

压迫乳头

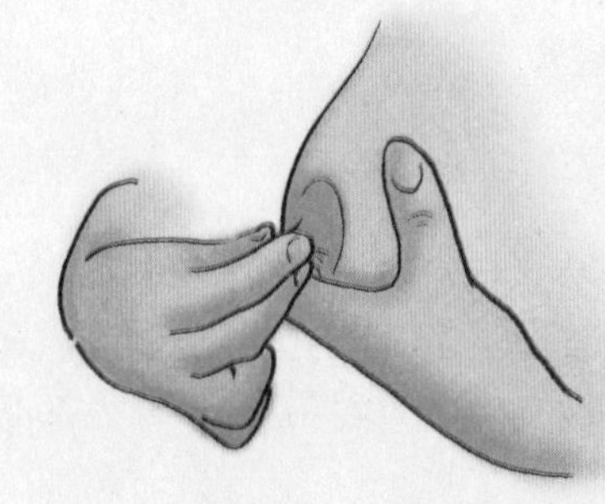

侧向移动

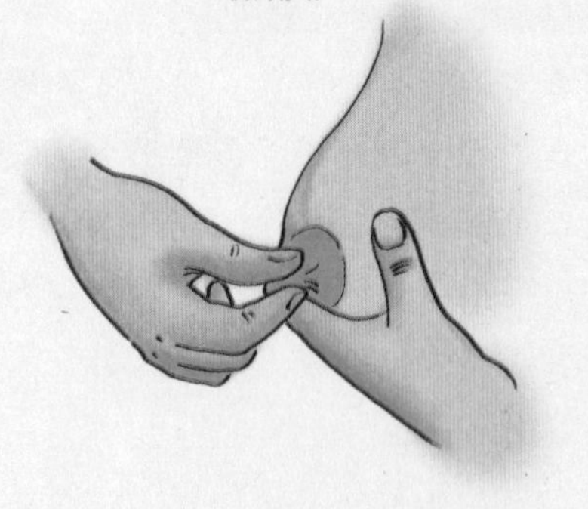

从8个方向按摩

乳头凹陷该怎么办

如果在分娩前几周或几个月发现乳头凹陷时，可佩戴一个中空的圆锥形乳罩，对乳晕施以柔和而均匀的压迫，纠正乳头凹陷。也可以用双手拇指轻压乳晕两旁，再向上下左右推开，每天1～2次，每次10下。

如果在分娩后才发现乳头凹陷，可用手指将乳头向外轻轻牵拉，并按、捏乳头、乳晕，每天1次，每次10～30下。

乳头凹陷的哺乳方法

如果你的乳头只是稍微有些扁或是脐状乳头，那么不必太担心哺乳的问题。在哺乳之初可能会有些困难，但仍应坚持哺乳。

每次喂奶前，可以用乳泵或吸奶器将乳头轻轻拉出，送进宝宝嘴里，等他能含住乳头并能吮吮就可以了。

小贴士

在怀孕期可以通过牵拉乳头来改善乳头凹陷，但孕晚期不宜这样，过度刺激乳头会促进导致子宫收缩激素的释放，甚至触发早产，所以怀孕晚期的妈妈最好不要牵拉乳头。

妈妈生气会影响乳汁质量

哺乳期的妈妈在愤怒、焦虑、紧张、疲劳时，内分泌系统会受到影响，分泌的乳汁质量也会产生变化，甚至会直接影响到新生儿的健康成长。

人体在生气发怒时，可兴奋交感神经系统，使其末梢释放出大量的去甲肾上腺素，同时肾上腺髓质也过量分泌肾上腺素。这两种物质在人体如分泌过多，就会出现心跳加快、血管收缩、血压升高等症状，危害妈妈健康。

妈妈经常生气发怒，体内就分泌出有害物质。若“有毒”的乳汁被宝宝吸入，会影响其心、肝、脾、肾等重要脏器的功能，使宝宝的抗病能力下降，消化功能减退，生长发育迟滞。经常吸入“有毒”的乳汁还会使宝宝中毒而长疖疮，甚至发生各种病变。

稳定情绪才能保证乳质

要保持充足的乳汁，哺乳期的妈妈除了要有充分的睡眠和休息外，还要避免精神和情绪上的不稳定，所以最好不要做令情绪大起大落的事情，而应讲求张弛有度，多听听音乐、读一些好书、做一点运动，通过各种方式稳定好自己的情绪，尽量保持平和的心情，这对保证乳汁分泌的质和量都会起到较好的作用。

另外，可多喝水及牛奶以保证水分和钙量，在饮食上也要注意营养搭配，多吃动物性食品和豆制品、新鲜蔬菜水果等。另外，还可吃些海带、紫菜、虾米等含有丰富的钙及碘的海产品。

生气后如何哺乳

哺乳期的妈妈尽量不要发怒生气。一旦发怒生气，妈妈切勿在生气时或刚生完气之后给宝宝喂奶，以免不利于宝宝健康。如果需要哺乳，最少要隔半天或一天，先要挤出一部分乳汁，然后用干净的布擦干乳头后再哺乳。

母乳是宝宝最理想的食物

大多数6个月以内的宝宝，适宜纯母乳喂养生长。母乳是宝宝必需的、理想的食品，其所含的各种营养物质最适合宝宝消化吸收，而且具有最高的生物利用率。

母乳的质与量随着宝宝的生长和需要呈相应改变。宝宝吸得越勤，乳汁分泌得越多。一般公认，宝宝6周时，妈妈的乳房每日分泌700毫升乳汁，到宝宝3个月时，可增加到800毫升。宝宝6个月以后，每天需要的能量增多，母乳仅能满足此时婴儿需要量的80%。

母乳的营养成分与作用

❶ 母乳中含有较多的优质蛋白质，适合宝宝消化吸收。

❷ 母乳中脂肪酸比例适宜，尤其对体弱儿和早产儿适宜，用母乳喂养的宝宝不易引发脂肪性消化不良。

❸ 母乳中天然乳糖含量丰富，比例适当，并能抑制大肠杆菌的生长，可减少宝宝腹泻。

❹ 母乳中含有牛磺酸，而牛磺酸对新生儿神经系统的功能、智力发育、视力保护和胆汁代谢等具有重要意义。

❺ 母乳中维生素充足，且温度适宜、新鲜，可随时喂哺，极少污染。

❻ 初乳中含有母体中的抗体，可增强宝宝的抗病能力。

❼ 母乳中含有丰富的吞噬细胞和极强的杀菌活力，母乳中还有分泌型免疫球蛋白抗体，具有抗呼吸道和肠道疾病的作用；母乳具有抗过敏的作用，母乳喂养的宝宝极少会有过敏反应。

❽ 母乳有助于预防婴幼儿某些过敏性疾病，如湿疹、哮喘等。

❾ 宝宝在吮吸母乳的过程中，可促进面部和牙齿的正常发育，并有预防龋齿的作用。

母乳的“情感作用”

母乳喂养不仅供给了婴儿必需的营养素，还给予婴儿感情与温暖，促进婴儿的身心发育。

喂奶时，宝宝躺在妈妈的怀抱里，能接触到妈妈温暖的肌肤，闻到妈妈身上亲切的气味，能够再次听到早在宫内已熟悉的妈妈心跳的节律，再加上妈妈爱抚的动作和温柔的言语，这一切都能使宝宝感受到母爱，产生愉快的情绪，对婴儿的身心健康发育很有好处。

在母乳喂养的过程中，妈妈和宝宝进行着最直接的情感交流，这增进了母婴之间的感情，使宝宝在心理上更贴近妈妈，有利于宝宝的身心发育。母爱不仅影响着宝宝的健康成长，还对宝宝未来的精神、性格的发育有着不容忽视的作用。

不要无故放弃母乳喂养

奶类是宝宝的主食，无法母乳喂养时以配方奶粉喂养，母乳不够时，可以添加配方奶粉。有母乳尽量给孩子吃母乳，至少 4 个月，最好 6 个月，6 个月后开始添加辅食，不能早于 4 个月。1 个月的宝宝，最好不要添加配方奶粉，因为最初的 1 个月很多妈妈的喂养潜力并没有全部发挥出来，而通过婴儿对妈妈乳头的吸食力度，会促进乳腺充分分泌。

配方奶粉无法媲美母乳

目前，市面上有各种各样的配方奶粉，进口、国产的都有，可谓琳琅满目。在母乳不足或客观上无法授乳的情况下，选用奶粉是完全可以的。但有些母亲完全可以用母乳喂养，却因听了不正确的宣传或者为了保持体形而不愿意喂奶，这是非常可惜的。因为婴儿配方奶粉与母乳有着极大的区别。

加工会破坏牛奶的有效成分

现代科技还不可能将婴儿配方奶粉复制得与母乳完全一样。几乎所有的配方奶粉都是以牛奶作为主要原料，再按照母乳的营养成分添加各种营养素制成的。婴儿配方奶粉有一个致命的弱点，那就是它的奶粉是经过喷雾干燥高温处理后所制成的，因此鲜牛奶中许多对健康有益但不耐热的有效成分在加工过程中丢失了。

营养成分的比较

从营养成分上看，母乳与配方奶粉中蛋白质及非蛋白氮两者不一样。母乳中约有25%的非蛋白氮，而奶粉中只有5%。更重要的是人乳中的牛磺酸是奶粉中的30～40倍，而牛磺酸对婴儿的大脑发育极为有益。所以，为了使宝宝更聪明，母乳喂养也是不二选择。

人乳中的脂肪含有150多种不同的脂肪酸，配方奶粉根本就不可能将人乳中这么多的脂肪酸复制出来。而且，人乳中脂肪的吸收率比奶粉中的要好。

另外，人乳中的糖主要是乳糖，其中低聚糖含量为每100毫升1～2克，是奶粉的十多倍。而人体对低聚糖的吸收、利用和需要尤其重要。

从维生素方面来看，人乳中的维生素D是以水溶性的硫酸维生素D为主要成分，很容易被人体吸收，人乳中还含有B族维生素和叶酸的配体，也能促进维生素D的消化吸收。而且由于母乳喂养时，不像牛奶、奶粉或配方乳要加热，所以对其中的维生素A、B族维生素和维生素C破坏很少。母乳中还有一种特殊的脂肪酶，它几乎在消化道的所有部位都能分解脂肪。母乳中的一些激素如甲状腺素、促性腺激素等也可通过喂奶而促进宝宝的生长发育。

从免疫能力上看

奶粉中虽然也含有免疫球蛋白G与免疫球蛋白M，但在母乳中除有这些外，还含有可分泌的免疫球蛋白A。免疫球蛋白A能阻止细菌附着于肠黏膜，并且能使肠毒素失活，甚至可以对母体没有感染过的细菌有免疫保护作用。

奶粉中虽然也含有少量溶菌酶，但在加热制成奶粉与配制配方奶粉的过程中几乎全部消失了。而母乳中的溶菌酶含量是牛奶的300倍，这种溶菌酶能溶解细菌壁而杀死细菌。母乳中还含有能杀死链球菌和葡萄球菌的溶菌酶。此外，母乳中还含有其他一些非特异性抗病毒因子，能抗流感病毒。

由于母乳具有很多奶粉所不具有的功效，所以妈妈应尽量通过喂奶以促进婴儿的健康。

预防母乳喂养不足症

母乳喂养不足症是指母乳不足，造成纯母乳喂养儿进食不足。

母乳不足表现为：

❶ 喂奶时听不到宝宝吞咽的声音。

❷ 宝宝吃奶时不安静，吃奶后过不了多久又想吃奶。

❸ 尿量少且每日少于 6 次。

❹ 出生后 10 天体重仍在下降，生长曲线平坦等，甚至出现早发性母乳性黄疸。

大多数的妈妈出现母乳不足，往往是由于哺乳方式不当引起的，此外，妈妈营养充足，但饮食不平衡，妈妈过度紧张、忧虑、愤怒、惊恐等不良精神状态，哺乳期乳腺病导致乳腺管堵塞，都有可能造成母乳不足或哺乳困难症。

配方奶粉：选对才有营养

母乳是婴儿的最佳食品，婴儿配方奶粉以母乳成分为标准，追求对母乳的无限接近。随着产品质量不断提高，种类五花八门，针对不同年龄、不同体质的宝宝，配方奶粉也不尽相同，应该怎样选择呢？

配方奶粉与普通奶粉

❶ 与普通奶粉相比，配方奶粉去除了部分酪蛋白，增加了乳清蛋白。

❷ 去除了大部分饱和脂肪酸，加入了植物油，从而增加了不饱和脂肪酸。

❸ 配方奶粉中还加入了乳糖，含糖量接近人乳。

❹ 降低了矿物质含量，以减轻婴幼儿肾脏负担。

❺ 添加了微量元素、维生素、某些氨基酸或其他成分，使之更接近人乳。

选择配方奶粉的基本原则：适合的就是好的

其实，奶粉没有最好的，只有适合宝宝的奶粉才是好奶粉。奶粉的价格再高，包装再精美，牌子再硬，都比不上宝宝吃得健康好。

选适合宝宝的奶粉，有以下几个要点：

❶ 食后无便秘、无腹泻。

❷ 体重和身高等指标正常增长。

❸ 宝宝睡得香，食欲正常。

❹ 宝宝无口气，眼屎少，无皮疹。

❺ 越接近母乳成分的越好。

按宝宝的健康需要选择

❶ 早产儿消化系统的发育较顺产儿差，可选早产儿奶粉，待体重发育至正常（大于2500克）才可更换成婴儿配方奶粉。

❷ 对缺乏乳糖酶的宝宝、患有慢性腹泻导致肠黏膜表层乳糖酶流失的宝宝、有哮喘和皮肤疾病的宝宝，可选择脱敏奶粉，又称为黄豆配方奶粉。

❸ 急性或长期慢性腹泻或短肠症的宝宝，由于肠道黏膜受损，多种消化酶缺乏，可用水解蛋白配方奶粉。

❹ 缺铁的孩子，可补充高铁奶粉。这些选择，最好在临床营养医生指导下进行。

知成分助选择

配方奶粉有很多组成成分，了解这些成分的作用，对妈妈的理性选择非常有帮助。

❶ DHA

是主要针对宝宝脑部发育所添加的一种成分。早在胎儿时期，宝宝的大脑就开始了发育，出生后到6个月，脑的容量还在逐渐扩充，而这种扩充是通过脑细胞作用完成的。DHA主要附着在细胞膜上，它能增殖、繁衍出很多脑细胞，脑细胞越多，宝宝的大脑发育就越好，所以大家都称DHA为“脑黄金”。

DHA一般情况下储存在蛋黄、深海鱼类、海草等海产产品中。0～6个月的小宝宝主要从母乳和奶粉中摄取。

❷ 铁和锌

铁和锌能够促进神经末梢之间的传递，增强宝宝的记忆力、学习能力。需要注意，如果儿时缺铁，宝宝长大后可能会有情感冷漠的表现。

❸ 牛磺酸

牛磺酸对视力、脑部的发育非常有益，它能促进视觉神经的信息传递到脑部。

❹ 低聚寡糖

低聚寡糖被称为“益菌增殖因子”，能繁衍出大量的双歧杆菌，帮助消灭宝宝肠内的有害菌，增加抵抗力。

怎样给宝宝调制奶粉

当母乳不足或其他无法喂奶的情况发生时，就不得不给宝宝喂配方奶。配方奶首先需要冲调，其冲调方法是：

奶粉是用鲜牛奶加热喷雾干燥而制成的，1千克奶粉可还原8千克鲜奶，所以将奶粉按重量以1∶8的比例稀释，即可得到全奶。然后在调好的奶汁中按100毫升加糖5～8克，摇匀后根据新生儿的周龄，适当加水稀释（出生后1周再加1/2量的水，2周加1/3，3周加

1/4)，煮沸消毒后待温度适宜后即可喂哺。

若按容积配制，则奶粉和水的比例为 1∶4，也就是 1 匙奶粉配 4 匙水，其余的按上法配制即可。

宝宝的奶粉是越浓越好吗

全脂奶粉或强化奶粉中均含有较多的钠离子，如不进行适当稀释，就会使新生儿钠摄入过高，而钠摄入过高对人体会有极大伤害。

强化奶粉中由于补充了加工制作中损失的维生素与牛奶中容易缺少的元素，只有加以稀释后才能适用于新生儿。

给新生儿喂浓奶，会使内脏功能尚未成熟的婴儿肾脏负担加重，有时还会引起婴儿轻度脱水。

奶粉中的蛋白质经高温凝固，虽较牛奶中的蛋白质好消化，但由于新生儿消化能力差，若奶粉过浓，新生儿则难以消化。长期喂给新生儿浓奶，会使新生儿产生厌奶，所以必须稀释才可代替母乳喂养。

怎样判断新生宝宝需要多少配方奶

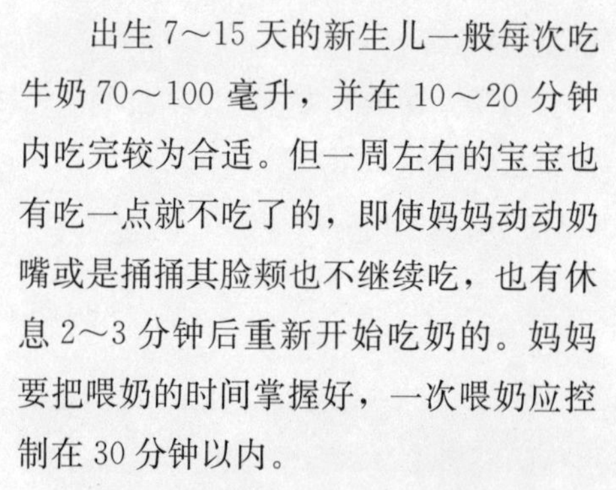

出生 7～15 天的新生儿一般每次吃牛奶 70～100 毫升，并在 10～20 分钟内吃完较为合适。但一周左右的宝宝也有吃一点就不吃了的，即使妈妈动动奶嘴或是捅捅其脸颊也不继续吃，也有休息 2～3 分钟后重新开始吃奶的。妈妈要把喂奶的时间掌握好，一次喂奶应控制在 30 分钟以内。

宝宝出生的 10 天里，每天的吃奶量都是不尽相同的。但如果每次都吃不了 50 毫升，就应该请教医生。出生 15 天的宝宝一般每 3 小时吃一次奶，每次 100 毫升左右。也有的每次吃 120 毫升，每日只吃 6 次。当然，和成人的食量有大有小一样，也有的宝宝每次只吃 70 毫升，每天只吃 6 次。只要婴儿精神好，爸爸妈妈就不必担心。如果出生 15 天的宝宝每次都能吃下 120 毫升，这时妈妈千万别盲目地加大喂奶量，而应该在宝宝啼哭时，加喂一些加糖的温开水(100 毫升水加 5 克白糖)。

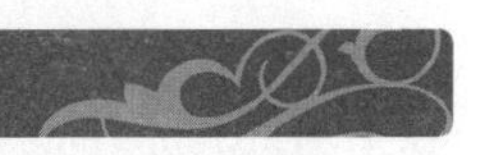

给新生儿喂配方奶的技巧

喂牛奶时姿势一定要正确

在给宝宝喂牛奶时，妈妈一定要亲手抱起宝宝。妈妈怎么做都可以，只要舒适就行。

当妈妈的肌肉放松时，宝宝就会感觉到母体的柔软，就能在吃奶的过程中感受到妈妈的爱抚。

卧式喂牛奶会使牛奶进入咽后部的耳咽管中，容易引起中耳炎，为了防止出现这种情况，喂牛奶时也应使宝宝的上身接近于直立。

橡胶奶嘴的选择

橡胶奶嘴不能太硬，其长度应当根据宝宝的喜好来选择。刚开始合适的奶嘴并不表明以后也合适，发现不好用时就应该换掉。

橡胶奶嘴孔也应选择合适的，如果奶嘴孔太大，牛奶出得过急，就容易呛着宝宝；而如果奶嘴孔太小，宝宝吃起来太费劲，弱小的宝宝容易在吃奶的途中累得不想吃。而对于体质较好的健壮宝宝，让他在吮吸时费点工夫会有一些好处，所以在开始时应购买孔小一点的奶嘴。孔小奶嘴的标准，是将奶瓶倒过来时，每秒钟滴一滴左右（水平放置时牛奶不流出来）。

有些奶嘴没有孔，爸爸妈妈在买回后应先打一较小的孔，然后再稍微扩大一些，以免因第一次开孔太大而损害奶嘴。奶嘴开孔后要用清水煮沸消毒。

小贴士

用奶瓶喂奶时，为避免婴儿吞下空气，应将奶瓶的奶嘴处始终充满牛奶。但即使这样也可能会倾斜45°，有空气被婴儿吞入，所以在喂完奶后不要让婴儿马上睡觉，抱婴儿直立，抚摸或轻拍其后背，使随牛奶一起吞入的空气通过打嗝排出。

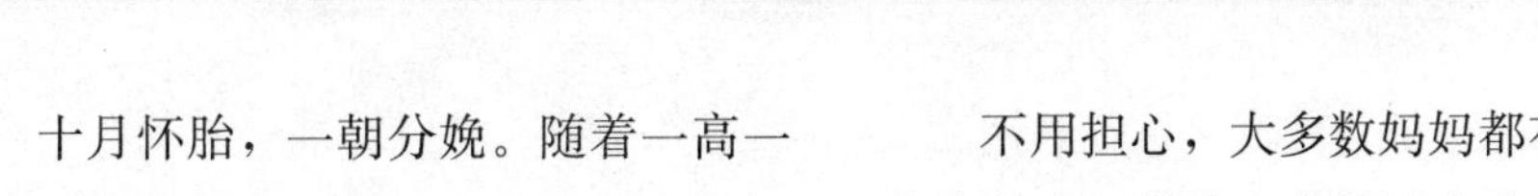

双胞胎宝宝喂养小妙招

十月怀胎，一朝分娩。随着一高一低两声清脆的啼哭声，你幸福地成为两个孩子的母亲。惊喜过后，你是否担心乳汁不够他俩吃呢？

不用担心，大多数妈妈都有足够的乳汁喂哺双胞胎。这是因为乳房是一个很有活动能力的器官，宝宝吮吸得越勤，乳房受到的良好刺激越多，乳汁分

泌也就越多。

一般认为新生儿期妈妈乳汁分泌量为每日 500 毫升，6 周时可增至每日 700 毫升，3 个月时可增加到每日 800 毫升，而在 7 个月时则每日可分泌 1500 毫升。如果双胞胎吮吸，则可增至每日泌乳 2500 毫升，因此双胞胎妈妈无须担心。

日常双胞胎的喂养

在日常生活中，由于妈妈同时喂养照看两个宝宝会有许多困难，所以很多妈妈就放弃了母乳喂养，这并不是因为母乳不足。

妈妈应相信乳汁足够喂哺两个宝宝，因为吸吮越多，乳汁分泌也就越旺盛，也就是说，两个宝宝吸吮乳房就一定会有足够的乳汁供两个孩子吃。妈妈可以一次同时喂哺两个宝宝，也可以两个宝宝轮换着喂。

当然，妈妈因为同时喂哺两个宝宝，所以应当适当地加强营养素的补充，同时也要休息好，以保证精力的旺盛。

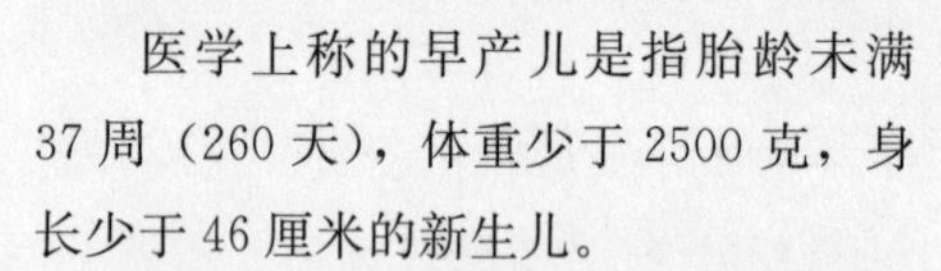

早产宝宝怎么喂

医学上称的早产儿是指胎龄未满 37 周（260 天），体重少于 2500 克，身长少于 46 厘米的新生儿。

早产儿由于在母体中的时间短，体质一般较差，从母体中吸收的养分也相对不足。早产儿的皮肤一般薄而发亮，啼声甚轻，呼吸不均，四肢不甚活动，体温较低。而且由于他们的口舌肌肉活动能力太弱，一般不能直接通过吮吸乳头而获取乳汁。

早产儿的喂养

早产儿由于体质较差，若不注意喂养就容易造成营养不良，使生长发育受阻，所以多主张尽早喂养早产儿。生活能力强一些的，可在出生后 4～6 小时开始喂养；体重在 2000 克以下的早产儿，应在出生后 12 小时开始喂养；若是情况较差，则可推迟到 24 小时后喂养，先用 5%或 10%葡萄糖液喂，每 2 小时一次，每次 1.5～3 汤匙，24 小时后可喂乳类。

对于有吸吮能力的早产儿，妈妈应尽量直接哺喂母乳；吮吸能力差一些的，妈妈可先挤出母乳，然后用滴药管将母乳缓缓滴入宝宝口中。一般每 2～3 小时喂一次。如果没有母乳，可用牛奶代替，开始给半脱脂或稀释乳（2∶1 或 3∶1）加 5%糖液，一个月后改用全脂奶粉喂养。

早产儿的喂养量

早产儿最初 2～3 日内的喂哺量为每日每千克体重喂奶 60 毫升，以后随

着宝宝体重的增长而逐渐增加奶量，至15日时一般喂奶量为70～100毫升。每日喂8次，即每3小时喂一次，在两次中间可喂洁净凉开水一次。

早产宝宝的维生素补充

由于早产儿体内的各种物质储量少，所以应给宝宝添加必要的营养物质。可以给予复合维生素B片，每次一片，每日2次；维生素C每次50毫克，每日1次；维生素E每日10～15毫克，分2次服用。出生后2周开始服鱼肝油滴剂，开始每日一滴，后逐渐增至每日5～10滴；出生后1个月可补充硫酸亚铁，每日0.3克，分3次口服。

早产儿如果喂哺得当，每日应增重15克，到1岁左右体重和正常儿就差不多了，妈妈不必太过担心。

帮宝宝吃出好视力

妈妈的饮食与宝宝的视力发育有密切的关系。为了使宝宝有一双明亮健康的眼睛，要鼓励自己，多吃对宝宝眼睛发育有益的食品。

油质鱼类

妈妈应多吃油质鱼类，如沙丁鱼和鲭鱼。这是由于油质鱼类富含一种构成神经膜的要素DHA，能帮助宝宝视力健全发展。

宝宝如果严重缺乏DHA，会出现视神经炎、视力模糊，甚至失明。但不建议妈妈吃鱼类罐头食品，最好购买鲜鱼自己烹饪，妈妈应当每个星期至少吃2次鱼。

均衡营养，不要偏食

如果在哺乳期妈妈不重视对营养的全面摄入，会导致母乳中各类营养的不足。而这些营养素对宝宝的视力发育是很有益处的，会对宝宝将来的视力发育有重大影响。

如微量元素锌是宝宝的眼球生长发育和视觉机能不可缺少的必需元素，若妈妈体内锌缺乏，就可能导致宝宝弱视的发生。含锌丰富的食品有肉类、鱼虾等。因此，妈妈一定要做到均衡营养，克服偏食的不良饮食习惯。

酱菇鲭鱼

原料：鲭鱼4块约100克，洋葱30克，金针菇30克，生香菇30克，鲜奶油

1/4 杯约 50 毫升，鲜奶 1/4 杯约 50 毫升，盐、油、淀粉各少许，高汤适量，黑胡椒粉少许。

做法：

❶ 将洋葱切丝；生香菇切片。

❷ 将鲭鱼块放入烤箱烤熟。

❸ 另取一只锅，锅中放少许油，将洋葱丝炒香，再加香菇片及金针菇炒香，加少许盐和胡椒粉，再逐渐加 1/4 杯鲜奶油及 1/4 杯鲜奶，加些高汤一起煮，最后加少量淀粉勾芡。

❹ 将煮好的调料浇在鱼块上即可。

营养解析：哺乳期多吃含 DHA 丰富的鲭鱼，能促进宝宝的脑发育和眼睛发育，还能制造含 DHA 丰富的乳汁。

小贴士

妈妈在给宝宝喂奶时，最好不要长期躺着或一个姿势、一个位置喂奶。因为婴儿期是视觉发育最敏感的时期，妈妈如果长期固定一个位置喂奶，宝宝往往窥视一个固定的灯光，对视力很不好，容易造成斜视。

新妈妈开胃小菜

蜜饯萝卜

原料：鲜白萝卜500克，蜂蜜150克。

做法：

❶ 将萝卜洗净，切丁，放入沸水锅内煮沸即捞出，把水沥干，晾晒半日，再向锅内加蜂蜜，以小火煮沸，调匀，待冷装瓶。

❷ 随意服食，饭后食用尤佳。

营养解析：蜜饯萝卜可宽中消食，理气化痰。

小贴士

选购白萝卜要大小适中，太小的味道辣，太大的容易空心。

拌莴笋

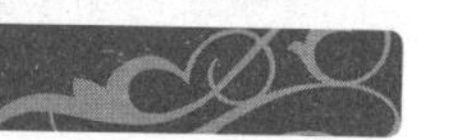

原料：莴笋500克，精盐、蒜、酱油、香油各适量。

做法：

将莴笋去叶，削去老根和皮，切成小片，将笋片放入小盆内。将蒜剥皮，捣成蒜泥，在小碗内与酱油、香油、盐调匀，倒在笋片上拌匀即可。

营养解析：脆嫩咸香，微辣爽口。含有多种营养素，除蛋白质、糖分、矿物质及多种维生素外，还有甘露醇、乳酸、苹果酸、琥珀酸、天冬碱等。

小贴士

莴笋用盐渍太久会变软，口感变差，所以最好加盐后马上食用。

豆沙香蕉

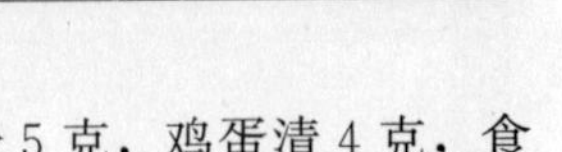

原料：香蕉250克，豆沙100克，太白粉50克，面粉5克，鸡蛋清4克，食油1000毫升，绵白糖75克。

做法：

❶ 香蕉去皮，切成3厘米长的段，每段再平切两片，放盘中（只放一半香蕉），撒上一些太白粉，将豆沙均匀地放在香蕉上，再用另一半香蕉盖上，即成豆沙香蕉坯。

❷ 在香蕉坯两面略撒一些太白粉；将鸡蛋清搅打到泡沫状，加入太白粉和面粉，调成鸡蛋泡。

❸ 锅放炉火上，放入食油，烧至四成热时，将香蕉坯逐一放入蛋泡糊中蘸匀蛋糊，放入油锅中炸至有脆壳，捞起，待油温回升至六成热时，再将香蕉块全部倒进锅中复炸一次，见炸成奶黄色时，捞起装盘，撒上绵白糖即成。

营养解析：本品具有益气生津、清胃润肠、利水消肿、清热解毒、养血生精及通乳作用。

小贴士

许多人买香蕉喜欢买那种外表金黄、光滑的，其实表面略带黑斑、表皮带皱纹的香蕉最好吃。

咸鸭蛋

原料：鲜鸭蛋数个，精盐、花椒、大料、桂皮、白酒各适量。

做法：

❶ 将鸭蛋洗净，凉干，码入坛内。

❷ 将锅内放水，加入盐、花椒、大料、桂皮烧开后，待盐溶化再盛入盆内凉凉，加入白酒，倒入坛内（水量以没过鸭蛋为度）。

❸ 封好坛口，腌30天左右，即可取出，蒸熟食用。

营养解析：营养丰富，富含优质蛋白质、维生素 A、维生素 D、卵磷脂。

小贴士

可用大粒粗盐，盐要放足够，在水中饱和为宜。

新妈妈美味佳肴

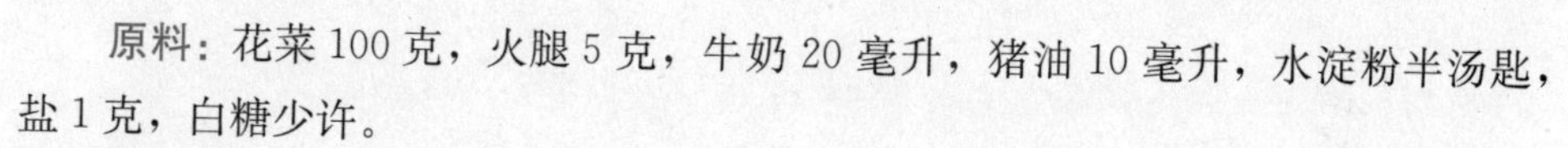

清炒花菜火腿

原料：花菜 100 克，火腿 5 克，牛奶 20 毫升，猪油 10 毫升，水淀粉半汤匙，盐 1 克，白糖少许。

做法：

❶ 把花菜去叶择洗干净，用刀将花一朵朵割下，用水氽一下；将火腿切成末，蒸熟。

❷ 炒锅上火，放猪油，油热立即将花菜下锅煸炒，放入适量水，略炒片刻，放入盐、白糖、牛奶，待汤汁微开时用水淀粉勾芡。

❸ 将花菜倒入盘中，浇上蒸熟的火腿末，即可食用。

营养解析：清淡可口。富含维生素 C 和一定量的钙、维生素 A 和 B 族维生素。

小贴士

牛奶、花菜都是味道比较平淡的食物，所以选择香味较重的猪油而不是植物油。

青椒炒三丁

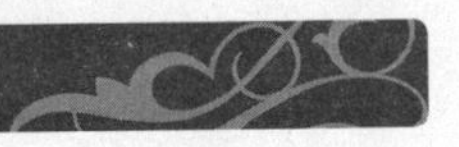

原料：花生米、瘦肉、胡萝卜、青柿椒各50克，食用油8毫升，淀粉、精盐、葱花各适量。

做法：

❶ 将花生米用油煸炒呈金黄色；肉洗净，切丁，用淀粉抓匀，过油后控油备用。

❷ 胡萝卜、青柿椒洗净，均切丁，用水煮一下，控水，备用。

❸ 坐油锅，油热后用葱花炝锅，煸炒青柿椒丁，随后倒入肉丁、胡萝卜丁及花生米，加入精盐，炒匀即可。

营养解析：菜色美观，菜味香脆。富含B族维生素、维生素A、维生素C及蛋白质。

小贴士

炒花生米不要用太多油，油能刚好涂满锅底即可。

炸鲫鱼煮黄酒

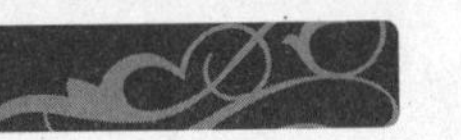

原料：鲫鱼1条（约250克），香油100～150毫升，黄酒200～300毫升。

做法：

将鲜鲫鱼宰洗干净，去鱼鳃及内脏，留鳞片，切成中等块状，放入油锅中炸至焦黄色，除去多余的香油，倒入黄酒煮沸。

小贴士

酒入百脉，但是白酒性烈，所以菜肴用酒一般都使用黄酒。

元宝肉

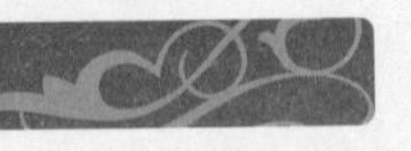

原料：猪肉100克，鸡蛋150克，冬菇100克，酱油适量。

做法：

❶ 将肉洗干净，切成5厘米长、1.5厘米厚的片状，下油锅稍炒一下；鸡蛋放

到开水里煮熟，剥去壳，用酱油浸泡几分钟，下油锅，变色后取出，切成数瓣。

❷ 一片肉，一瓣鸡蛋，排放碗内，上锅蒸烂。

❸ 冬菇焯一下垫盘底，将蒸好的元宝肉扣在冬菇上即可。

营养解析：养血益气、明目益肝、健脾益肺、补精益脏，除具有一般补益作用外，其重要特点在于含维生素 A 丰富，有良好的养肝明目作用。产后食用既养身体，又能促进乳汁分泌，并能预防及治疗维生素 A 缺乏症。

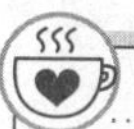

小贴士

选择五花肉或者培根肉口感最好。

鸡胗芹菜

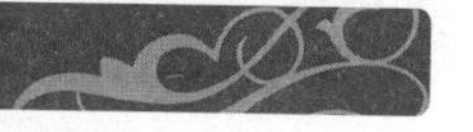

原料：鸡胗 50 克，芹菜 200 克，淀粉 2 克，花生油、酱油、精盐、料酒、白糖各适量。

做法：

❶ 将鸡胗撕去内里的黄皮（鸡内金），洗净，切成薄片。

❷ 将淀粉放入大碗内，加入酱油、料酒、白糖及少量的水，调成稠糊状，再将切好的鸡胗片放入糊内，拌匀；将芹菜削去根，择去叶，洗净，切成 3 厘米长的段，放入沸水中烫一下捞出，用凉水过凉，控净水。

❸ 锅置火上，烧热后倒入花生油，待油热冒烟时，放入鸡胗片，迅速炒散，待鸡胗片变色时，放入芹菜段，翻炒几下，加入精盐，炒匀装盘即可食用。

营养解析：鲜嫩清香。含有蛋白质、多种维生素和钙、铁等多种矿物质。芹菜中还含有芹菜甙、挥发油等多种成分，具有降压利尿作用。

小贴士

喜欢脆爽口味的人可以在炒菜的过程中放一点醋。

清蒸枣菇鸡

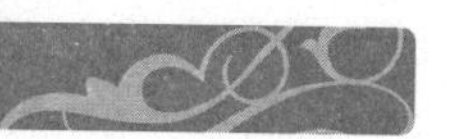

原料：鸡 1 只，水发香菇 50 克，红枣 15 枚，姜、葱、料酒、盐、胡椒粉、高汤各适量。

做法：

❶ 鸡宰杀去毛，剖腹去内脏，用开水烫一会儿，洗净。

❷ 香菇切片，与鸡、红枣一起放入蒸锅内，加料酒、胡椒粉、盐、姜、葱和适量高汤，蒸2～3小时即成。

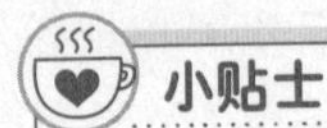

小贴士

香菇的菌柄营养价值也很高，不要随意丢弃，可以用剪刀剪掉根部后食用。

芙蓉鸡片

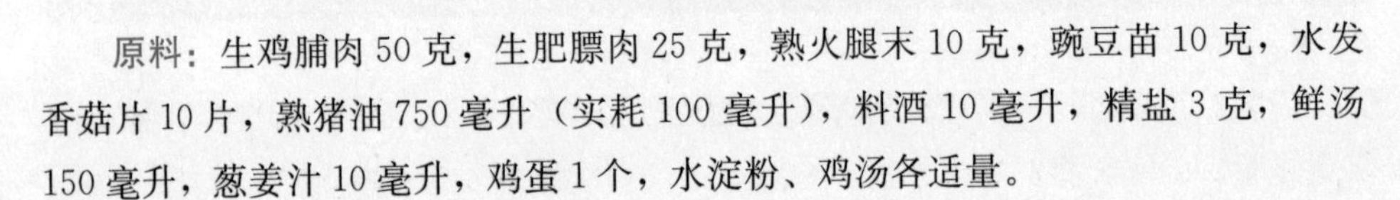

原料：生鸡脯肉50克，生肥膘肉25克，熟火腿末10克，豌豆苗10克，水发香菇片10片，熟猪油750毫升（实耗100毫升），料酒10毫升，精盐3克，鲜汤150毫升，葱姜汁10毫升，鸡蛋1个，水淀粉、鸡汤各适量。

做法：

❶ 鸡脯、肥膘肉分别剁成蓉，同放碗内，加鸡汤50毫升、水淀粉5毫升、葱姜汁10毫升；将鸡蛋清磕入另一只大平盘内，用筷子打成泡沫状，与鸡蓉拌在一起，加盐1.5克，轻轻搅拌均匀；豌豆苗洗净。

❷ 炒锅上火，舀入熟猪油烧至三成热，用手将蓉捋成柳叶状，逐片下锅，炸透，沥油。

❸ 原锅上旺火，锅内留少许油，投入豌豆苗略煸炒，加入鲜汤、精盐、绍酒、香菇片，用水淀粉勾芡，倒入鸡片，颠锅装盘，撒上火腿末即成。

营养解析：鲜嫩适口。含有优质蛋白质及铁、磷、锌。

小贴士

不喜肥肉的人可以用五花肉代替。

滑熘肉片

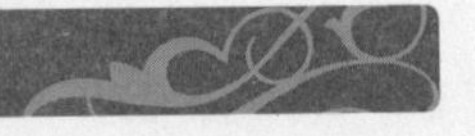

原料：嫩瘦肉200克，玉兰片50克，油菜100克，胡萝卜30克，葱、姜、蒜、干淀粉、盐、料酒、油、鸡蛋清、花椒水各适量。

做法：

❶ 将肉切成薄片，先在鸡蛋清中蘸一下，再用干淀粉抓拿；葱、姜、蒜切片，玉兰片、油菜、胡萝卜洗净后切成片；油菜、胡萝卜在开水锅中汆一下。

❷ 锅内放油，至五成热时，将肉片下锅，用筷子翻搅至八成熟时出锅。

❸ 将花椒水、盐、料酒、干淀粉和汤调成汁，锅内入少量油，烧热时先将配料下锅煸炒，随即倒入肉片翻炒。

❹ 再将备好的调汁勾上，略炒即可出锅。

营养解析：美味可口，好吃又营养。女性产后失气亏血，极需营养丰富的食物来补充。胡萝卜被称为“蔬菜中的人参”，营养价值很高，产后吃非常合适。

肉片烧茄子

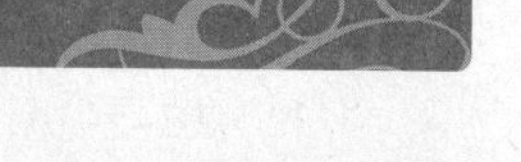

原料：茄子 150 克，猪肉 75 克，酱油 5 毫升，葱末、姜末各 7 克，甜面酱 20 克，花生油、芡汁、花椒油、高汤、料酒各 5 毫升，白糖 5 克，大料、盐各适量。

做法：

❶ 茄子洗净，切成大方丁；猪肉顺丝切成片。锅内放适量花生油，烧热放入茄丁，炸至金黄色捞出，沥油。

❷ 炒锅上火，放少许油烧热，投入大料，再下肉片煸炒，随即下甜面酱在肉片中炸熟，加姜末、葱末，烹上料酒，加酱油、白糖，放适量高汤，放入炸好的茄丁，再放少许盐，盖好盖，略焖一会儿，待茄丁涨起，勾芡汁，淋花椒油，颠翻均匀即可食用。

营养解析：香味醇厚。富含维生素 P、尼克酸、饱和脂肪酸。

药炒腰

原料：猪腰 1 副，当归 20 克，白芍 20 克，肉桂 3 克，老姜、麻油、米酒各适量。

做法：

❶ 猪腰剔除血筋，用清水浸泡 30 分钟，再切片，用热水汆烫一下，捞起备用。

❷ 麻油加热，把切好的姜片爆至金黄色，放入米酒和药材，用小火煮约 40 分

钟，再放入腰片煮熟即可。

营养解析：若产后骨痛、肚子绞痛、感染风寒或疲倦无神，不妨吃药炒腰，可以减缓产后的不适。

小贴士

生猪肝切片或切块，用牛奶略浸泡，可以去异味。

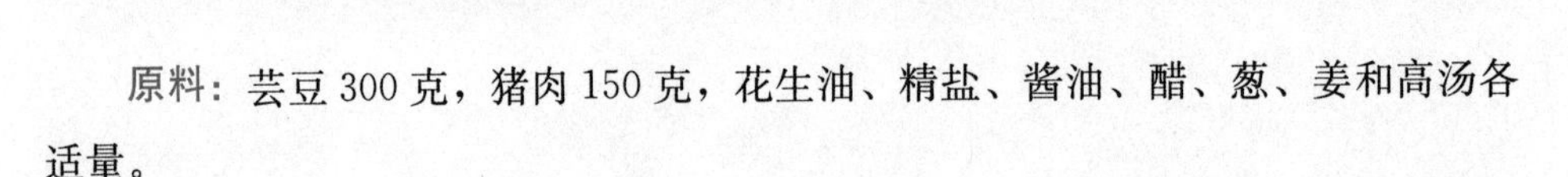

肉片烧芸豆

原料：芸豆300克，猪肉150克，花生油、精盐、酱油、醋、葱、姜和高汤各适量。

做法：

❶ 将芸豆掐去两头，撕去筋后洗净，掰成3厘米长的段；将猪肉洗净，切成薄片；葱洗净后切成葱花；姜洗净切片。

❷ 锅置火上，倒入底油，烧至七成热时，放入芸豆炸一下捞出，油热后再放入肉片，待肉片变色时，马上捞出控油。

❸ 锅内留少许油，原锅放火上烧热，用葱、姜炝锅，放入芸豆、肉片、精盐、酱油，翻炒一下，添高汤，用小火烧至肉片熟透、芸豆软烂，汤将干时，烹醋少许，翻匀出锅即可。

营养解析：鲜嫩可口。含有优质蛋白质、多种维生素和矿物质等。

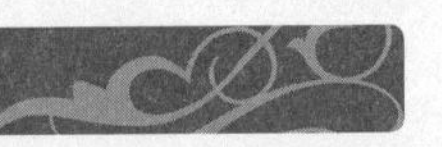

芙蓉鱼片

原料：鲢鱼蓉、姜末、鸡蛋清、精盐、料酒、葱段、色拉油、湿淀粉、鸡汤各适量。

做法：

❶ 鱼蓉加水搅散，加精盐、蛋清、姜末制成薄坯。

❷ 炒锅上火加色拉油，用小匙将鱼蓉下入油锅内，至熟起锅，备用。

❸ 锅内加少许油，放葱段爆香，入鸡汤、料酒、精盐、湿淀粉勾芡，放鱼片推匀，出锅装盘即成。

营养解析：益气补血，滋阴润燥。此菜既可增进乳汁分泌，又能促进产妇身体恢复，适宜长久食用。

小贴士

做鱼蓉要将鱼肉去骨，去皮，挑干净鱼刺，然后剁碎。

温拌双泥

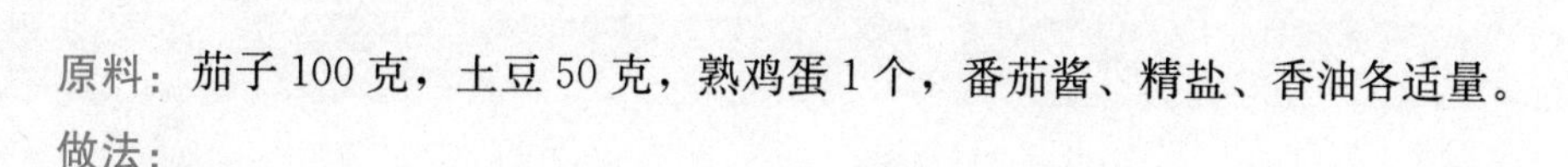

原料：茄子100克，土豆50克，熟鸡蛋1个，番茄酱、精盐、香油各适量。

做法：

❶ 把茄子、土豆用水洗净，上屉蒸烂，剥去皮，分别捣成泥蓉状，加入精盐。

❷ 把熟鸡蛋剥去皮，将蛋清、蛋黄分开，然后把蛋黄捣成泥，把蛋清切成细末，各加少许精盐拌匀。

❸ 把拌好的茄泥、土豆泥对放在盘内，再把蛋清、蛋黄分别放在茄泥和土豆泥的两侧，将番茄酱堆放中间，浇上香油即可。

营养解析：清香利口，富于营养。蛋白质、糖类含量丰富，还含有较多的维生素C、维生素A、维生素D以及多种矿物质。

小贴士

土豆如果个头大难以蒸熟，可以切成小块再蒸，或直接用水煮。

青椒里脊片

原料：猪里脊200克，青柿椒150克，鸡蛋1个，香油、水淀粉各5毫升，盐5克，料酒10毫升，干淀粉6克，花生油500毫升（约耗50毫升）。

做法：

❶ 将里脊肉剔去筋膜，切成柳叶形薄片，放入清水内漂净血水，取出放入碗内，加盐、鸡蛋清、干淀粉，拌匀上浆；青柿椒去蒂、籽，切成大小与肉片相同的片。

❷ 炒锅上火，放入花生油，烧至四成热，下里脊片滑熟，捞出，沥油。

❸ 原锅留油少许置火上，下柿椒片煸至变色，加料酒、盐和清水烧沸，用水淀粉勾芡，倒入里脊片，淋香油，盛入盘内即成。

营养解析：青柿椒爽脆，肉片滑嫩，味鲜可口。此菜营养丰富，含有丰富的蛋

白质、脂肪、钙、磷、铁和维生素C、维生素E等多种营养素，尤其是维生素C的含量极为丰富，可防止产后发生坏血病。

小贴士

青柿椒不宜炒烂，加热过度会流失大量维生素。

香干青豆炒肉丁

原料：猪瘦肉、豆腐干、青豆各50克，胡萝卜100克，植物油、酱油、甜面酱、白糖、姜片各适量。

做法：

❶ 猪肉洗净，切成小丁；青豆洗净；胡萝卜、豆腐干洗净，均切小丁。

❷ 炒锅上火，放油烧热，下姜片稍煸，再下肉丁，炒至变色，加青豆、胡萝卜丁，炒至快熟时，放豆腐干丁，加甜面酱、酱油、白糖，旺火快炒，炒熟即成。

营养解析：咸香适口。此菜营养丰富，含有较多的蛋白质、脂肪、糖类，有利下奶。

小贴士

旺火快炒菜时，如嫌太干，可略加水炒至熟。

红烧狮子头

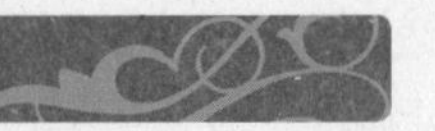

原料：半肥瘦猪肉400克，番茄2个，红萝卜、洋葱各半个，香菜少许，红花6克，腌料（盐半茶匙，生抽、生粉、酒各1茶匙，姜汁、葱汁、糖各半茶匙，清水1汤匙），芡汁料（盐1/4茶匙，糖、料酒各1茶匙），油、生粉水各适量。

做法：

❶ 猪肉分割成肥肉及瘦肉两部分，分别切细粒，剁碎，一同放入大碗中，加入腌料拌匀至起胶，做成多个肉丸，放入滚油中炸至金黄色盛起成狮子头。

❷ 红花加水1杯半煎至3/4杯红花汁；番茄切块；红萝卜、洋葱去皮洗净，切块。

❸ 烧热锅，下油2汤匙爆香番茄、红萝卜块，加入红花汁、芡汁料及狮子头焖30分钟，放入洋葱再焖片刻，以生粉水打芡，拌匀后放上香菜即成。

营养解析：红花是女性的保健良药，有活血、通经、止痛等功效，能消除疲劳，强身健体，并有滋养的功效，产后食用最佳。

小贴士

红花会破血，怀孕时不能食用。

抓炒鱼片

原料：黑鱼片50克，青菜100克，鸡蛋清15克，白糖10克，黑木耳5克，食用油20毫升，胡萝卜50克，面粉少许，葱、姜、醋、花椒油、水淀粉、精盐、料酒、酱油、高汤各适量。

做法：

❶ 将鱼片洗净，控水，片成片，放碗内加精盐、水淀粉、面粉、蛋清搅均匀；将油菜、胡萝卜洗净控干，切成长条形；黑木耳撕小朵，洗净。

❷ 用热锅温油，手捻鱼片逐片下勺，待呈金黄色，捞出控净油；将胡萝卜条、油菜下入油锅，炸后控净油；原锅留少量油，下葱、姜炝锅，烹调料酒、醋、酱油，下白糖，添少许高汤见开，勾芡，放花椒油。

❸ 把鱼片、胡萝卜条、青菜、黑木耳下锅内，颠炒均匀，出锅即可食用。

营养解析：香甜鲜美。富含优质蛋白质、铁质、维生素A、维生素C。

小贴士

黑鱼性寒，所以加工的时候一般会放一些姜丝中和。

黄豆芽炖鲫鱼

原料：新鲜鲫鱼400克，黄豆芽200克，水发海带100克，花生油、精盐、料酒、葱、姜和高汤各适量。

做法：

❶ 将新鲜鲫鱼去鳞、鳃和内脏后洗净，鱼身两侧斜切成十字花刀，放入沸水中烫一下，捞出控水。

❷ 将黄豆芽洗净，控水；将海带洗净，切成3厘米长、0.5厘米宽的粗丝；葱洗净切段；姜洗净切块，用刀拍碎。

❸ 锅置火上，倒入底油，油热后放入葱段、姜块炸一下，添高汤，放料酒，汤开时把鱼、黄豆芽、海带丝放入。

❹ 再烧开后改小火炖 15 分钟，拣去葱段、姜块，撇去浮沫，加入精盐出锅即可。

营养解析：汤鲜味美，下奶佳品。含有丰富而娇嫩的鱼蛋白质，其中胶蛋白质的含量较多，还含有多种维生素和矿物质，是产妇首选的佳肴。

小贴士

可用干黄豆泡 2 小时代替黄豆芽。

碎烧鲤鱼

原料：鲜鲤鱼一条，鲜笋尖 15 克，油菜心 15 克，香菜叶 5 克，精盐、酱油、料酒、醋、白糖、猪油、湿淀粉、大葱、生姜、大蒜各适量。

做法：

❶ 将清理好的鱼身片成两扇，每扇用斜刀切成三角形的三块，加酱油拌匀；将葱花、姜末、笋片、油菜心等备齐。

❷ 锅内加油烧至八成热时，投入鱼块，炸至色红时捞出。

❸ 锅内放少量油烧热，用葱、姜、蒜炝锅，加笋片、油菜心煸炒，放酱油、白糖、醋、精盐、绍酒，加适量水，再放入炸好的鱼块。汤开后盖上盖儿改用小火焖 15 分钟左右，把鱼块捞出，按原刀口摆成鱼形，再把原汁烧沸，用湿淀粉勾芡后，浇在鱼身上，撒上香菜叶即可。

营养解析：味道鲜香浓郁。含有丰富的蛋白质、多种矿物质和维生素。

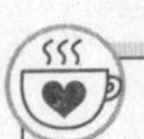
小贴士

鲤鱼背上有两根白色的筋，剔掉可以去腥味。

鲜蘑熘鱼片

原料：净鲢鱼肉 100 克，鲜蘑菇 100 克，鸡蛋 1 个，淀粉 20 克，花生油、精盐、料酒、葱、姜、蒜、花椒和高汤各适量。

做法：

❶ 将净鱼肉切成片；把淀粉放入碗中，磕入鸡蛋，加料酒及少量水调成稠糊状，将切好的鱼片放入，抓拌均匀；将鲜蘑菇洗净，大的切为两半，小的不动；再将葱切成段，姜切成丝，蒜切成片。

❷ 锅置火上，倒入花生油，烧至六成热时，将鱼片逐片投入，炸至金黄色时捞出，控净油。

❸ 锅置火上，倒入花生油，放入花椒炸至变色有香味时，将花椒捞出不用。将葱、姜、蒜放入，煸炒，再放入蘑菇煸炒几下，加入精盐、高汤。汤沸时，下入炸好的鱼片，用淀粉勾芡，轻轻翻动几下即成。

营养解析：鱼片鲜嫩，蘑菇清香，滑利适口。含有丰富的优质蛋白质、多种矿物质及维生素。

小贴士

炸鱼片时要注意火候，鱼片呈金黄色即可，不要炸焦。

清蒸鲳鱼

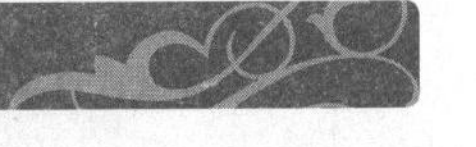

原料：鲜鲳鱼1条（约750克），火腿20克，五花猪肉20克，精盐、料酒、大葱和生姜各适量。

做法：

❶ 将鲳鱼去鳞、鳃、内脏，洗干净，用刀在鱼身两面交叉切成菱形花纹；把火腿、猪肉、生姜均切成片；大葱切段；鲳鱼在沸水中烫一下，控水。

❷ 先将葱段摆入盘内，再将烫好的鲳鱼放在葱段上，火腿片、猪肉片、姜片均放在鱼身上，然后用精盐、料酒和少许水兑成汁浇在鱼身上，入笼用旺火蒸20分钟取出。去掉葱、姜，吃时可蘸姜醋汁。

营养解析：清鲜肥嫩，利口不腻。含有丰富的蛋白质，并且易于消化、吸收。钙、碘、B族维生素也较为丰富。

小贴士

鲳鱼健脑，给小孩吃可以促进智力发育。

番茄熘鱼片

原料：番茄、草鱼片、鸡蛋清、精盐、料酒、湿淀粉、色拉油、鸡汤各适量。

做法：

草鱼片加蛋清、精盐、湿淀粉上浆，入油锅滑散至熟，捞出备用。番茄切厚片，入油锅划炒，加鸡汤、料酒、精盐，入鱼片同炒，用湿淀粉勾芡炒后出锅即可。

营养解析：脾胃虚寒、身体虚弱、乳汁不下者极为合适。

小贴士

买回鱼后要及时活杀，洗净，切下鱼头、尾，沿脊椎骨平刀剖开，片去鱼皮和鱼骨。将鱼肉横摊在砧板上，斜刀自上而下地切成3厘米长的鱼片。

炉鸭丝烹掐菜

原料：烤鸭脯肉200克，绿豆芽300克，香油25毫升，精盐3克，醋2毫升，姜末2克，花椒1克。

做法：

❶ 烤鸭肉切成丝；绿豆芽掐去根部。

❷ 炒锅上火，放香油烧热，丢入花椒炸煳后捞出，下姜末稍煸，放鸭肉丝、绿豆芽，烹醋，加精盐，快速翻炒，至绿豆芽无生味时，盛入盘内即成。

营养解析：此菜清脆爽口，营养丰富，含有较多的蛋白质、脂肪、钙、磷、铁、尼克酸等多种营养素，尤其是铁的含量丰富。

小贴士

炒绿豆芽时一定要用旺火，绿豆芽才更脆更鲜。

毛豆子鸡

原料：鲜毛豆、童子鸡、酱油、料酒、湿淀粉、鸡汤、芝麻油、色拉油各适量。

做法：

童子鸡切小块，与毛豆子入油锅同炒，加酱油、料酒、鸡汤至熟，淋入湿淀粉、芝麻油炒匀，起锅装盘即成。

营养解析：健脾补血。能补充蛋白质及微量元素，适于食欲缺乏、神倦乏力的产妇。

小贴士

生毛豆用水略煮，然后再剥皮会很容易。

虾仁蛋羹

原料：鸡蛋4个，虾仁100克，鲜豌豆25克，精盐2克，酱油10毫升，料酒10毫升，香油10毫升，淀粉、水淀粉各适量，葱末5克。

做法：

❶ 将虾仁洗净，放入碗中，加入精盐、料酒、鸡蛋液各少许，拌匀后加入淀粉，搅匀浆好。

❷ 炒锅上火，加入适量水烧沸，将浆好的虾仁放入开水锅内，焯熟后捞出，沥去水分。再把豌豆放入开水锅中焯熟，捞出用冷水过凉，备用。

❸ 将鸡蛋液打入汤碗内，搅匀，再放精盐、料酒各少许，同时下入葱末，再注入适量清水，搅匀后上屉蒸10分钟左右，取出即成蛋羹。

❹ 炒锅上火，加入适量清水，再放酱油、精盐、料酒各少许，烧沸后下入焯熟的虾仁、豌豆，撇去浮沫，再用水淀粉勾芡，淋入香油，浇盖在蛋羹上即成。

营养解析：羹软嫩，味鲜香。营养全面丰富，对产妇恢复健康很有利。

红烧猪脚

原料：猪脚1000克，酱油70毫升，精盐少许，白糖20克，料酒10毫升，葱段10克，姜片5克，桂皮4克。

做法：

❶ 猪脚刮洗干净放入锅内，加水煮开后，转小火煮30分钟，捞出凉凉，从趾缝中切开，露出骨头，便于煮烂入味。

❷ 猪脚放锅内，加入清水，置旺火上，再加葱段、姜片、桂皮、酱油、料酒、

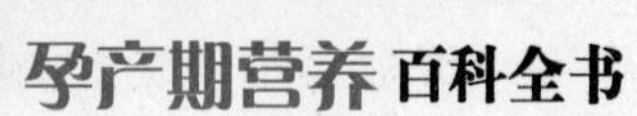

精盐，烧开后转微火炖 2.5 小时左右，至快烂时放白糖，烧至汤汁稠浓即成。

营养解析：此菜金红油润，咸香味美，含有丰富的蛋白质、脂肪、糖类、钙、磷、铁、锌和维生素及尼克酸等多种营养素。

小贴士

70 毫升是普通黄豆酱油的量，用老抽的话要略少，40～50 毫升就可以了。

新妈妈鲜味靓汤

豆腐皮蛋汤

原料：嫩豆腐皮 2 张，鹌鹑蛋 8 个，火腿肉 25 克，水发冬菇、熟猪油、盐、料酒、葱、姜各适量。

做法：

❶ 豆腐皮撕碎，洒少许温水润湿；鹌鹑蛋磕入碗内，加少许盐搅打均匀；火腿肉切末；冬菇切丝；姜洗净切片；葱择洗干净，切成葱花。

❷ 锅置火上，放入熟猪油烧热，下葱花、姜末炝锅，倒入蛋液翻炒至凝结，加水煮沸，放冬菇丝、盐、料酒，再煮 15 分钟，推入豆腐皮，撒上火腿末即成。

营养解析：此汤滋味鲜美，营养丰富。汤中含有蛋白质、钙、磷、铁、锌和维生素 A、维生素 B_1、维生素 B_2、维生素 D、维生素 E 等多种营养素，是产妇的滋补汤菜，有利于早日恢复身体健康。

小贴士

打蛋时放少许清水，可以轻松打匀。

荠菜豆腐汤

原料：嫩豆腐200克，荠菜100克，胡萝卜25克，水发香菇25克，竹笋25克，水面筋25克，精盐、姜末、水淀粉、鲜汤、香油、花生油各适量。

做法：

❶ 将嫩豆腐、竹笋、水面筋分别切成小丁；水发香菇洗净，切成小丁；荠菜择洗干净，切成细末；胡萝卜去根，洗净，入沸水锅中焯透，捞出凉凉，切成小丁。

❷ 炒锅上火，放油，烧至七成热，加入鲜汤、豆腐丁、香菇丁、胡萝卜丁、笋丁、面筋丁、荠菜末、精盐、姜末，烧沸后用水淀粉勾稀芡，淋上香油，出锅即成。

营养解析：清香味浓，鲜咸适口。含有丰富的粗纤维和钙、磷、铁及多种维生素，有止血明目和防治便秘之功效。

小贴士

荠菜、蒲公英等野菜偶尔吃有很好的养生功效，但常吃的话对身体反而不利。

浓米汤

原料：大米100克。

做法：

大米洗净入锅，加水600毫升文火煮，使之成浓粥，约200毫升。

营养解析：米香宜人，富含B族维生素和糖类。

小贴士

大米粥表面凝固的米油是滋阴补肾的佳品，特别适合老人、病人和产妇。

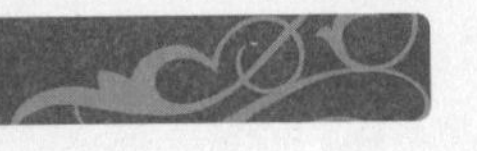

乌鸡白凤汤

原料：乌骨鸡1只（约1000克），白凤尾菇50克，黄酒10毫升，葱、姜、盐各5克。

做法：

❶ 鸡宰后去毛，开膛取出内脏，用水冲洗干净。

❷ 清水加姜片煮沸，放入鸡，加上黄酒、葱，用小火焖煮到酥软，放入白凤尾菇，加盐调味后沸煮3分钟起锅食用。

营养解析：乌骨鸡滋补肝肾的效用较强，食用本食品可补益肝肾、生精养血、养益精髓、下乳增奶，产后补益之功、增乳之效尤妙。

腰花木耳汤

原料：猪腰子150克，水发黑木耳15克，笋花片20克，葱段5克，精盐5克，胡椒粉0.5克，高汤500毫升。

做法：

❶ 将腰子切两半，除去腰臊，洗净，切成片，清水泡一会儿；黑木耳用清水洗净泥沙，备用。

❷ 腰花、黑木耳、笋片一起下水锅煮熟后捞出，放在汤碗内，加入葱段、精盐、胡椒粉，再将烧沸的高汤倒入汤碗内即成。

营养解析：黑木耳有增强补益之效，加强养胃润肺之功，乳母产妇食用，将对肺、胃、肾诸内脏有很好的滋补作用。

小贴士

切腰花，要先把腰子从中间劈开，筋剔掉，从里面下刀，先斜切再直切。

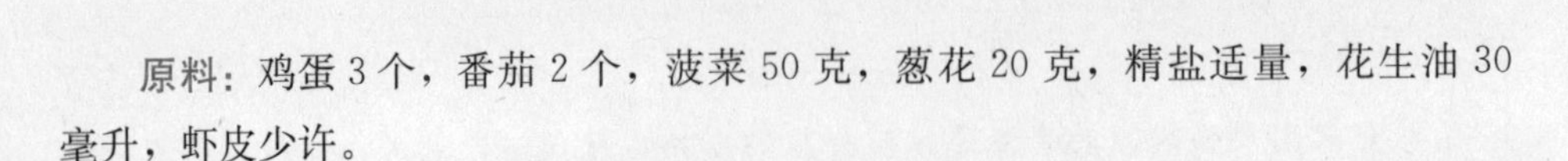

番茄蛋汤

原料：鸡蛋3个，番茄2个，菠菜50克，葱花20克，精盐适量，花生油30毫升，虾皮少许。

做法：

❶ 将番茄洗净，放入开水锅中焯一下，去皮、籽，切成块；将鸡蛋磕入碗中搅匀；菠菜择洗干净后切段。

❷ 炒锅上火，放入油烧热，下入葱花炝锅，放入虾皮，倒入适量开水烧沸，放入菠菜、番茄块、精盐，沸后淋入鸡蛋液，再沸后即成。

营养解析：清淡爽口，汤鲜美，微酸。含有蛋白质、钙、磷、铁、胡萝卜素等营养成分，对产妇恢复健康有益。

小贴士

番茄用开水焯一下，再炒菜或者做汤都不容易散架，缺点是会流失一部分维生素。

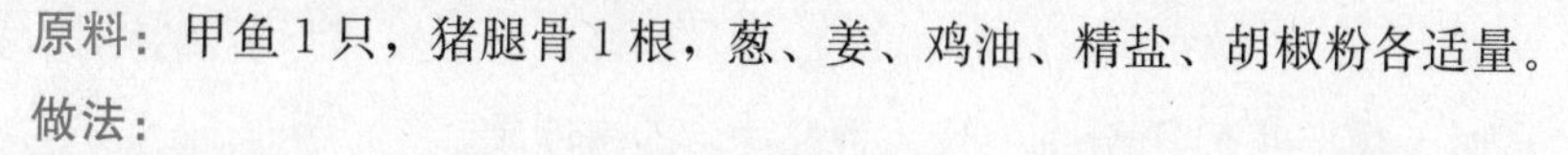

清炖鳖汤

原料：甲鱼1只，猪腿骨1根，葱、姜、鸡油、精盐、胡椒粉各适量。

做法：

❶ 将猪腿骨砍断，加清水炖汤，汤烧沸后，去除浮沫，再放葱、姜、胡椒粉，小火炖煮1～2小时。

❷ 将甲鱼宰杀，用开水烫泡后，剥除外膜，沿甲壳四周剖开，掀起甲壳，去掉内脏，将肉和甲壳均剁成3厘米×2厘米左右的块，随冷水入锅烧沸，去除浮沫，捞出再用清水洗净血污。

❸ 将备好的骨汤烧开，放入甲鱼块，汤再沸后，改用小火炖1小时左右。拣出葱、姜和猪腿骨，加盐和少许鸡油即成。

营养解析：汤汁清醇，肉滑细嫩，肥鲜浓香。滋阴补血，清虚热，尤其适宜产后失血过多、阴血亏损，或烦热、盗汗、手足心热等阴虚阳亢、形体消瘦者。

小贴士

可加瘦猪肉和适量当归。身体壮实者和产后三日内不宜食用。

黄芪羊肉汤

原料：黄芪片30克，羊肉1000克，桂圆肉10克。

做法：

❶ 将羊肉用开水烫一会儿，去除腥膻味，切成块。

❷ 锅内放清水，加入羊肉、黄芪和桂圆肉，烧沸后，改小火炖至羊肉酥烂。

营养解析：温阳补虚，敛汗。尤适宜产后畏寒怕冷、出汗多者。

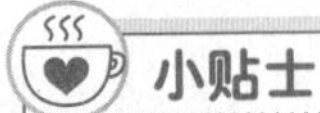

小贴士

可用当归60克和乌骨鸡1只代替桂圆肉和羊肉。或人参6克、淮山药20克和大枣20枚代替黄芪和桂圆肉。

大排蘑菇汤

原料：大排骨500克，鲜蘑菇150克，番茄50克，黄酒15毫升，精盐5克。

做法：

❶ 将每块大排骨用刀背拍松，再敲断骨髓后加黄酒、盐腌15分钟。

❷ 番茄切成片。锅内放清水烧沸，放入大排骨，撇去浮沫加黄酒，用微火煮30分钟，加入蘑菇再煮10分钟，投入番茄片，煮沸即成。

营养解析：汤鲜味美，口感极佳。富含钙、磷质。

小贴士

拍松大排骨是为了让其中的钙、磷等矿物质和微量元素更容易进入汤中。

新妈妈滋补粥品

小米粥

原料：小米 100 克，红糖适量。

做法：

以小米煮粥，粥熟加红糖调匀，随意服食。

营养解析：适应气血虚弱导致的产后乳汁清稀、乳房塌软、不胀不痛、神疲、面色无华等症。

小贴士

红糖不宜长时间加热，所以熬粥的时候基本都是快出锅的时候才放糖。

苋菜粥

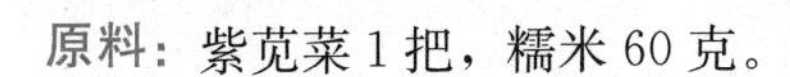

原料：紫苋菜 1 把，糯米 60 克。

做法：

把苋菜用水煎汁，取汁和糯米共煮粥，空腹食用。

营养解析：富含蛋白质，其所含蛋白质比牛奶中的蛋白质更能充分被人体所吸收。钙、铁含量是鲜菜中最多的，尤适合于产妇微量元素的补充。

小贴士

也可等粥熬好了，出锅前停火，将新鲜的苋菜叶子撒在粥表面，完全盖住，等 5 分钟左右，取掉叶子喝粥。

芡实粥

原料：芡实 150 克，糯米 150 克，白糖或红糖少量。

做法：

芡实新鲜者研烂如膏，陈者研烂如粉。糯米淘洗干净，两者同煮成粥。食时加少量白糖或红糖。

营养解析：健脾胃，止泻痢。适宜产后服用，尤其适宜于脾胃虚弱、反复腹泻者。

小贴士

消化系统有问题者慎用。

赤小豆粥

原料：赤小豆 150 克，糯米 150 克，红糖或食盐少量。

做法：

将赤小豆、糯米淘洗干净，同煮成粥，食时加少量红糖，或在煮粥时加少量食盐。

营养解析：健脾益气生乳，利尿消肿。凡产后均可选用，对于乳汁缺乏、产前水肿者尤宜。

小贴士

赤小豆、绿豆等熬粥很难煮烂，可以事先用清水泡 6～8 小时，煮粥的时候加一点小苏打。

皮蛋瘦肉粥

原料：大米 150 克，瘦猪肉 250 克，水发腐竹 50 克，无铅皮蛋 2 个，麦片 30 克，生油 40 毫升，精盐 15 克。

做法：

❶ 将瘦肉切成两块，用精盐 10 克分别在肉块上涂匀，放入冰箱腌渍一夜，成为咸瘦肉；腐竹洗净，切粒；无铅皮蛋去壳洗净，切成数块；大米洗净，用精盐 5

克、生油20毫升拌匀，成为油盐米。

❷ 将清水（2000毫升）放入锅内烧沸，倒入油盐米、腐竹粒，并稍加搅拌，煮15分钟，放入洗净的咸瘦肉、1个无铅皮蛋、麦片及剩下的生油，继续煮10分钟后，改用小火再煮30分钟，视粥呈乳糊状时即可离火，瘦肉捞起，撕成肉丝，并与剩下的皮蛋块一起放入粥内，煮沸后，即可放入精盐调味。

营养解析：益气养阴，养血生津，益精髓，补脏腑，解暑热。

小贴士

劣质皮蛋在加工过程中会释放一些有害人体的化学物质，无铅皮蛋最好在超市买正规厂家生产的。

枣桃粥

原料：大枣15枚，核桃仁60克，糯米200克。

做法：

核桃仁捣碎，大枣去核，与糯米同煮成粥。

营养解析：温阳补肾，健脾益气，润肠通便。尤适宜产后肾虚腰痛、畏寒怕冷、便秘者。

小贴士

产后便秘者，也可以用红薯或菠菜与糯米煮粥。

茭白猪肉粥

原料：茭白100克，猪肉末50克，干香菇25克，精盐5克，猪油25毫升，粳米100克。

做法：

❶ 先将茭白洗净切细丝；香菇水发后切末。猪油下锅，加猪肉末炒散，加入茭白、香菇、精盐炒入味，盛入碗中，备用。

❷ 将粳米淘洗干净，加水1000毫升，先用旺火烧开，再转用文火熬煮成稀粥，加入备料，搅匀，稍煮片刻。日服1剂，分数次食用。

营养解析：清热解毒，除烦止渴，通利二便，催乳。适用于高血压、大便秘

结、心胸烦热、小便不利、伤暑泄泻、湿热黄疸、产后缺乳等症。

小贴士

茭白切丝时要顺着纹络切，这样吃起来脆爽可口，否则口感会比较干涩。

猪骨番茄粥

原料：番茄3个（重约300克）或山楂50克，猪骨头500克，粳米200克，精盐适量。

做法：

❶ 将猪骨头砸碎，用开水焯一下捞出，与番茄（或山楂）一起放入锅内，倒入适量清水，置旺火上熬煮，沸后转小火继续熬半小时至1小时，端锅离火，把汤滗出，备用。

❷ 粳米洗净，放入沙锅内，倒入番茄骨头汤，置旺火上，沸后转小火，煮至米烂汤稠，放适量精盐，调好味，离火即成。

营养解析：此粥黏糯适口，营养丰富。含有丰富的蛋白质、脂肪、糖类和钙质、胡萝卜素等多种营养素。

小贴士

猪骨头选用带骨髓的猪棒骨或猪腔骨。

绿豆粳米粥

原料：绿豆30克，粳米100克。

做法：

将绿豆、粳米淘洗干净，把绿豆、粳米放入锅内，加水约500毫升，煮到米烂汁黏时即可离火食用。每天服食1～2次。

营养解析：绿豆是非常好的解暑食品，与粳米同食，为夏季解暑佳品，且因本品并非过于寒凉，不会滞胃凉脾，是产后防暑、解暑佳品。

小贴士

绿豆性凉，有解暑的功效，尤其适合在夏秋炎热的季节食用。

龟肉糯米粥

原料：乌龟1只（约250克），姜、葱各30克，糯米100克，胡椒粉1克，料酒25毫升，盐各适量。

做法：

❶ 将乌龟去甲壳、头、尾、爪及皮，切成小块，再用开水烫煮片刻，捞起刮去皮膜，备用。

❷ 龟肉放在蒸盘内，加入料酒、姜、葱、盐，蒸至熟烂，拣去姜葱，备用。

❸ 糯米洗净煮成粥，放入龟肉及汤汁，加胡椒粉调味即成。

营养解析：本品可补阴益血、除风湿痹、止血痢、止泻血，主治女性产后体虚不复、子宫脱垂。

小贴士

乌龟性凉，所以加工的时候一定要放一点姜来中和一下。

墨鱼粥

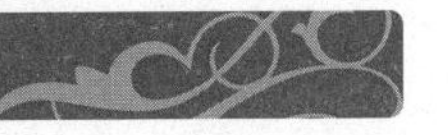

原料：墨鱼250克，猪脚1只，粳米60克，姜、料酒、盐各适量。

做法：

将鲜墨鱼洗净切片，猪脚去毛洗净切块，同粳米加水适量，炖至米开花、粥稠、猪脚熟透，再入姜、料酒、盐调味，随意服食。

营养解析：含较多蛋白质和多肽类物质，脂肪甚少，还有一定量的无机盐、维生素、钙、磷、铁等。所含多肽有抗病毒、抗放射线作用。有健脾、利水、止血、止带、温经之功效。

小贴士

生猪蹄往往毛处理得不是特别干净，可以将猪蹄用煤气灶的小火翻转着烧一遍，会有一些发黑的地方，用刀刮干净即可。

什锦鸡粥

原料：鸡翅1只，虾15只，葱10克，生姜1片，干香菇3个，大米300克，青菜适量，食油5毫升，鸡汤、盐各适量。

做法：

❶ 鸡翅洗净，用沸水烫一下取出，切成小块；葱和姜均拍碎。

❷ 锅内倒入水，加入5毫升油，把鸡翅、姜、葱倒入，用旺火煮开后，改用文火再煮，去其浮油。

❸ 香菇泡开，去蒂，切成小块；青菜洗净，切成小块；把大米淘洗干净；虾去壳，去掉肠泥，洗净后切细，用开水烫一下，捞出滤干。

❹ 锅置火上，把大米倒入锅内，再加入鸡汤，用中火煮开，米煮约25分钟后，依次加入虾、香菇块、青菜块及盐搅匀，待菜熟后，盛入碗内即成。

营养解析：含有丰富的蛋白质、脂肪、糖类、钙、磷、铁、维生素等多种营养素。

小贴士

这里说的鸡翅是鸡全翅，也可用3个翅中或6个翅尖代替。

阿胶粥

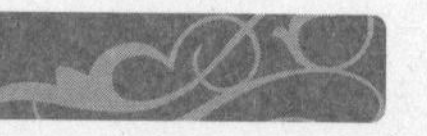

原料：阿胶25克，糯米150克，红糖适量。

做法：

将糯米洗净入锅熬熟，加入阿胶，待阿胶完全溶化后即可食用，服食时加入适量红糖。

营养解析：阿胶是滋补阴血良品，尤其用于女性产后进补。适用于女性产后失血、经期出血过多及体虚乏力，四季皆宜。

小贴士

阿胶和红糖都是补血佳品，尤其适合产后恢复的妈妈。

大枣桂圆粥

原料：小米、大枣、红糖各100克，桂圆肉50克。

做法：

❶ 将小米淘洗干净，大枣与桂圆也都洗干净；沙锅置火上，放入适量清水，烧开下小米，然后放入大枣、桂圆，煮开后，改用小火。

❷ 当小米快烂时，加入红糖，继续煮至粥稠时即可。

营养解析：健胃益脾，安神补血。含有丰富的糖类和较多的B族维生素、维生素C、钙、铁等营养物质。

小贴士

妈妈如果阴虚内热的话，可去掉桂圆肉。

鲫鱼小米粥

原料：活鲫鱼1条（300克左右），小米100克，丝瓜仁10克，花生油和精盐各适量。

做法：

❶ 将小米淘洗干净后，放入锅内加水煮开；将活鲫鱼开膛去鳞、内脏挖鳃，冲洗后控水，用花生油在炒锅内煎黄，放入小米锅中。

❷ 再将丝瓜仁、精盐放入锅内一同煮，开锅后改为小火煮10分钟即可。一边吃鱼一边喝粥。

营养解析：小米稀软，鲫鱼清香鲜嫩。含有高质量的动物蛋白质，以及有利于宝宝生长发育的多种矿物质和维生素，是通经下乳的佳餐。

小贴士

有些人可能不喜欢鱼和小米共煮的味道，可以鱼熬汤、小米做粥一起吃。

新妈妈营养主食

猪蹄面

原料：挂面、青菜各100克，猪蹄1只，酱油、白糖、鲜汤、精盐、葱、姜、油、料酒各适量。

做法：

❶ 把猪蹄清理干净，切块，放酱油拌匀。

❷ 锅置火上，注油烧热，下入猪蹄炒至变色，下入葱、姜煸出香味，烹料酒，放入沙锅中，加水烧开，转小火，煮至酥烂，放入酱油、白糖、精盐等调味品。

❸ 面条放入开水锅中煮熟，取出，放冷水中过凉，再放回热水中浸热，捞出、沥干，放碗中。

❹ 锅置火上，注入鲜汤，烧开后，放入青菜，再浇在面条碗中，将猪蹄连汁放在面条上，即可食用。

营养解析：肥润可口。含胶体蛋白质，具有催乳作用。

小贴士

勿将猪蹄与面同煮。

清炖鸡肉面

原料：熟面条、鸡块各300克，香油10毫升，精盐10克，料酒5毫升，葱段8克，姜片5克，大料2克，桂皮2克。

做法：

❶ 将鸡块放入沸水锅内浸烫一下，捞出洗净沥水，将鸡块放入锅内，加清水、葱段、姜片、大料、桂皮，煮沸后加入料酒，转大火炖30分钟，至鸡块熟烂。

❷ 将面条下入鸡块汤内，稍煮一下，加入精盐，将鸡块、面条和汤分别盛入放有香油的碗内即可食用。

营养解析：本品能健脾益气、养血生精、补益五脏、增补精髓、滋养肌肉，因此具有很好的补益作用。此外，产妇食之还有很好的通便作用，能防止产后便秘。

小贴士

面条最好用手擀面。

鸡肉龙须面

原料：龙须面100克，青菜150克，香菇10克，光嫩母鸡50克，冬笋80克，水发黑木耳15克，精盐、料酒、猪油、胡椒粉、大葱、生姜各适量。

做法：

❶ 将鸡肉斩成块，下入沸水锅中烫一下捞出，再用清水冲洗干净；把冬笋切成滚刀块；黑木耳洗净；葱切成段；姜切成片。

❷ 锅内加猪油烧热，放入葱、姜、鸡块略煸一下，烹入料酒，加入清水和冬笋块，改用小火炖1小时后，除去葱、姜。再加精盐、胡椒粉，用旺火熬至汤汁呈白色时，将黑木耳、香菇下锅略滚一下，盛起装入大汤碗中。

❸ 锅置火上，加入一碗鸡汤、一碗清水烧开，下入龙须面煮熟，放青菜即成。

营养解析：鸡酥汤浓，味鲜可口，最适产妇食用。含有高质量蛋白质、脂肪、多种无机盐和维生素，能促进乳汁分泌。

小贴士

冬笋含有较多草酸钙，患尿道结石、肾炎的人不宜多食。

鸡丝汤面

原料：煮熟的鸡蛋面条200克，熟鸡肉100克，紫菜10克，香菜25克，熟猪油30毫升，酱油25毫升，盐1.5克，葱花8克，姜末2克，鲜汤300～400毫升，

香油 8 毫升。

做法：

❶ 将熟鸡肉用刀切丝或用手撕成细丝；香菜择洗干净，切成 3 厘米长的段；紫菜洗净，用手撕成小块；现煮熟的面条分别盛入碗内。

❷ 锅置火上，放油烧至七成热，下葱花、姜末炝锅，煸出香味后，倒入鲜汤烧开，撇去浮沫，加酱油、盐，调好口味，撒入香菜、紫菜拌匀，淋香油，分别舀入面条碗内，再把鸡肉丝放在面条上即成。

营养解析：面柔滑润，汤汁清香，鸡肉鲜嫩。此汤面营养丰富，产妇食用，有利于身体恢复。

小贴士

熟鸡肉可选鸡胸脯肉，用水煮熟。

乌骨鸡汤面

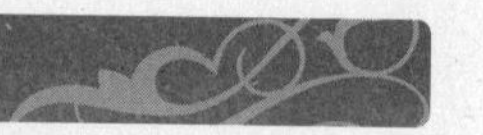

原料：活乌骨鸡 1 只（约 750 克，实用 25 克），白凤尾菇 50 克，黄酒 25 毫升，葱 15 克，姜片 5 克，精盐 3 克，龙须面 50 克，青菜叶 50 克。

做法：

❶ 将鸡宰杀后按常法处理。清水锅内加姜片煮沸，放入鸡，加上黄酒、葱、姜片，用微火焖至酥软。

❷ 取鸡汤 1 碗加清水 1 碗放入锅中烧开，下入龙须面煮开后，放入白凤尾菇和青菜叶，加盐调味，再煮沸 1 分钟即成。食汤面时可同食鸡肉。

营养解析：营养丰富，有温补气血作用。含优质蛋白质、糖类、钙、镁及维生素。

小贴士

不宜用高压锅。

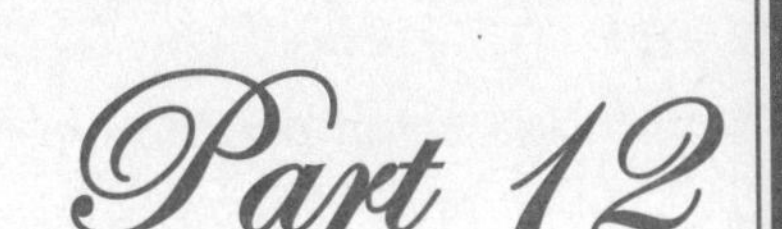

Part 12

孕产期常见症状食疗

孕早期

感冒

怀孕期间，准妈妈的鼻、咽、气管等呼吸道黏膜多有肥厚，水肿，充血等现象，抗病能力下降，所以容易感冒。一旦感冒了，要及时去医院就诊，分清是普通的小感冒，还是病毒性的流行性感冒。如果是一般的小感冒，且程度较轻，不发烧，或发烧时体温不超过38℃，可以不用治疗，对胎宝宝也不会产生影响。准妈妈只需注意多喝白开水，保持睡眠充足，多吃水果和绿色蔬菜，注意保暖等即可。但如果患有流行性感冒或感冒比较严重，高烧达39℃以上，感冒症状持续3天以上，就必须在医生指导下，进行针对性的治疗，以免胎宝宝受影响。

孕期不同阶段的感冒要区别对待

❶ 孕早期感冒：一般来说，孕早期是胚胎形成的关键时期，要禁用一切药物。可以在医生指导下，采取非药物疗法来进行治疗。

❷ 孕中期感冒：要慎用药，像庆大霉霉、链霉素、卡那霉素等对听神经有损害的药物最好不用。

❸ 孕晚期感冒：到了孕晚期，药物一般对胎宝宝都没有太大的影响了。感冒后，可以在医生指导下按常规方法治疗。不过一般不要使用抗生素之类的药物。

日常饮食护理建议

❶ 选择容易消化的流质饮食

感冒期间抵抗力较差，身体需要休息，进食应以易消化的食物为主，如菜汤、稀粥、蛋汤、蛋羹、牛奶等，以免身体耗费过多。

❷ 保证水分的供给

多喝温开水，也可适当喝点果汁，如猕猴桃汁、红枣汁、鲜橙汁、西瓜汁等，以促进胃液分泌，增进食欲。

❸ 增强抵抗力

多吃含维生素C的食物，如番茄、

苹果、葡萄、枣、草莓、甜菜、橘子、西瓜及牛奶、鸡蛋等。维生素C能抑制新病毒合成，有抗病毒、增强抵抗力的作用。

❹ 预防感冒重在增强体质

准妈妈要合理营养，增强体质，平时适当多吃含维生素丰富的蔬菜、水果和蛋白质含量高的食物，以增强机体免疫力。同时还应多饮水，多排尿，及时排除体内毒素，增强身体抵抗力，抵抗感冒病毒的侵袭。

❀ 鸭梨粥

原料：鸭梨1个，大米100克。

做法：

❶ 鸭梨洗净去核，切小块。

❷ 炖锅内加水500毫升，下入鸭梨块，水煎30分钟，去渣取汁。

❸ 将大米放入汁液中，用梨汁小火煨粥20分钟即可。

营养解析：鸭梨味道清甜，对准妈妈感冒发热、咽干口渴都有帮助。

❀ 薄荷大米粥

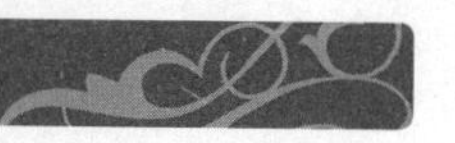

原料：大米100克，新鲜薄荷30克，冰糖适量。

做法：

❶ 将薄荷洗净，加水煎汤（不宜久煎，一般两三分钟即可），去渣取汁。

❷ 大米淘洗净，放入锅中，加水适量，小火煮粥，待粥将熟时，加入冰糖及薄荷汤，煮熟即可。

营养解析：薄荷可提神醒脑、镇静情绪、疏散风热、清利头目、利咽透疹、疏肝行气。可治外感风热、头痛、目赤、咽喉肿痛。

❀ 菊花核桃仁粥

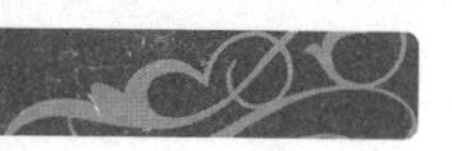

原料：大米100克，菊花、核桃仁各15克，冰糖适量。

做法：

❶ 菊花洗净，去杂质；大米淘洗干净。

❷ 锅置火上，放入大米、菊花、核桃仁，加入适量水，先以大火煮沸再转小火熬煮约 45 分钟。

❸ 待米烂粥稠时加入冰糖，搅拌均匀即可食用。

营养解析：菊花性味甘苦而温，散风热，补肝肾，降血压，是治疗感冒、咳嗽、食欲缺乏的良药。

桑菊粥

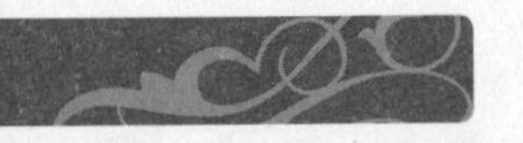

原料：大米 100 克，芦根 15 克，冬桑叶 10 克，菊花 9 克。

做法：

❶ 将冬桑叶、芦根洗净，切碎与菊花加水适量一同煎约 5 分钟，滤渣取汁，备用。

❷ 大米洗净后加适量水煮成稀粥，至粥熟后，倒入药汁，再煮片刻即可服用。

营养解析：桑菊粥有清肝明目、疏风散热、除湿痹、解疮毒的功效。适用于治疗风热感冒引起的目赤头痛、高血压、头晕耳鸣、咽喉肿痛、疔疮肿毒等症状。

孕吐

有些孕妈妈在怀孕早期，常感到恶心，甚至呕吐大作，有些则完全没有这些现象，这都是正常的。不过，通常孕吐会在怀孕 4 个月后便逐渐减轻以至消失，所以孕妈妈无须过分紧张，只要注意调节饮食习惯，便可较舒服地度过这一阶段。

日常饮食护理建议

❶ 孕吐反应多数在清晨空腹时较重，干食可减轻呕吐。如起床前，为了减轻呕吐，可先吃些烤面包干、馒头干、饼干等食品，然后躺半小时左右，再慢慢起床，可有效防止呕吐。

❷ 水分补充对孕妈妈很重要，但不要怕吐，吐了以后再喝，反复几次就不会再吐了。饮料里还可加少许食盐，以防呕吐造成低钠现象。

❸ 晚上孕吐反应较轻，食量可适当增加，必要时，睡前可再加一餐，以满足孕妈妈与宝宝的营养需要。

❹ 吃含较多淀粉质及糖分的食物似乎可以减轻孕吐，例如饼干、面包、马铃薯等。

❺ 也可以少食多餐，将一日三餐的食物分为六七次吃，在你“感觉较好”的时间才进食。

❻ 避免吃刺激性的食物（如味道太浓烈辛辣、油腻的糕饼、油煎食物等）

以及闻刺鼻的气味（如烟雾、烹调时的气味等），会对孕吐稍有帮助。

绿豆粥

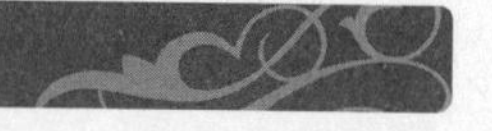

原料：绿豆 50 克，粳米 250 克，冰糖适量。

做法：

将绿豆、粳米淘洗干净；沙锅内放入适量清水，放入洗净的绿豆、粳米，用旺火烧沸，转用文火熬成粥，然后加入冰糖，搅拌均匀即可。

营养解析：甜香，粥稠。有清肝泻火、和胃止呕的功效，可防治呕吐苦水或酸水或肝火犯胃的妊娠呕吐。

小贴士

绿豆性凉，所以绿豆粥和绿豆汤最适合在夏天食用，如果是冬天怀孕，则可采用其他方式缓解孕吐。

白术鲫鱼粥

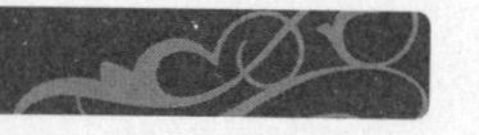

原料：白术 10 克，鲫鱼 30～60 克，粳米 30 克。

做法：

白术洗净，先煎取汁 100 毫升，将鱼与粳米煮粥，粥煮好后入药汁和匀，再根据患者口味入盐或糖食用。每天 1 剂，连服 3～5 日为 1 疗程。

营养解析：能有效防治孕吐。

小贴士

消化不好、胃胀、腹胀的人禁用。

糯米粥

原料：糯米 30 克。

做法：

将糯米淘洗干净；锅置火上，加适量清水，放入糯米，用旺火烧开后，改用小火煮至粥熟即可。

营养解析：米香，粥稠。有暖脾胃、补中益气的作用。适于孕后发生呕吐，服药不见效者。

小贴士

糯米粥煮的时间可以长一点，时间越长补阴的效果越明显。

佛手姜汤

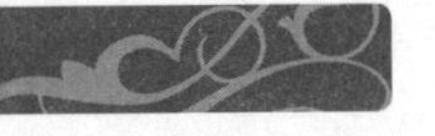

原料：佛手 10 克，生姜 6 克，白糖适量。

做法：

❶ 生姜去皮，与佛手一起放入清水中洗净，取生姜切成片，备用。

❷ 将沙锅洗净，把生姜片、佛手放入锅内，加清水适量，置于火上煮 1 小时，去渣留汁，加入白糖即成。

营养解析：疏气宽胸，和胃止呕。适用于妊娠恶阻、肝胃不和而引起的胸闷、疼痛作胀。

小贴士

佛手选择果皮鲜绿色、细嫩、未硬化，果皮表面纵沟较浅者为佳。

砂仁蒸鲫鱼

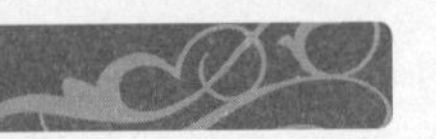

原料：鲫鱼 1 条（约 450 克），砂仁 6 克，生姜 15 克，精盐适量，淀粉、花生油各少许。

做法：

❶ 将鲫鱼去鳞、鳃、内脏，洗净后沥干水，备用。

❷ 将砂仁研末，生姜剁成细末，用花生油和精盐拌匀，放入鱼腹中。

❸ 用淀粉封鱼腹切口，放置鱼盘内，盖严隔水蒸熟即可。

营养解析：具有健脾开胃、利湿止呕的功效。适用于脾胃虚弱所致的妊娠呕吐。

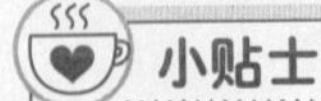

小贴士

阴虚、肥胖女性慎用。

椒面羹

原料：川椒10克，面粉150克，精盐、豆豉各少许。

做法：

❶ 把川椒洗一洗，沥干，研成末，备用；将面粉加少许水，揉和，展平，做成面条，备用。

❷ 在锅里加清水适量，置于火上，旺火煮沸，下入面条，煮一会儿，放入精盐、豆豉少许做羹，再加入川椒末与面条调匀即成。

营养解析：温胃散寒，镇痛止呕。妊娠腹痛或因寒伤脾胃引起的心腹疼痛、呕吐、食不能下等症。

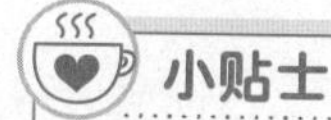

小贴士

川椒即花椒，是大热的食品，每次食用不宜过多。

生姜韭菜生菜汁

原料：生姜20克，韭菜50克，生菜50克。

做法：

❶ 将韭菜、生菜、生姜分别洗净，一起捣烂。

❷ 取汁去渣即可。

营养解析：有研究表明，生姜对缓解孕期恶心呕吐症状有一定效果，可能比一些制剂有效。每天服用该菜汁2次，7天为1个疗程，可以明显缓解孕吐。

鲜柠檬汁

原料：鲜柠檬500克，白糖250克。

做法：

❶ 将柠檬去皮、去核，切成小块，放入盆中，加入白糖腌渍4小时。

❷ 将柠檬块连同白糖水一起倒入榨汁机中，搅打成汁即可。

营养解析：柠檬口味酸甜，可起到开胃、止吐的作用。

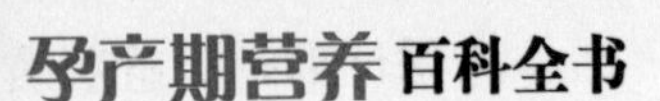

小贴士

孕妈妈若不喜太甜，可以加入适量凉开水调和饮用。

丁香梨

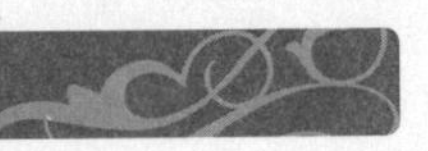

原料：梨500克，丁香15克，冰糖20克。

做法：

❶ 将梨削去皮，洗净，用竹扦均匀地在表面戳15个小孔。

❷ 将丁香插入小孔，放入带盖的碗中，加盖，放入蒸笼，蒸40分钟，取出拣去丁香。

❸ 将冰糖加水放入锅中，加热熬成糖汁，浇在梨上即可。

营养解析：丁香可行气和胃，降逆止呕，对孕妈妈妊娠呕吐有一定的治疗功效。另外梨与丁香同蒸后，寒性大减，可以帮助孕妈妈生津消食，同时也会起到益胃降逆的效果。

心烦

孕妈妈在妊娠期间，由于热邪扰心，而出现烦闷不安、闷闷不乐或烦躁易怒等现象。主要分阴虚、痰火两类。

阴虚妊娠心烦：素体阴虚，孕后血聚养胎，阴血益感不足，心火偏亢，热扰心胸，而致心烦。症见：心中烦闷，坐卧不宁，或午后潮热、心烦，口干咽燥，干咳无痰，渴不多饮，小便短黄，舌红，苔薄黄而干，脉细数而滑。宜用清热养阴、安神除烦之药膳治疗。

痰火妊娠心烦：素有痰火积于胸中，孕后阳气偏盛，阳盛则热，痰热互结，上扰于心，遂致心烦。症见：妊娠心胸烦闷，头晕心悸，胸脘满闷，恶心呕吐，苔黄而腻，脉滑数。宜用清热化痰之药膳治疗。

烦躁是一种十分有害的心理状态，孕妈妈烦躁的时候，血液中的激素和有害化学物质浓度会剧增，并通过胎盘进入胎宝宝体内，使胎宝宝直接受害。烦躁时还会导致孕妈妈体内的白细胞减少，从而降低机体的免疫能力，宝宝出生后的抗病能力也会减弱。

日常饮食护理建议

❶ 自我安慰法：发火前克制一下自己，可以对自己说："不能发脾气，宝宝

正在看着我呢。”

❷ 转移法：碰到让自己心烦的小事，尽量尝试转移一下话题或做点别的事情，转移一下注意力，去看看电影、听听音乐，观赏一下美好的风景，呼吸户外的新鲜空气等，都会使自己的心理放松，气闷的心理得到缓解。

❸ 倾诉法：孕期千万不要一直把自己关在家里，经常和朋友一起坐坐，碰到心烦的事情还可以和自己的好朋友倾诉一下，将坏情绪发泄掉。

❹ 对于准爸爸来说，也许你也很累，但是记住，孕妈妈唯一能依靠的就是你，遇到孕妈妈心烦，尤其是不讲道理的心烦，准爸爸要体谅和克制。

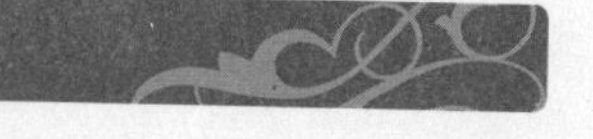

地黄枣仁粥

原料：生地 30 克，酸枣仁 30 克，粳米 100 克。

做法：

枣仁研细，水煎取汁 100 毫升，生地水煎取汁 100 毫升。粳米洗净，煮成粥加入药汁，再煮沸。早晚温服。

营养解析：滋阴、清热、除烦，适用于阴虚所致妊娠心烦。

小贴士

肠胃有问题期间要慎用。

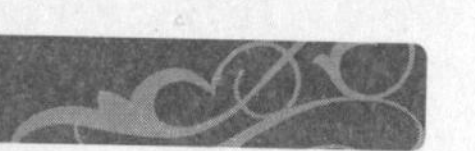

海橘饼

原料：胖大海 500 克，广柑 500 克，白糖 100 克，甘草 50 克。

做法：

❶ 将胖大海、甘草加水炖成茶。

❷ 将广柑去皮核，放小锅中，加白糖 50 克，腌渍一日，至广柑肉浸透糖，加清水适量，文火熬至汁稠，停火。

❸ 将每瓣广柑肉压成饼，加白糖 50 克，搅匀后倒入盘内，通风阴干，装瓶。每次服 5～8 瓣，用已做好的胖大海甘草茶冲下，每天 3 次。

营养解析：清热、燥湿、化痰，适用于痰火所致的妊娠心烦。

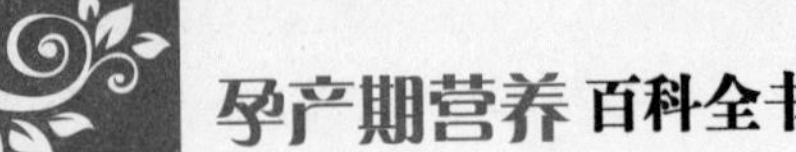

小贴士

感冒期间要慎用。

失眠

孕妈妈很容易陷入精神不稳定的状态，整天心神不定，上床后自然辗转反侧，一夜难眠。此外，多尿及出汗也可能是难以安睡的原因之一。

怀孕后，准妈妈身体的变化，使得多年来养成的最佳睡眠姿势和习惯变得不再舒适，从而辗转难眠，即使睡着了也很容易醒。

此外，准妈妈怀孕后心理压力会加大，特别是有的准妈妈信心不足，总担心宝宝不健康或自身健康条件不好，怕引发流产等，从而变得多梦，甚至噩梦不断。还有，体内激素改变也是影响准妈妈睡眠的一个因素。

对准妈妈来说，孕期失眠不仅影响心情，对整个身体都可能造成伤害。睡眠不足容易导致身体免疫力下降，使得准妈妈对各种疾病的抵抗力减弱，从而容易患高血压、糖尿病、肥胖、心脏病等。这些疾病都可能给准妈妈和宝宝的健康造成一定的影响。

日常饮食护理建议

❶ 及时补钙

有时晚间腿抽筋症状提示可能缺钙、镁及B族维生素等，要注意补充，可以在睡前喝一杯温牛奶，还应该多吃蔬菜和水果。

❷ 睡前吃些有利睡眠的食物

入睡前3小时可以吃些有利于睡眠的食物，比如一杯温热的牛奶或者常温的酸奶，感觉饥饿时还可以吃少量饼干、面包等。

还可适当吃一些安神养神的食物，比如核桃、桂圆、莲子、百合等，这些食物可以调养心神，对神经衰弱、失眠健忘都有不错的疗效。

❸ 临睡前不要大量进食

晚饭最好安排在睡前4小时左右，因为过于饱腹反而会降低睡眠质量。

❹ 睡前少喝水

为了避免晚间频繁起夜上厕所，建议孕妈妈在白天保证水量的前提下，临睡前的2个小时不再喝水，此外，睡前不要喝咖啡、浓茶等易引起兴奋的饮料。

❺ 保持心平气和

平日多外出散步，看些有益身心的读物，欣赏柔和悦耳的乐曲，或看一部令你开怀的电影，都可以令你心情轻松。临睡前，泡一个温水浴，穿轻薄、全棉的睡衣，饮一杯热牛奶也会有帮助，上床后再来几个深呼吸，并放松全身，可有助安睡到天明。

牛肉桂圆汤

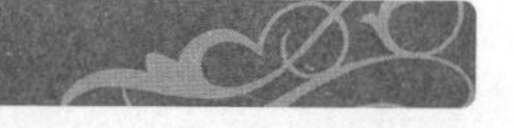

原料：桂圆肉100克，牛肉200克，盐适量。

做法：

牛肉、桂圆肉洗净，备用；将材料放入煲中，注入清水，煲上2小时，加盐调味即成。

营养解析：桂圆肉有补心安神作用。这款汤简单易做，是失眠人士的最佳食疗汤。

小贴士

可以放一点葱、姜、蒜等调味品，最好不要放辣椒。

双喜炖梨

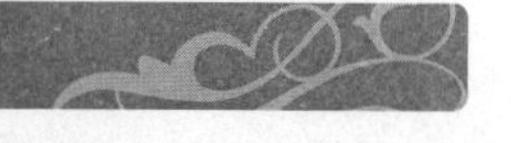

原料：水梨1个，新鲜莲子10颗，糯米50克，冰糖5块，精盐适量。

做法：

❶ 新鲜莲子与糯米洗净，两者加冰糖及水半杯蒸25分钟成馅料。

❷ 水梨洗净，蒂头先切掉，再挖除籽核呈空心状，略泡盐水。

❸ 将馅料填入水梨中，移入蒸锅，以中火滚水蒸2小时，即可取出。

营养解析：莲子具补中益气、调养精神之疗效，怀孕中的准妈妈，因为胎宝宝压迫使代谢缓慢，建议可食用莲子减轻脚部水肿，安宁精神，让睡眠平稳。

百合绿豆

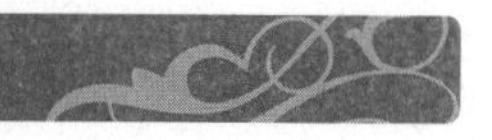

原料：大米、绿豆各100克，百合50克，红糖适量。

做法：

❶ 将百合洗净，去泥沙；大米、绿豆淘洗干净。

❷ 将大米放锅内，加水300毫升，放入百合、绿豆。

❸ 用大火烧沸，再用小火煮熬1小时，加入红糖拌匀即成。

营养解析：百合含有一些特殊的营养成分，如百合苷、秋水仙碱等多种生物碱，这些成分综合作用于人体，不仅具有良好的营养滋补之功，而且还具有养心安神、润肺止咳的功效；绿豆具有清热解毒、消暑除烦、止渴健胃、利水消肿之功效。

芝麻鸽蛋

原料：鸽蛋 10 个，芝麻 75 克，面粉 30 克，白糖、油各适量。

做法：

❶ 芝麻淘洗干净，倒入锅中用小火炒香，凉凉后碾成粉，入碗，加白糖拌匀。

❷ 鸽蛋煮熟，凉凉，剥去壳，滚上湿面粉。

❸ 炒锅上火，倒油烧至五成热，放入滚上面粉的鸽蛋炸至浅黄色，倒入漏勺沥油，放入芝麻糖中滚匀装盘即成。

营养解析：芝麻有镇静和催眠的作用，鸽蛋有安神益脑的功效，两者搭配能够有效防治准妈妈失眠。

百麦安神饮

原料：小麦、百合各 25 克，莲子肉、首乌藤各 15 克，大枣 2 个，甘草 6 克。

做法：

❶ 把小麦、百合、莲子、首乌藤、大枣、甘草分别洗净，用冷水浸泡半小时，倒入净锅内，加水 750 毫升，用大火烧开后，小火煮 30 分钟。

❷ 滤汁，存入暖瓶内，再按同样方法炖一次药渣，也把药汁滤入暖瓶内，随时饮用。

营养解析：此饮有益气养阴、清热安神的功效，可治神志不宁、心烦易躁、失眠多梦、心悸气短、多汗等症。

柏子仁炖猪心

原料：柏子仁 15 克，猪心 1 个，葱花少许，料酒、盐各适量。

做法：

❶ 将猪心洗干净，切成厚片。

❷ 将猪心片同柏子仁放入有适量清水的锅中，加放料酒、盐，在小火上炖至猪心片软烂后，加入葱花即可。

营养解析：柏子仁具有养心安神、治疗失眠、润肠通便的功效；猪心营养丰富，并有补血安神的功效。两者共食，有养心、安神、补血的功效。

莲子百合煨瘦肉

原料：猪瘦肉 250 克，莲子 50 克，百合 50 克，葱白、生姜、料酒、盐各适量。

做法：

❶ 莲子洗净，去莲心；百合洗净，切成片。

❷ 猪瘦肉洗净，切块，放入沸水锅中氽烫过。

❸ 将莲子、百合、猪瘦肉块一起放入沙锅中，加适量清水，放入生姜、葱白，大火烧沸，撇去浮沫，加料酒、盐，小火煨 1 小时左右，起锅装碗即可。

营养解析：莲子、百合可以健脾益气、养阴润肺、清心安神，对上火、咳嗽、失眠有良效。

疲倦

孕妈妈常会感到疲倦，渴望休息，这是由于怀孕令孕妈妈的身心受到很大的冲击。在身体方面，需要供养本身及宝宝，消耗可谓不小，假若未能摄取充足的营养，导致营养不良，身体更是虚弱。在精神方面，因为小宝宝的到来，令孕妈妈既兴奋又焦虑，常会导致失眠。如果日间又应付繁忙的家务或工作，自然是感到疲倦不堪。

日常饮食护理建议

❶ 孕妈妈应尽量放松心情，争取时间休息。少吃多餐，避免过度活动，可能的话，请别人帮忙以减轻工作量，确保足够的精力。

❷ 有空时，试试炮制以下几款美味而又益补的食品，既可消除疲劳，又有美肤作用。

❸ 怀孕以后，孕妈妈就要尽量少下厨了，做一些清淡的菜还可以，一些油烟大的菜还是请家人代劳吧。

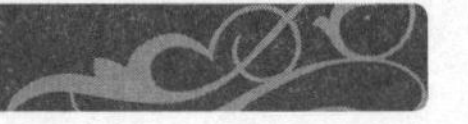

糯米甜酒

原料：糯米500克，酒曲250克。

做法：

❶ 将糯米放入清水中浸泡1小时，换水洗净，捞出备用。

❷ 将锅内放入清水，把糯米下入，置于火上，用旺火煮，煮至糯米五成熟时，捞出，用冷水淘2次，倒入笊篱中把水控净，再上笼屉蒸一下，倒在盆中，备用。

❸ 把酒曲擀成面，放入糯米内搅匀，上面拍平，中间用擀面杖捣一个2厘米大小的洞，使空气流通；夏季用布、冬季用棉被盖好，保持30℃左右温度，使之发酵即成。

营养解析：健筋骨，壮腰活血，消除孕妈妈疲倦。此酒酸甜清香，营养丰富。

小贴士

酒曲在超市就有卖。甜酒食用的时候，入锅加水烧热就可以了。

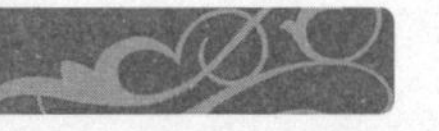

猪肾粥

原料：猪肾一副，粳米100克，葱花、姜丝、精盐各适量。

做法：

❶ 先将猪肾切开，去除臊膜，用水冲洗净，切成细块备用。

❷ 把粳米洗净，与猪肾一起入锅，加清水适量，同煮，待粥熟后，放入葱花、姜丝，搅匀再放入精盐调味即成。

营养解析：强肾健骨，消除疼痛，解除疲倦。

小贴士

不喜欢这种口味的，可以不用粳米，加水做猪肾汤。

胎动不安、先兆流产

孕妈妈妊娠不满28周，宝宝尚未具有独立生存能力而中断妊娠，称为流产，俗称小产。12周以前流产者，称为早期流产；12周以后流产者，称为晚期流产。孕妈妈早期流产发生机会较多，不仅影响孕妈妈的身体健康，严重者可因急性出血或严重感染而威胁孕妈妈生命。

日常饮食护理建议

❶ 先兆流产，多发生在妊娠早期，为肾气不足、血虚血热所致，治疗时以补肾益气、健脾养血、固冲安胎为主，除适当卧床休息外，可配合选用食疗方。

❷ 学会判断先兆流产。怀孕以后，阴道有少量出血，根据流血量和积聚在阴道内的时间的不同，颜色可为鲜红色、粉红色或深褐色。有时伴有轻微下腹痛，胎动有下坠感，轻度腰酸腹胀。

拌合菜

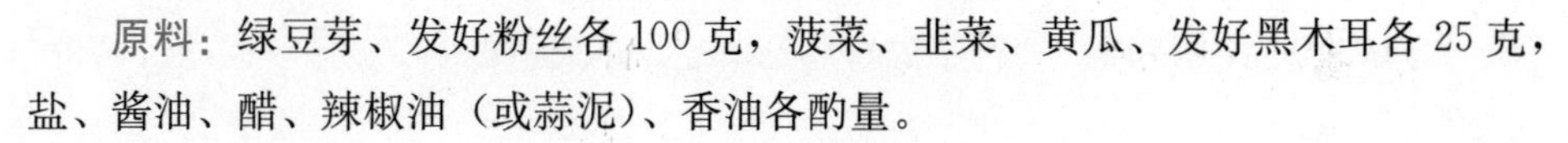

原料：绿豆芽、发好粉丝各100克，菠菜、韭菜、黄瓜、发好黑木耳各25克，盐、酱油、醋、辣椒油（或蒜泥）、香油各酌量。

做法：

❶ 黄瓜切细丝，菠菜（烫过）、韭菜切成段，粉丝切成长段，装入盘内。

❷ 黑木耳焯一下捞出，绿豆芽去根，入开水内烫透，捞出放冷水内过凉，沥干水分装入盘内。

❸ 加盐、酱油、醋、辣椒油（或蒜泥）和香油，食前拌匀。

营养解析：富含各种维生素、叶酸等。

小贴士

发粉丝最好用温水，冷水和开水的效果都不好。

砂仁鲈鱼

原料：鲈鱼1条（约500克），砂仁8克，生姜10克，料酒、精盐、香油各适量。

做法：

❶ 砂仁洗净，沥干水分，捣成末；生姜去外皮，洗净，切成细丝，备用；鲈鱼去鳞、鳃，除内脏，洗净，沥干水分。

❷ 把砂仁末、生姜丝装入鲈鱼腹中，置于大盘上，再放入料酒、精盐和清水，

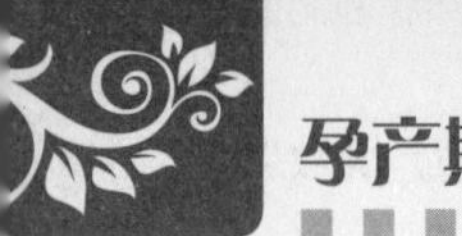

在蒸锅内蒸至鱼肉熟透，淋入香油即可。

营养解析：肉味鲜美。此菜有补中安胎、开胃的作用，适用于防治脾虚气滞的脘闷呕逆、胎动不安等症。

小贴士

砂仁的量要控制好，每次食用的砂仁不要超过5克。

大艾生姜煲鸡蛋

原料：艾叶，生姜，鸡蛋各适量。

做法：

鸡蛋煮熟后去壳；艾叶、生姜与鸡蛋同煮，煲好后，饮汁吃蛋。

营养解析：养血安胎。适用于妊娠胎动不安，小腹坠痛。

小贴士

受不了艾叶、生姜的重味的话，可以在鸡蛋煮熟的时候像做茶叶蛋一样用工具把鸡蛋壳敲碎，继续煮10分钟左右，只吃鸡蛋即可。

陈皮蒸蛋

原料：鸡蛋2个，陈皮末10克，姜末、食盐、葱丝各少许。

做法：

把生鸡蛋打好置碗中，调入陈皮末、少许姜末、葱丝、食盐搅拌均匀，蒸熟即可。

营养解析：补血养胎，缓解腹痛。

小贴士

鸡蛋是孕产期最常吃的东西，蛋清多吃一点对身体没问题，但是蛋黄胆固醇比较高，每天最好不要超过3个。

茅根炖鸡

原料：母鸡1只（约500克），鲜茅根80克，食盐适量。

做法：

按常法把鸡处理后，再取洗净的鲜茅根一同放入沙锅内，加清水适量炖汤，再加少许食盐调味，炖至鸡肉熟透即可食用。每周1只，分6次食用，吃肉饮汤。

营养解析：味道鲜美。适用于防治脾虚气滞的脘闷呕逆、胎动不安等症。

小贴士

有些地方喜欢用老母鸡进补，本处因为炖的时间不长，用普通的母鸡即可。

糖醋莲藕

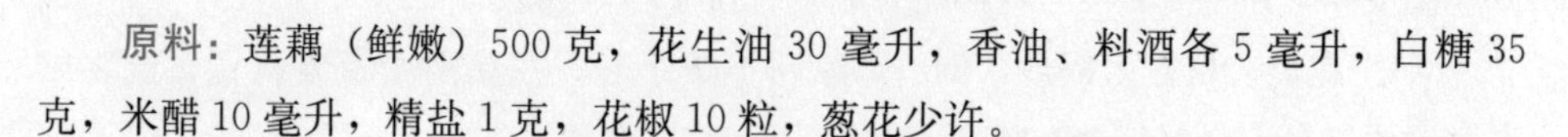

原料：莲藕（鲜嫩）500克，花生油30毫升，香油、料酒各5毫升，白糖35克，米醋10毫升，精盐1克，花椒10粒，葱花少许。

做法：

❶ 将莲藕去节，削皮，粗节一剖两半，切成薄片，用清水漂洗干净。

❷ 炒锅置火上，放入花生油，烧至七成热，投入花椒，炸香后捞出，再下葱花略煸，倒入藕片翻炒，加入料酒、精盐、白糖、米醋，继续翻炒，待藕片成熟，淋入香油即成。

营养解析：此菜含有丰富的糖类、维生素C及钙、磷、铁等多种营养素。莲藕是传统止血药物，有止血、止泻功效，有利保胎，防止流产。

莲子糯米粥

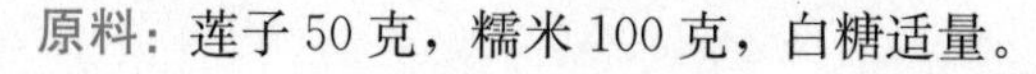

原料：莲子50克，糯米100克，白糖适量。

做法：

❶ 将莲子用温开水浸软，去皮、心后，清水洗净，备用；把糯米淘洗干净，用清水浸泡1～2小时，捞出，沥干，备用。

❷ 锅内放入莲子、糯米，放清水适量，置于火上，煮成粥，加入白糖调味，

即可供食用。

营养解析：补中益气，清心养神，健脾和胃，养胎。适用于治疗孕妈妈腰部酸痛，常食可以养胎，防止习惯性流产。

小贴士

莲心有去心火的功效，但是味道比较苦，如果你刚好心烦的话，可以将莲心保留。

砂仁猪肘

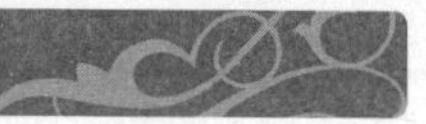

原料：脱骨猪肘500克，砂仁10克，生姜、葱、精盐、花椒、料酒、香油各适量。

做法：

❶ 将肘皮刮洗干净，沥干水分，用竹扦扎满小眼，备用；砂仁洗净，沥干水分，捣成碎末；生姜去皮，洗净切片；葱择洗干净，切段。

❷ 把花椒、精盐入锅炒，倒出，凉到不烫手时，在猪肘上反复揉搓，放在陶瓷容器内（忌用金属容器）腌24小时，其间多翻几次。

❸ 将腌好的猪肘子再刮一刮，用清水洗净，沥干水分，在肘子上撒上砂仁末，用净布卷成筒形，再用细绳捆紧，盛入容器内，放上姜片、葱段、料酒，置于旺火上蒸30分钟，取出，稍凉凉，解去绳布，再次重新卷紧捆上，上屉蒸1小时，取出凉透，解去绳布，及时抹上香油，以免干燥；食用时，剖开切成薄片。

营养解析：味咸香，不腻。具有温脾止吐、调中安胎的功效，冬补最佳。

小贴士

也可将腌好的肘子直接用高压锅炖熟吃。

牙痛及出血

在怀孕期间，常会出现牙龈出血、牙痛的情况，由于怀孕后身体激素分泌的影响，以及全身的血液量增加，导致牙龈增厚及变软，特别是环绕牙齿边缘

的牙龈部分更是肿胀。如果不注重口腔及牙齿的卫生，让食物碎屑堆留在牙齿基部周围的缝穴内，细菌便得以繁殖，导致牙痛、出血，甚至患上牙龈炎。

日常饮食护理建议

❶ 孕妈妈应该经常保持口腔、牙齿的清洁，进食后要刷牙，并要定期做牙科检查。但必须告诉牙医你已怀孕，因为此时要避免X线检查。

❷ 对牙出血，在日常饮食中，多吃生菜也有一定的功效。生菜中含大量维生素C，最能清理内热，防止牙龈出血。而且生菜可以生吃，完全地保留维生素C，例如西式沙拉或伴吃各类肉松，都非常理想。

骨碎补粥

原料：骨碎补20克，粳米50克。

做法：

骨碎补水煎，取汁加米煮粥调味。

营养解析：益肾健齿，固齿止痛，主治肾虚牙痛。

小贴士

骨碎补的味道有点涩，可以在粥里加一点蜂蜜调味。

地黄汁

原料：鲜生地黄适量。

做法：

鲜生地黄洗净，用净纱布包裹，咀嚼令汁浸渍牙根并咽之。

营养解析：滋阴清热，止血止痛，主治肾虚牙痛。

小贴士

药店不是随时有鲜生地黄，没有的话可以用2～3克泡水代茶漱口。

晕眩

蹲坐一段时间后，若猛然站起来的话，常会有晕眩的情况出现，这是由于血管运动神经机能迟钝所致，算不上什么大毛病。此种情况以孕妈妈特别多，当蹲坐时，双脚的血液堆积，再加上子宫要求血液供应量增加，相对的导致脑部缺乏足够血液流通。

晕眩要引起足够重视

当孕妈妈感到头昏眼花时，便应立即躺下休息，可能的话，让头部平卧及稍微抬高双腿。平日应避免长时间站立，蹲坐后再起身时，应从容不迫地慢慢站直身体；热水浴后更要小心，以免因晕眩而在浴室跌倒。

莲子猪肚

原料：猪肚 1 个，莲子 40 粒，香油、葱、姜、蒜、盐各适量。

做法：

将猪肚洗净。净莲子水发去心，装入猪肚内，用线缝合，放锅内加水炖至熟。熟后待凉，将猪肚切成细丝，与莲子共置盘中，加香油、盐、葱、生姜、蒜各适量，拌匀即可佐餐食用。

营养解析：健脾胃，补虚益气。形体消瘦者经常食用，能增强体质，使肌肉丰满。

小贴士

也可莲子与枸杞子各半，做法同上。

枸杞百合糯米粥

原料：枸杞子 20 克，百合、红糖各 30 克，糯米 100 克。

做法：

洗净枸杞子；百合去尖，洗净；糯米淘洗干净，放入沙锅中，加入百合与枸杞子，加适量清水，文火煨粥，粥成时加入红糖，拌匀。

营养解析：清心安神，润肺止咳，丰肌泽肤，乌发固齿，滋补肝肾。发枯肤黑者，身体虚者，神经衰弱、头目晕眩者，身体消瘦者可长期服用。

小贴士

不要在加工的过程中放红糖，否则会破坏红糖的营养成分。

孕中期

贫血

妊娠时由于血容量增加，可出现生理性贫血，但如果血红蛋白在100克/升以下，红细胞低于正常值，或红细胞有形态上的改变，则属于病理性贫血。

贫血的主要表现有头晕、乏力、腿软、食欲减退、面色苍白、指甲无华、唇淡等症。若贫血严重时，会使体质虚弱而导致临产时子宫收缩无力、滞产或虚脱，甚至休克，同时也会使宝宝体内储存的铁减少。这种宝宝即使在出生时没有贫血，但日后正常的宝宝也易患贫血病。

为什么缺铁性贫血多发生在怀孕中期

贫血多发生于妊娠的中晚期，是因为妊娠早期出现的呕吐，使得孕妈妈的膳食摄入不足，营养不良。妊娠晚期，孕妈妈母子需要的营养剧增，饮食一时供给不上而出现了贫血现象。

花生粥

原料：花生仁45克，山药30克，粳米100克，冰糖适量。

做法：

分别将花生仁及山药捣碎后与粳米同煮为粥，待粥熟，加入冰糖调匀即可。

营养解析：滋补肝肾，预防贫血。

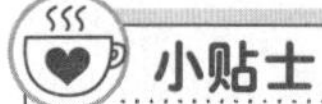

小贴士

生花生和炒花生均可，生花生最好先用水泡一段时间。

羊肝粥

原料：羊肝50克，玉米粉50克，菠菜50克，鸡蛋1个，黄酒、葱、生姜、香油、胡椒面、精盐各适量。

做法：

❶ 羊肝洗净，切成小块，备用；菠菜择洗干净，切碎；鸡蛋打碎，搅成糊状；葱择洗干净，切成细末；生姜去皮，切成细末，备用；玉米粉放入清水中，搅拌后，倒去水面上的浮糠和多余的水，备用。

❷ 羊肝放入盆中，加清水煮，沸后撇去浮沫，放入黄酒、生姜末，煮沸后加入湿玉米粉，搅匀，并不断地搅和，免得结块，煮黏后，加菠菜、葱末、精盐、香油、胡椒面调味，烧煮片刻即可起锅食用。

营养解析：滋阴养血，调中开胃。荤素搭配，营养丰富，味道鲜美，富含蛋白质和B族维生素等。

小贴士

羊肝的胆固醇含量比较高，所以血脂偏高的孕妈妈不要吃。

菠菜烩猪血

原料：菠菜100克，熟猪血200克，花生油、精盐、酱油、白糖、湿淀粉、胡椒面、葱末、生姜末各适量。

做法：

❶ 菠菜择洗干净，用开水焯一下，即刻捞出，控干水分，切成小段；熟猪血切成厚方块，放入凉水中过水后，再放入开水中焯一下，捞起，控水。

❷ 锅置火上，放入花生油烧热，下菠菜煸炒几下，取出。

❸ 炒锅置火上，放入花生油，烧热，放入葱末、姜末，煸炒出香味，倒入猪血块，稍煎，见猪血块稍有变色，即可倒入清水少许，倒入菠菜、酱油、白糖、精盐翻匀，用湿淀粉勾芡，起锅，装盘，撒上胡椒面即成。

营养解析：补血生血，滋阴润肠。富含铁质，还含有蛋白质、脂肪、糖类、钙、磷、赖氨酸等。

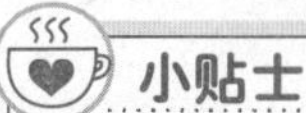

小贴士

猪血有“养血之王”的美称，而且脂肪含量极低，是补血的佳品，不过不宜多食，每周不要超过 3 次。

鸡肝粥

原料：鸡肝 100～150 克，粳米 100 克，葱、生姜、黄酒、香油、精盐各适量。

做法：

❶ 鸡肝洗净后，切成小块，备用；葱择洗干净，切成碎末；生姜去皮，洗净，切成碎末。

❷ 清水适量，加入鸡肝，上火煮，将沸时，撇去浮沫，沸后，加粳米、姜末、黄酒，改文火熬煮，米烂时，再加入精盐、葱末、香油调味，即可服食。

营养解析：补肝益肾，健脾和胃。含有丰富的蛋白质、脂肪、糖类、铁、钙、磷、维生素 A、硫胺素、核黄素、尼克酸、抗坏血酸等物质。

小贴士

如果正在口服维生素 C 的话，不宜喝此粥。

枸杞牛肝汤

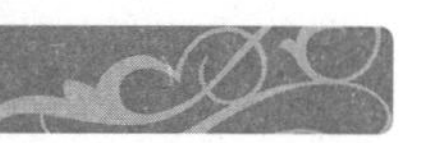

原料：牛肝 100 克，枸杞子 30 克，精盐、花生油、牛肉汤各适量。

做法：

❶ 牛肝洗净，切成块；枸杞子洗净。锅置火上，放入花生油，烧八成热，放牛肝炒一下。

❷ 锅洗净后再置火上，注入适量的牛肉汤，然后放入牛肝、枸杞子、精盐，共煮至牛肝熟透即成。

营养解析：滋补肝肾，明目益精。

小贴士

牛肝做粥或者汤最好用油炒一下，这样可以最大限度地保存牛肝的营养价值。

紫米粥

原料：紫米100克，糯米50克，红枣、红糖各适量。

做法：

将紫米、糯米分别淘洗干净，红枣去核，洗净。锅内放入清水、紫米和糯米，旺火煮沸后改用文火煮到粥将成时，加入红枣，以红糖调味即成。

营养解析：补血健体。

小贴士

糯米可用普通大米或香米代替，红糖不要放得太早。

葱烧猪蹄

原料：葱50克，猪蹄4个，食盐适量。

做法：

将猪蹄去毛洗净，用刀划口，与葱一同放入锅中，加水适量和食盐少许，先用大火烧沸，后用小火炖熬，直至熟烂即成。可分顿吃猪蹄喝汤，佐餐食用。

营养解析：补气养血，美容除皱。

小贴士

用高压锅的话，可先将葱切丝，用少量油爆一下。

鸡肝枸杞汤

原料：鸡肝4个，菠菜100克，枸杞子50克，藕粉、笋片、高汤、八角、盐、料酒、胡椒粉各适量。

做法：

❶ 将鸡肝切成约1.5厘米厚，过一遍开水；菠菜用加盐的滚汤烫至青色时捞起，切成段。

❷ 放枸杞子和八角入高汤内，煮30分钟，加入鸡肝和笋片同煮，煮片刻后加盐、料酒调味，加入藕粉使之黏稠，加入菠菜和适量胡椒粉。

营养解析：滋养补血。

小贴士

鸡肝放入加了姜片的滚水内，片刻后捞起，便可去除腥味。

莲藕红豆猪肚汤

原料：莲藕500克，猪肚半个，章鱼干20克，红豆50克，红枣20克，盐适量。

做法：

❶ 莲藕去皮，洗净，切片；红豆洗净；红枣去核洗净；章鱼干浸软，切丝；猪肚肉用碱搓洗，放滚水中，煮5分钟，过冷水洗净，切丝。

❷ 把水煲滚，放莲藕、红豆、红枣、章鱼、猪肚肉猛火煲滚，再用慢火煲3小时，下盐调味。

营养解析：补血健身。

小贴士

莲藕、土豆、萝卜等根菜熬汤的时候可以一开始就放进去，熬得越久越入味。

淮山瘦肉煲乳鸽

原料：乳鸽2只，淮山药200克，莲子50克，瘦猪肉100克，姜片、葱段、盐各适量。

做法：

❶ 将淮山药、莲子冲洗净；乳鸽剥净，除去内脏，洗净，放入姜片、葱段、清水，放入锅中，水开后煮3分钟，捞出乳鸽，冲净；将瘦猪肉洗净，切成小块。

❷ 瓦煲入清水煲滚，加乳鸽、肉块、淮山药、莲子煲30分钟，改慢火再煲2小时，下盐调味即成。

营养解析：预防妊娠期贫血。

小贴士

乳鸽的腥味较大，所以熬汤之前先要用葱姜水过一下。

防治妊娠期糖尿病

妊娠糖尿病是指怀孕前没有任何糖尿病的征兆，糖代谢功能正常，怀孕后出现糖尿病的症状和体征，部分孕妇出现糖尿病并发症（妊娠高血压综合征、巨大胎儿、死胎及死产等），但在分娩后糖尿病的临床表现均逐渐消失，在以后如果怀孕又出现，分娩后又恢复的现象。妊娠糖尿病严重的话数年后可发展为糖尿病。

什么情况要警惕妊娠糖尿病

三多一少：吃多、喝多、尿多，但体重减轻，还伴有呕吐。而且呕吐比一般的妊娠反应要严重很多，甚至可能出现脱水。遇到这种情况就必须去医院检查了。

鲜奶玉露

原料：牛奶1000克，炸胡桃仁40克，生胡桃仁20克，粳米50克。

做法：

粳米淘净，用水浸泡1小时，捞起，沥干水分，将以上原料放在一起搅拌均匀，用小石磨磨细，再用细筛滤出细蓉，备用。锅内加水煮沸，将牛奶胡桃蓉慢慢倒入锅内，边倒边搅拌，稍沸即成。

营养解析：补脾益肾，温阳滋阴。

蚕蛹粥

原料：带茧蚕蛹10个，大米适量。

做法：

用带茧蚕蛹煎水，取汁去茧，然后加入大米共煮成粥。

营养解析：益肾补虚，止渴。

小贴士

带茧蚕蛹一般在超市买不到，药店可能有，如果都没有的话可以直接用蚕蛹，效果略差一些。

一品山药饼

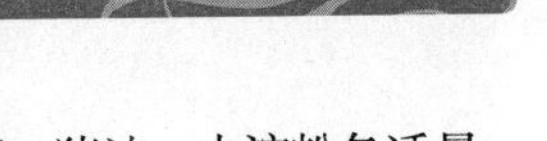

原料：山药500克，面粉150克，胡桃仁、什锦果料、蜂蜜、猪油、水淀粉各适量。

做法：

将山药去皮蒸熟，加面粉揉和，做成圆饼状，摆上胡桃仁、什锦果料，上屉蒸20分钟。蜂蜜、猪油加热，用水淀粉勾芡，再浇在圆饼上即成。

营养解析：滋阴补肾，可做点心服食，连服3～4周。

小贴士

蜂蜜、猪油的比例为4：1，也可以用刷子刷上去。

人参鸡蛋清

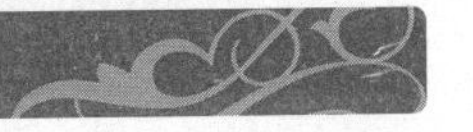

原料：人参适量，鸡蛋2个。

做法：

将人参研末，与鸡蛋清调匀，服用即可。

营养解析：益气养阴，止消渴。

小贴士

孕期进补，凡是用到人参，最好先征求一下大夫的意见。

凉拌苦瓜

原料：苦瓜 100 克，盐、麻油或橄榄油各适量。

做法：

苦瓜去皮洗净，切成薄片，用适量盐、麻油或橄榄油调拌。

营养解析：性寒味苦，清热解毒，止渴除烦，预防妊娠糖尿病。

小贴士

开水烫一下可以去除一部分苦瓜的苦味，但不要烫时间太长，入水汆一下即可。

五谷皮蛋瘦肉粥

原料：猪肉丝 50 克，小米、高粱米、糯米、紫米、糙米等五谷杂粮共 100 克，皮蛋 1 个，水发香菇、虾皮适量，葱丝、胡椒粉、油、盐各适量。

做法：

❶ 小米、高粱米、糯米、紫米、糙米等五谷杂粮洗净，熬熟备用；皮蛋去壳切块；水发香菇洗净切丝，备用。

❷ 炒锅中放油加热，倒入香菇、虾皮爆香，后加水煮开。

❸ 放入猪肉丝和皮蛋，加入五谷粥，煮熟后加入胡椒粉、盐，关火前撒上葱丝。

营养解析：营养丰富，预防妊娠糖尿病。

小贴士

五谷没有必要非要和上述的一样，市场上混合好的杂粮即可。

苦瓜酸菜瘦肉汤

原料：猪瘦肉 60 克，苦瓜 150 克，咸酸菜梗 60 克，葱花、香油各适量。

做法：

❶ 将苦瓜洗净，去瓜核，切小块；咸酸菜梗洗净，切块；猪瘦肉洗净，切块。

❷ 把苦瓜、瘦肉放进锅内，加清水适量，大火煮沸后，小火煮1小时，放咸酸菜梗，再煮20分钟，最后放入香油，撒上葱花调味即可。

营养解析：苦瓜性味苦寒，有清心除烦、清肝明目的功效，非常适合高脂血症、肥胖、糖尿病属肝火盛的孕妈妈食用。

里脊肉炒芦笋

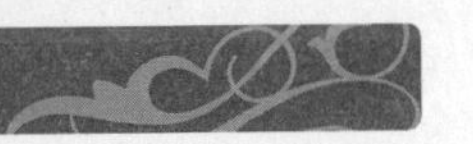

原料：嫩里脊肉150克，青芦笋3根，黑木耳适量，大蒜4瓣，盐少许，胡椒粉1小匙，水淀粉、油各适量。

做法：

❶ 将黑木耳洗干净，捞起后沥干，切丝；嫩里脊肉切成细条状，粗细和芦笋相当。

❷ 把里脊肉和芦笋都切成小段，每小段约3厘米长。

❸ 锅置火上，放油烧热，放入蒜片爆香，再放入里脊肉、芦笋和黑木耳拌炒均匀，加入盐和胡椒粉炒熟后盛盘，最后用水淀粉勾芡即可。

营养解析：青芦笋含有丰富的维生素E、维生素C和纤维素，有清血和平衡血糖的功能，所以非常适合患有妊娠糖尿病的孕妈妈食用。

小贴士

除了芦笋，孕妈妈也可以根据自己的喜好，搭配一些玉米笋、草菇等时令蔬菜。

防治妊娠期高血压

怀孕期间孕妈妈的血压容易升高，大约7%的孕妈妈在怀孕期间会有不同程度的血压升高现象，严重的会成为高血压病，表现为全身水肿、恶心、呕吐、头痛、视力模糊、上腹部疼痛、血小板减少、凝血功能障碍、胎儿生长迟滞或胎死腹中等。

五类孕妈妈容易得妊娠期高血压

20岁以下或者40岁以上的孕妈妈，尤其是第一胎；双胎、多胎的孕妈妈；有高血压易感因素、遗传因素的孕妈妈；有血管性疾病、肾病及糖脂代谢异常的孕妈妈；体重超标或营养不良的孕妈妈。

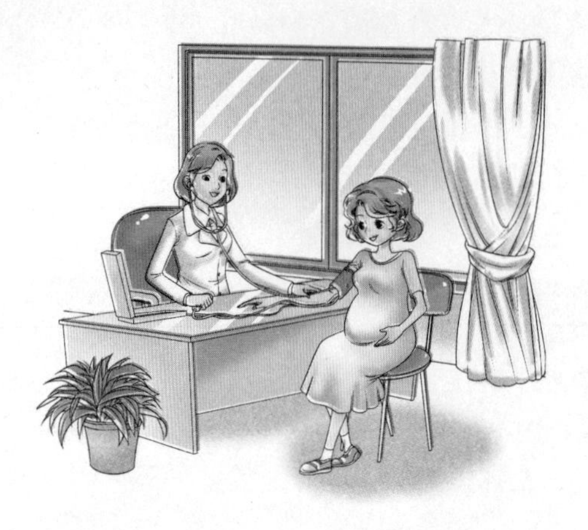

有上述情况的孕妈妈在饮食上主要注意以下几个方面：

❶ 控制热能和体重，整个孕期体重增加控制在12斤左右。

❷ 减少动物性油脂的摄取，如猪牛羊的肥肉、荤油等。

❸ 保证充足的蛋白质摄取，适量多吃一点鱼、鸡肉、兔肉等。

❹ 补充足够的钙。

❺ 少吃盐。

❻ 多吃蔬菜水果。

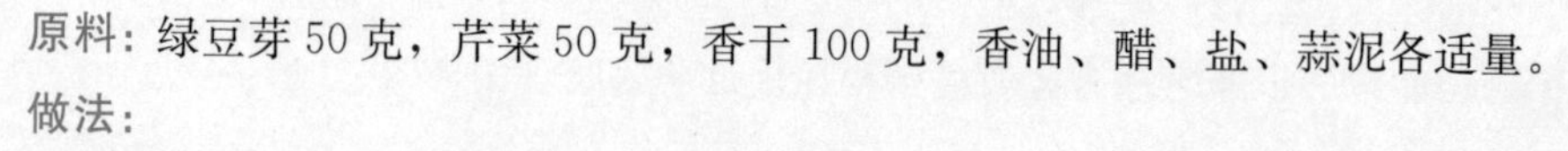

青芹拌香干

原料：绿豆芽50克，芹菜50克，香干100克，香油、醋、盐、蒜泥各适量。

做法：

绿豆芽掐去两头，芹菜洗净，切段，分别焯一下（不能焯烂），过凉沥水，备用。香干洗净，切丝，放入芹菜、豆芽中，加入香油、醋、盐、蒜泥，拌匀即成。

营养解析：预防高血压、血管硬化、贫血、神经衰弱等。

小贴士

有些香干为了增长保质期会放一些防腐剂，不要买小作坊生产的。

淮山腰片汤

原料：冬瓜250克，猪腰1对，淮山药20克，香菇、鸡汤、葱、姜、盐各适量。

做法：

❶ 将冬瓜、猪腰、淮山药分别洗净，冬瓜去子，削皮，切块；香菇泡软去蒂；猪腰切片，洗净，用热水烫过。

❷ 将鸡汤倒入锅中加热，先放姜、葱，再放冬瓜，用中火煮40分钟，再放猪

腰、香菇、淮山药，煮熟后用慢火再煮片刻，加盐调味即可。

营养解析：壮肾降压，清热消毒。

小贴士

积食患者慎用。

虾米炒芹菜

原料：干虾米 50 克，芹菜 150 克，油、酱油各适量。

做法：

将干虾米用温水浸泡，芹菜理好洗净，切成段，用开水烫过。锅置火上，放油烧热，下芹菜快炒，并放入虾米、酱油，用旺火快炒几下即成。

营养解析：预防妊娠高血压。

小贴士

虾米用水浸泡时间过长腥味会散发出来，所以温水浸泡 10 分钟左右即可。

雪菜干贝汤

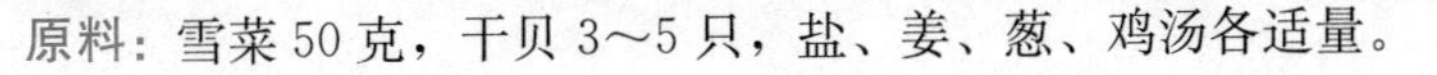

原料：雪菜 50 克，干贝 3～5 只，盐、姜、葱、鸡汤各适量。

做法：

将雪菜洗净切段。用温水将干贝浸泡一夜，再用清水煮，煮软后加鸡汤，然后拆开干贝肉，加入雪菜，用盐、姜、葱调味即可。

营养解析：开胃消积，生津降压。

小贴士

干贝肉非常筋道，不容易弄开，可以在浸泡之前用刀切成两片。

牛肉苦瓜汤

原料：牛柳肉 100 克，苦瓜 1 根，酱油、香油、料酒、淀粉、盐各适量，白糖

半小匙。

做法：

❶ 将淀粉、酱油、白糖、料酒、香油同放一个碗里兑成腌汁。

❷ 牛肉切薄片，加入腌汁拌匀，腌约10分钟；苦瓜切稍厚的片。

❸ 锅中加约1000毫升水，烧沸后下苦瓜片用中火煮软熟。

❹ 在汤里放盐调好味，下入牛肉片稍煮片刻后搅散。烧沸后，继续煮一分钟至牛肉断生即可。

营养解析：苦瓜清心除烦，清肝明目，非常适合高脂血症、肥胖、糖尿病属肝火盛的孕妈妈食用。另外，牛肉含有丰富的蛋白质，是高血压、高血糖孕妈妈必需的营养素，常食有益。

银鱼苋菜羹

原料：苋菜300克，银鱼100克，大蒜1瓣，姜1片，淀粉1小匙，盐、油、胡椒粉各适量。

做法：

❶ 将银鱼洗净，沥干水；苋菜洗净，切成3厘米长的小段；大蒜去皮洗净，剁成蒜末；姜洗净，去皮切末。

❷ 锅置火上，放油烧热，放入蒜末爆香，加入银鱼、姜末，翻炒几下，加入苋菜炒至微软，加入1碗清水，大火煮5分钟，用淀粉勾芡，最后加入盐、胡椒粉拌匀即可。

营养解析：银鱼是一种高蛋白、低脂肪的食品，对妊娠高血压综合征有很好的预防作用。

奶油玉米笋

原料：玉米笋400克，鲜牛奶80毫升，面粉、水淀粉各1大匙，白糖2小匙，盐半小匙，奶油、植物油各适量。

做法：

❶ 将玉米笋洗净，在每个玉米笋上横竖交叉划成花状，投入沸水中略微氽烫，捞出来沥干水分。

❷ 锅内加入少量植物油烧热，放入面粉，用小火炒散（炒开即可，不能等到

面粉变色）。

❸ 加入鲜牛奶、白糖、盐及玉米笋，用小火焖至入味，用水淀粉勾芡，淋入奶油即可。

营养解析：玉米笋含有丰富的膳食纤维和大量镁，能帮助孕妈妈加强肠壁蠕动，促进体内废物的排泄，同时还具有利尿、降脂、降压、降糖作用，很适合孕晚期的孕妈妈食用。

下肢痉挛

女性怀孕后，特别是第一次怀孕的女性，往往会出现小腿抽筋的情况。小腿抽筋实际是小腿肌肉痉挛，这是妊娠中晚期常见的症状。小腿抽筋可能与缺钙及受凉有关，多在夜间发作，影响睡眠，使人紧张烦恼。

日常饮食护理建议

❶ 睡眠时注意保暖。

❷ 发作时做局部按摩或用力伸直双腿。

❸ 妊娠中期起开始服用钙片、鱼肝油等。

❹ 饮食中注意多吃含钙多的食物，如虾皮等。

抽筋了怎么办

当发生抽筋时，只要据“反其道而行之”，即朝其作用力相反的方向扳脚趾并坚持1～2分钟，即可收效。具体来说，如果是小腿后面的肌肉抽筋，可一方面扳脚使脚板跷起，一方面尽量伸直膝关节；当小腿前面的肌肉抽筋时，可压住脚板并用力扳屈脚趾。

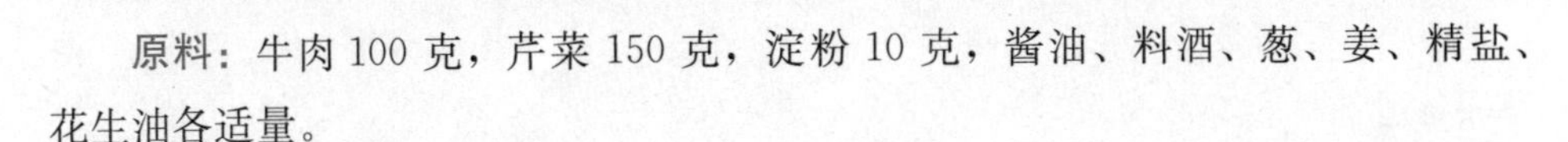

肉末炒芹菜

原料：牛肉100克，芹菜150克，淀粉10克，酱油、料酒、葱、姜、精盐、花生油各适量。

做法：

❶ 将牛肉去筋膜，洗净，切碎后装碗内，用酱油、淀粉、料酒拌匀上浆；芹菜择洗干净，切小丁，用开水焯一下；葱择洗干净，切成葱花；姜洗净，切成末。

❷ 炒锅上火，放油烧热，先下葱花、姜末炝锅，再下牛肉末，用旺火快炒，取出，备用。

❸ 锅内留余油烧热，下芹菜煸炒，加精盐炒匀，然后放入炒过的牛肉末，再用旺火快炒，并加入剩余的酱油和料酒炒匀即成。

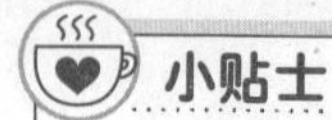

营养解析：鲜香、脆嫩。孕妈妈常食可增加钙、磷、铁、蛋白质的摄入量。

小贴士

牛肉最好选择牛里脊或肋间的肉，其他地方的肉筋较多，炒菜的话很难咀嚼。

虾皮鸡蛋汤

原料：虾皮 50 克，鸡蛋 50 克，豆腐 100 克，葱花、花生油、精盐各适量。

做法：

❶ 将虾皮用清水洗一下，沥干水分；鸡蛋磕入碗内，搅打成蛋液；豆腐切成小块，放入开水中焯一下。

❷ 炒锅上火，放花生油烧热，下葱花炝锅，放入适量清水、豆腐块、虾皮烧开，淋入鸡蛋液，然后用精盐调味即可。

营养解析：汤鲜，味美。具有补钙、助宝宝生长发育的作用，并能防治孕妈妈缺钙引起的肌肉抽搐等症。

小贴士

虾皮鸡蛋汤可以搭配各种食材，除了豆腐以外，还可以放海带、紫菜、菠菜等。

海带拌白菜

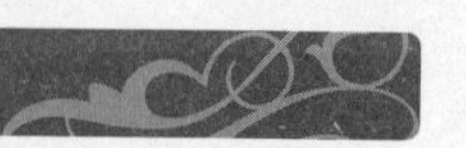

原料：干海带 150 克，白菜 250 克，干橘皮 25 克，酱油、醋、糖、香油、香菜段各适量。

做法：

❶ 把干海带放锅内蒸 25 分钟左右，取出，放热水中浸泡 30 分钟，然后用温水洗去泥沙，备用。

❷ 把海带与白菜均切成细丝，码放在盘内，加酱油、糖和香油，撒上香菜段。

❸ 把干橘皮用开水泡软，捞出，剁成细碎末，放入碗内，加醋搅拌，把橘皮液倒入盘内，拌匀，即可食用。

营养解析：香鲜适口，补充碘。

腰酸背痛

怀孕期间，母体骨盆各关节的韧带变得松弛，支撑脊柱的韧带也变软，使肌肉、下位椎骨及其他关节显得过度紧张。再加上子宫渐大，骨盆又狭窄，身体负担加重，造成腰背疲劳，痛苦的感觉油然而生，如果作息的姿势不正确，更会令疼痛加剧。

日常护理建议

孕妈妈应注意保持良好姿势，避免提放重物或长途旅行；多做轻微的柔软体操，以加强脊柱的柔软度；穿着轻便的平底鞋，因高跟鞋易加剧背痛；改用坚实床垫等，都可防治及减轻身体各部位的酸痛。

缓解肋骨疼的方法

将双臂向头上伸展，可以有效缓解肋骨疼。

缓解手腕疼的方法

减少使用电脑的时间，如果不行可以买一个腕托。当感觉手指上有针扎般的疼痛时，轻轻按摩手指 5 分钟。腕管综合征多在夜间发病，因此睡觉时最好在手和手腕下垫一个枕头。

缓解腰背疼的方法

提东西时，不要提太重的，要运用腿力提起来，不能用腰的力量。如果养成用腿力的习惯，即使不是怀孕时，也会很好地保护背部。方法是，首先弯曲膝盖，保持背部挺直，手抓起物品，伸直双腿站起来。

在胳膊上携带东西时，要放在身体两侧的下方，或者用行李车、手推车等。

坐下的时候，要把双腿抬高或者把脚放在凳子上，使双腿弯曲，要避免长时间站立。

缓解胃痛和消化不良的方法

每日少食多餐，少吃酸辣、过冷以及油炸的食物。吃饭时尽量坐直，吃饭后半小时内不要躺下，睡觉时要采取侧卧姿势。

缓解骨盆疼痛的方法

出现这种情况时应躺下休息，或洗个热水澡，尝试一些柔和的锻炼。

缓解坐骨神经痛的方法

睡觉时采用左侧卧姿势，并在两腿膝盖间夹放一个枕头，以增加流向子宫的血液。白天不要以同一种姿势站着或坐着超过半小时，尽量不要举重物过头顶。另外，游泳可以帮助减轻对坐骨神经的压力。

缓解小腿痉挛的方法

痉挛发生时，可将腿伸直，脚趾向上跷，或用力按摩几分钟，均可缓解痉挛。每天睡觉前按摩腿脚，睡觉时把腿稍垫高一些，可起到预防作用。

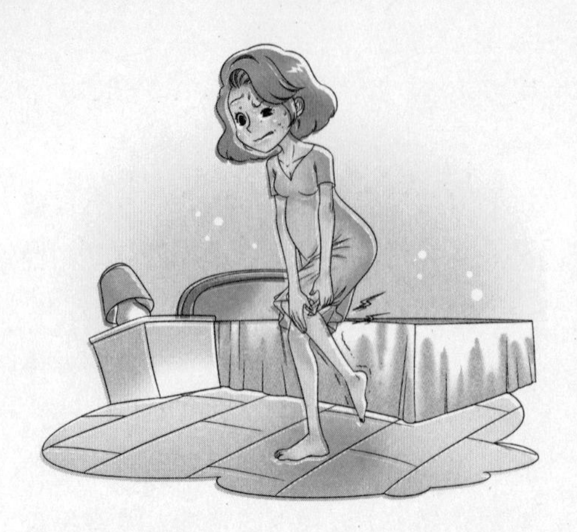

缓解下肢水肿的方法

应避免长时间站立或坐着。要穿舒适的鞋子，平躺时要把脚部稍抬高。

缓解静脉曲张的方法

预防静脉曲张应尽量避免长时间站立，多躺卧，将下肢抬高。站立时最好经常踮起脚，用脚尖着地，以促进血液回流。

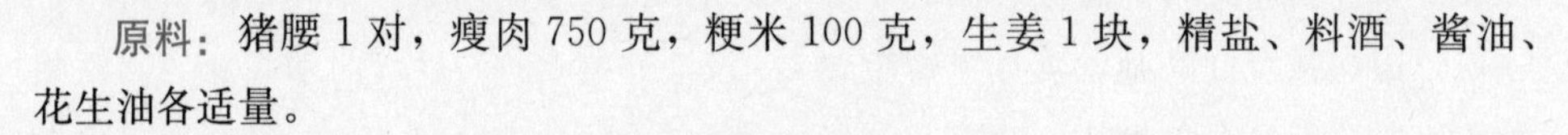

猪腰营养粥

原料：猪腰1对，瘦肉750克，粳米100克，生姜1块，精盐、料酒、酱油、花生油各适量。

做法：

❶ 把猪腰对半剖开，剔去白筋，清水冲洗净，切成片，放碗内，用酱酒、料酒、花生油、精盐稍微腌渍一下，以便去掉臊味，备用。

❷ 将瘦肉洗净，切成片，放入碗内，加花生油、精盐、酱油腌渍入味，备用；把生姜块去外皮，清水洗净，切成细丝，备用。

❸ 将粳米洗净后，与猪腰、瘦肉同放入锅内，加适量的清水，置于火上，大火煮沸后，加入姜丝，再用文火慢煮1小时，点入精盐调味即成。

营养解析：通利膀胱，补肾强腰。主治孕妈妈腰膝酸痛。

小贴士

姜要热做的话，一般都要去皮，做凉菜则不用去皮，洗净即可。

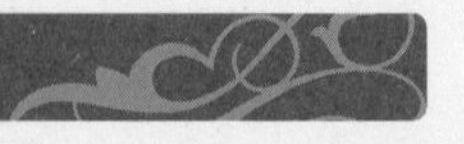

核桃猪腰汤

原料：核桃肉100克，新鲜猪腰1个，红枣10枚（一人分量），盐适量。

做法：

❶ 红枣略浸软，取出核后洗净，备用；猪腰对开切成2片，切去中间白筋部

分，用清水浸约2小时，其间不时换水以去掉异味。

❷ 核桃肉不用去皮，与其他材料一起放于煲内，注入清水，煲约2小时后加盐调味即成。

营养解析：核桃有健脑、美肤之效，配上猪腰，对缺少运动、腰酸背痛的孕妈妈，最适用。

小贴士

猪腰异味较大，要用清水浸泡至少两次，或者在清水中加姜片浸泡。

便秘

怀孕期间，体内的激素分泌发生变化，导致肠道肌肉松弛，再加上宝宝日渐长大，压迫肠道，使肠道蠕动缓慢，肠内废物停滞难前并会变干，因此，常感到难以排便或排便时疼痛。

患有便秘的孕妇，除有排便困难外，还会出现下腹部胀满不适或钝痛、肠鸣、反胃、恶心、矢气（放屁）、食欲缺乏等消化道症状，也可伴有头痛、头晕、容易疲劳、心急烦躁等全身症状，甚至可以出现轻度贫血与营养不良等表现。有的孕妇还会出现肌肤粗糙、面部雀斑、黑斑。大便秘结常伴腹痛和腹胀还在其次，问题在于硬结粪块经常存积在直肠内，必然压迫肠壁静脉，影响血液回流，以致形成痔疮，损伤肛门，引起肛门出血、疼痛等症状。

日常饮食护理建议

❶ 为了防止出现便秘情况，孕妈妈必须注意养成固定时间排便的良好习惯。

❷ 要多饮水，吃大量含高纤维素的食物，如蔬果、壳类食品。

❸ 常规的运动也有帮助。

❹ 此外，最好在早晨刚醒来时，便立刻喝一杯冷开水或牛奶，可以减小便秘的可能性。

❺ 水果中如苹果，蔬菜中如苋菜，都含大量维生素及纤维素，有调整肠胃的作用。如是轻微的便秘，多吃苹果或喝苹果汁，均有功效。

苋菜炒肉丝

原料：苋菜 500 克，瘦肉 200 克，生姜 1 片，油 1 汤匙，盐、生抽、糖、酒、腌料各适量。

做法：

❶ 苋菜洗净，摘取嫩的部分；瘦肉洗净切成细丝，加入腌料，腌约 20 分钟；生姜切细丝，备用。将 1 杯水倒入锅中煮沸，加入盐，再放苋菜，略煮后捞起，再浸入冷水中一会儿捞起，去除水分。

❷ 起油锅，放入姜丝略爆后，再放入肉丝同炒，倒入生抽、糖、酒，炒熟肉丝即放入苋菜猛火快炒即成。

营养解析：苋菜含大量铁质，又含大量维生素 A、B 族维生素、维生素 C，除可补血补肝外，更有滑肠通便的功效。

小贴士

苋菜不能与甲鱼一起食用，否则会中毒。

田园之美

原料：香菇 50 克，白萝卜 100 克，青豆、玉米粒、香肠、洋葱、胡萝卜、香菜、素蚝油、植物油、白糖、水淀粉各适量。

做法：

❶ 将香菇泡发；白萝卜洗净切段，入滚水煮熟，中间挖空；将香菇、洋葱、胡萝卜、青豆、玉米粒、香肠切小丁；香菜洗净切碎。

❷ 热锅入油，先煸炒香菇、洋葱、胡萝卜、香肠，再加入其他丁料及香菜翻炒。将炒匀的诸料填入白萝卜段，码盘。

❸ 另起锅，加素蚝油、白糖，用水淀粉勾芡，将汁淋在白萝卜段上，即可。

营养解析：营养丰富，和胃益气，通便。

小贴士

上述做法青豆脆爽可口，也可先将青豆煮熟，就变成松软入味了。

西湖发菜

原料：发菜、金针菇各 50 克，芹菜、红萝卜、香菇、辣椒、糖、醋、姜、盐各适量。

做法：

将发菜、金针菇洗净撕成小段，芹菜、红萝卜、姜、香菇洗净切丝，将辣椒、糖、醋、发菜、芹菜丝、香菇丝、红萝卜丝、姜丝、金针菇等下锅翻炒，再加入盐即可。

营养解析：预防便秘。

小贴士

脾胃虚寒的人慎吃。

银芽鸡丝

原料：芹菜、胡萝卜各 50 克，鸡胸肉、绿豆芽各 200 克，盐、糖、香油各适量，黑胡椒粉少许。

做法：

❶ 鸡胸肉洗净，放入锅中加半锅冷水煮开，焖 10 分钟，捞出冲冷水，待凉，用手撕成细丝备用。

❷ 芹菜洗净，切成 3 厘米小段，绿豆芽洗净，去除根部，一起放入沸水中氽烫，捞起，以冷开水冲凉。

❸ 胡萝卜去皮、切细丝，放入碗中加一半盐腌至微软，以清水冲净，放入盘中。加入烫好的鸡丝和芹菜、绿豆芽混合搅拌，加入剩余的盐、糖、香油、黑胡椒粉拌匀即可。

营养解析：绿豆芽将头尾去掉，就叫银芽。银牙炒的时候不出水，口感较脆。

柿子椒炒玉米粒

原料：嫩玉米粒 300 克，红绿柿椒 50 克，盐、白糖、油各适量。

做法：

❶ 将玉米粒洗净；红绿柿椒去蒂、去籽，洗净，切成小丁。

❷ 锅置火上，放油烧热，放入玉米粒，加适量盐，炒两三分钟，加清水少许，再炒三分钟，放入柿椒丁翻炒片刻，再加白糖翻炒即可。

营养解析：可以加入胡萝卜丁、松仁、豌豆等做成松仁玉米，营养更全面。

蒜蓉空心菜

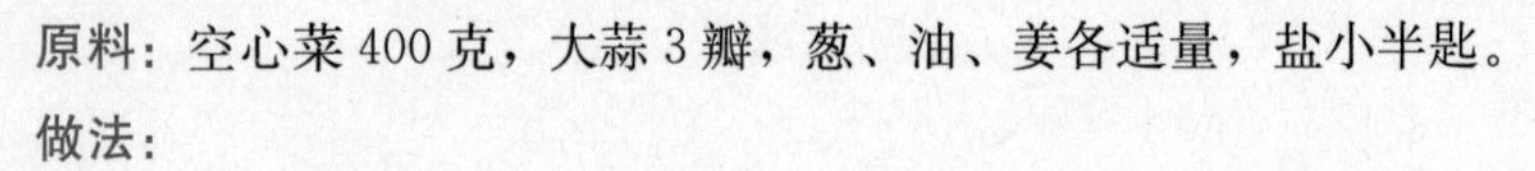

原料：空心菜 400 克，大蒜 3 瓣，葱、油、姜各适量，盐小半匙。

做法：

❶ 将空心菜择洗干净，切成 5～6 厘米长的段；葱、姜洗净，切末；大蒜去皮，切末。

❷ 锅置火上，放油烧热，放入葱末、姜末、蒜末，略炒出香味，放入空心菜，大火翻炒，随即加入盐调味即可。

营养解析：炒空心菜一定要用大火急炒，盐不宜放太多。

山药蔬菜饼

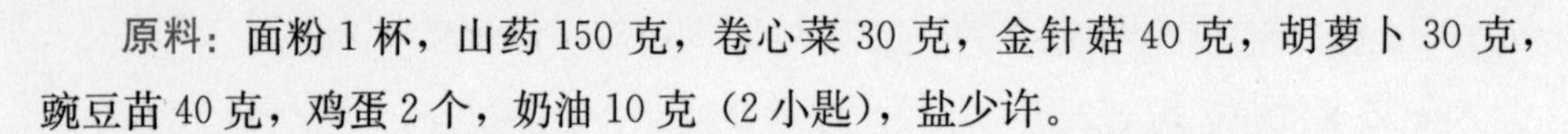

原料：面粉 1 杯，山药 150 克，卷心菜 30 克，金针菇 40 克，胡萝卜 30 克，豌豆苗 40 克，鸡蛋 2 个，奶油 10 克（2 小匙），盐少许。

做法：

❶ 将卷心菜、金针菇、胡萝卜、豌豆苗洗净，切丝；鸡蛋打散；山药去皮，入蒸锅蒸软，压成泥状备用。

❷ 面粉过筛，先加水搅拌，再加入山药泥拌匀后盖上湿布，在室温下静置 1～2 小时。

❷ 平底锅置火上，加热，放奶油，倒入山药泥面糊成四方饼状，其上加入蔬菜丝、鸡蛋液及盐，待底部凝固后翻面，用小火煎至两面呈金黄色即可。

❀ 肉末胡萝卜炒毛豆仁

原料：猪肉糜、毛豆仁各100克，胡萝卜200克，酱油、植物油各1小匙，淀粉半小匙，黑胡椒粉、盐、香油各少许。

做法：

❶ 毛豆仁洗净，放入沸水中氽熟，捞出，泡冷水，沥干待凉；胡萝卜去皮，切1厘米小丁，放入沸水中氽烫，捞出。

❷ 猪肉糜放入碗中，加酱油、淀粉、黑胡椒粉抓拌均匀备用。

❸ 锅置火上，放油烧热，放入猪肉糜用大火，加入1小匙水将肉炒散，再加入胡萝卜丁、毛豆仁一起翻炒数下，加入盐、香油调匀即可。

营养解析：毛豆仁可提供胎儿成长所需的优质蛋白质，并且含有的纤维质可有效防治便秘。孕妈妈若喜欢吃毛豆，可经常吃一点。

❀ 香干炒芹菜

原料：香干3块，芹菜300克，红柿椒1只，小葱1根，料酒、盐、油各适量。

做法：

❶ 将芹菜去根、去叶、去筋，洗净，切成寸段，粗茎切成两半，后入沸水锅中氽烫片刻，捞起沥干；香干洗净，切成干丝；小葱洗净，切成葱花；红柿椒去籽，切丝。

❷ 锅置火上，放油烧热，放入葱花、红柿椒丝煸炒，放入芹菜炒半分钟，再倒入香干丝，滴料酒，加适量盐，翻炒几下，出锅装盘。

痔疮

由于胎儿大而压迫着肠道，妨碍了直肠内的血液流通，使盆腔器官血液回流减少，直肠周围的静脉曲张，形成痔疮。任何会增加腹部压力的情况，例如便秘、咳嗽、提起重物等都会使痔疮的症状加剧。如果孕妈妈的父母曾患痔疮，那她也有患痔疮的可能性。

日常饮食护理建议

❶ 每次排便后，擦拭净，最好再用专

用毛巾以温热开水洗净。

❷ 沐浴时，先以暖水湿洗患部，沐浴后，再充分拭干水分。

❸ 孕妈妈所罹患的痔疮多属于外痔疮核，在洗净患处后，再涂上药用软膏，便会渐渐痊愈。

❹ 一般情况下，都是先便秘，最后发展成痔疮，所以要治痔疮的话，先要预防便秘。孕妈妈平日可多喝饮料，多吃高纤维食物及做体操，以避免便秘。

❺ 如果已经患有痔疮，则要经常保持肛门周围的清洁，避免刺激发作。

❀ 马齿苋鱼肉汤

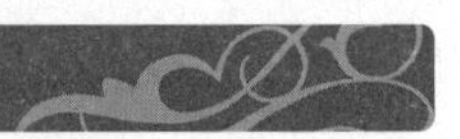

原料：马齿苋 500 克，鲮鱼肉 500 克，豆腐 2 块，姜 2 片，葱 1 条，盐、腌料各适量，糖 1/4 茶匙，胡椒粉少许，生粉 1 茶匙。

做法：

❶ 马齿苋洗净，在滚水中略烫过后，捞起，放入冷水内浸泡；鲮鱼肉洗净剁成鱼蓉，加入腌料拌匀，用手涂油，抓起鱼胶做成小球状，备用；豆腐切成小块，备用。

❷ 在煲内注入适量清水，放入鱼球、豆腐及姜、葱，以中火煲约 20 分钟。

❸ 捞起冷水中的马齿苋，控去水分，切成适当长度放进汤内，煮沸后加入调味料，即可熄火饮用。

营养解析：含有铁质、维生素 A、B 族维生素、维生素 C，并有杀菌作用。如将马齿苋叶晒干煎服，可治恶疮、便秘及尿道炎。

小贴士

孕早期不宜食用。

❀ 大麻仁粥

原料：大麻仁 10 克，粳米 200 克，白糖 30 克。

做法：

❶ 将大麻仁用温水浸泡 10～15 分钟，清水洗净，用干净纱布包裹好，备用。

❷ 把粳米淘洗干净，放入锅内，加清水适量及大麻仁，置于火上煮，待粳米开花时，取出大麻仁，加入白糖拌匀，至粥汁稠浓时即离火，稍冷却即可食用。

营养解析：润肠通便。用于治疗女性孕中期便秘，效果较好。

小贴士

大麻仁不宜一次吃太多。

杏仁大米酪

原料：杏仁 15 克，大米 90 克，黑芝麻、白糖各 30 克。

做法：

❶ 将黑芝麻、杏仁、大米分别用清水浸泡半天，要经常换水，备用；把杏仁捞出，去皮荚，然后将黑芝麻、大米捞出与杏仁混合在一起碾成糊状，备用。

❷ 将洗净的锅置于火上，放入少许清水，烧开，加白糖溶化后把黑芝麻杏仁米糊缓缓倒入，拌成糊状，熟后，即可供食用。

营养解析：润肠通便，益气健脾。适合于治疗怀孕中期肠蠕动过慢而致的便秘。

松子仁粥

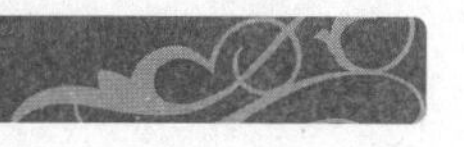

原料：松子仁 30 克，粳米 100 克，精盐少许。

做法：

❶ 将松子仁打破，取洁白者，洗净，沥干水，研烂如膏，备用；把粳米放入水中淘洗干净。

❷ 在煮锅中加清水适量，放入松子膏及粳米，置炉火上煮，烧开后改用中小火煮至米烂汁黏时，点入少许精盐调味，即可食用。

营养解析：润肠增液，通便。对孕中便秘、痔疮有一定疗效。

小贴士

本粥可甜可咸，用蜂蜜代替盐的话还有治疗便秘的作用。

水肿

怀孕期间，母体积留大量液体，而下半身部位的血管又由于受到子宫的压迫影响了血液畅通循环，尤其是双手、脚踝、小腿等部位的液体停滞增加，血液回流受阻，导致出现水肿的症状。

一般来说，女性在妊娠第3～7个月之间，常会出现不同程度的水肿，在夏天时更为常见。常见有足踝部轻度水肿，这是由于增大的子宫压迫下肢静脉，使血液循环受阻所引起。通常是白天出现水肿，经过一夜卧床休息，水肿就自然消退，一般情况下无须治疗。

如果卧床休息后水肿仍不消退，用手按上去出现凹陷，久久不能自行消失者，称为显性水肿；如果体表水肿不明显，但是孕妈妈尿量减少，每周体重增加0.5千克以上者，称为隐性水肿。若水肿局限膝盖以下的，病情较轻；水肿到膝盖以上的，病情较重；水肿已涉及外阴及下腹部的，则属于重症患者；如果全身都有水肿，那就说明病情非常严重了。

妊娠水肿要少吃盐

妊娠水肿常伴有心悸气短，口淡无味，食欲缺乏，身倦懒言，腹胀而喘，四肢发冷等症状。医学认为这是由于脾肾阳气不足，水湿内停所致。水肿孕妈妈饮食宜少盐，食盐用量为每天4克，避免咸食。

番茄炒扁豆

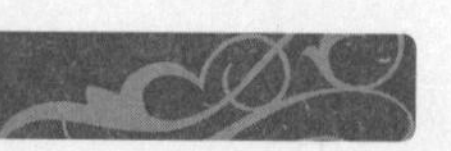

原料：番茄150克，扁豆100克，瘦猪肉50克，精盐、花生油、酱油各适量。

做法：

❶ 将番茄洗净，去皮、籽，切成块；猪肉洗净，切成片；扁豆洗净，切成小段。

❷ 炒锅上火，放油烧热，放入肉片煸炒，然后下入扁豆，一同快炒，至扁豆断生时放入番茄块、精盐、酱油炒匀即成。

营养解析：营养丰富，适于孕妈妈食用，可消肿利尿，强壮身体。

小贴士

扁豆生食有毒，所以一定要充分煮熟。

熟三鲜炒银芽

原料：绿豆芽150克，熟瘦猪肉、熟鸡肉各85克，熟火腿丝50克，猪油、麻油、精盐、白糖各适量。

做法：

❶ 先将绿豆芽放入清水中去外壳，换水洗净，沥干水分，备用。

❷ 把炒锅刷洗净，置于火上，起油锅，放入少许精盐，绿豆芽入锅，用旺火快速煸炒数下。

❸ 加入肉丝、鸡丝、火腿丝煸炒，点入白糖、精盐调味，淋上麻油拌和，即可食用。

营养解析：清热消毒，利尿消肿。孕妈妈食之，可以增加营养，防治妊娠期营养性水肿等症。

小贴士

绿豆芽性凉，如果素炒的话可以放一点姜丝中和。

猪肝绿豆粳米粥

原料：绿豆50克，粳米100克，猪肝100克。

做法：

取绿豆、粳米淘净，放入锅内，加水适量煮粥，待粥稠将成时，加入切碎的猪肝，煮至猪肝熟透即可食用。不加盐，每天1次，连食用5次为1疗程。

营养解析：利水消肿。

小贴士

猪肝事先可以用牛奶浸一下除去腥味，也可以直接用熟猪肝。

鲤鱼赤小豆粥

原料：鲜鲤鱼1条（约500克），赤小豆500克。

做法：

鲜鲤鱼除去鳞、内脏后洗净，和洗净的赤小豆加水适量炖煮，炖至鱼熟豆烂，即可食用。忌盐。

营养解析：消肿利尿，强壮身体。

芹菜粥

原料：鲜芹菜 60 克，粳米 100 克。

做法：

把芹菜洗净，连根切碎，与粳米一同煮 1 小时，搅拌为粥。如果不爱吃芹菜，可用纱布将芹菜包裹好，多放点水，煮好后，捞出纱布包的芹菜，再搅拌米粥。

营养解析：利水消肿。

小贴士

有些家庭炒芹菜时把叶子都扔了，其实芹菜叶子熬粥也很好吃。

荷叶粥

原料：鲜荷叶 1 张，粳米 100 克，绿豆 100 克，白糖适量。

做法：

把新鲜荷叶洗净煎汤，再用荷叶汤汁同粳米、白糖、绿豆煮为粥食用。既可作为夏季清凉解暑的饮料，也可作为早晚点心。

营养解析：利水消肿。

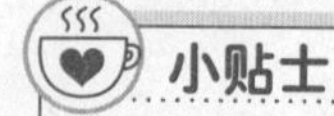

小贴士

还可以在粥好之后停火，用整张的荷叶盖在粥上 5 分钟，取掉荷叶吃粥。荷叶略苦，可加蜂蜜或砂糖调味。

卤水鸡肝猪肝

原料：鸡肝 4 副，猪肝 200 克，花椒 1 茶匙，八角 2 粒，姜 3 片，葱 2 根，生

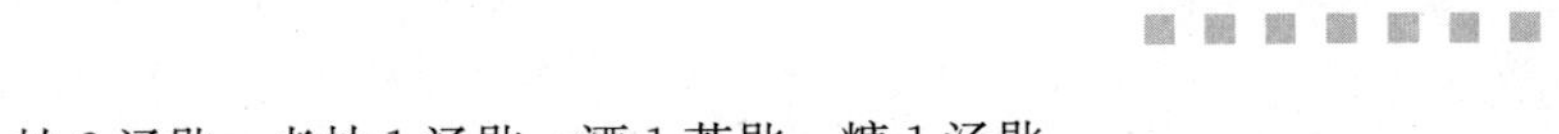

抽 2 汤匙，老抽 1 汤匙，酒 1 茶匙，糖 1 汤匙。

做法：

❶ 猪肝、鸡肝洗净，控干水分，备用；以油爆香姜、葱，加入清水，再放入花椒、八角及调味料，以文火煮约 45 分钟制成卤水。

❷ 先放入猪肝于卤水中，煮约 20 分钟后，再放入鸡肝，煮约 10 分钟后将猪肝及鸡肝盛起切片，便可供食用。

营养解析：卤水食物，很有营养。鸡肝、猪肝最能补血补肝，对水肿症状，亦有帮助。

小贴士

这里说的卤水是用川椒、八角、丁香、草果、甘草、桂皮等煎出来的调味水，可以去猪肝的腥气，不是点豆腐的那种卤水。

黄豆肉片汤

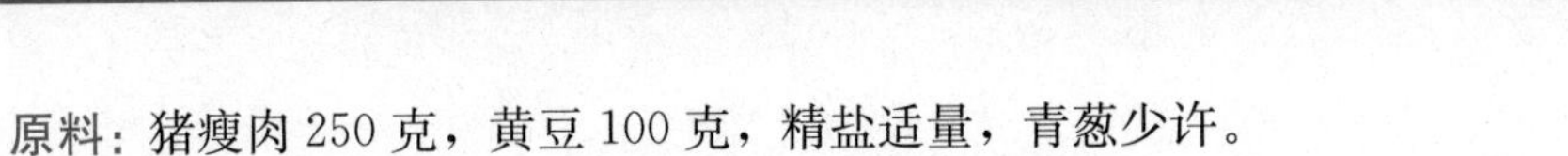

原料：猪瘦肉 250 克，黄豆 100 克，精盐适量，青葱少许。

做法：

❶ 猪瘦肉洗净，切片；黄豆洗净；青葱洗净，切碎。

❷ 锅置火上，放入适量清水，下入瘦肉片、黄豆，煮至肉烂豆熟，下青葱、精盐调味即可。

营养解析：豆烂，肉嫩，味清淡。具有健脾宽中、利水消肿的作用。适用于脾虚妊娠水肿。

小贴士

黄豆用嫩黄豆（毛豆），或干黄豆均可。

鲤鱼红豆汤

原料：鲤鱼 250 克，红豆 100 克。

做法：

❶ 将鲤鱼去鳞、去内脏，洗净，切成大块；红豆洗净，用冷水泡 2 个小时左右。

❷ 鲤鱼和红豆一起放入锅中，加水煮熟即可（不加盐）。

营养解析：鲤鱼红豆汤可治疗孕妇水肿。每天服 1 次，豆、鱼、汤水均可吃，连吃数日可愈。

排骨炖冬瓜

原料：猪排骨 250 克，冬瓜 150 克，葱白 1 段，姜 3 片，料酒 1 大匙，盐适量。

做法：

❶ 猪排骨洗净，剁成块，投入沸水中氽烫一下，捞出来沥干水；冬瓜洗净，切成比较大的块。

❷ 将排骨块放入沙锅，加适量清水，加入生姜、葱白、料酒，先用大火烧开，再用小火煲至排骨八成熟，倒入冬瓜块，煮熟。

❸ 拣去生姜、葱白，加入盐搅匀即可。

营养解析：冬瓜具有补虚消肿、减肥健体的功效，适用于水肿、肥胖的孕妈妈食用。

荸荠鲜藕萝卜饮

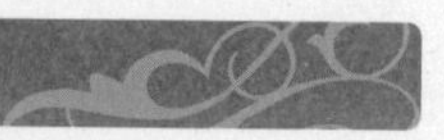

原料：荸荠、鲜藕、白萝卜各 200 克。

做法：

❶ 荸荠去皮，洗净切片；鲜藕、白萝卜洗净，切成薄片。

❷ 将荸荠片、鲜藕片、白萝卜片一起放入锅中，加适量清水，煎成汁即可。

营养解析：荸荠有凉血解毒、利尿通便、消食除胀、利湿化痰、降血压的功效，孕妈妈每天喝 1 次荸荠鲜藕萝卜饮，可以治疗妊娠水肿。

腹痛

孕妈妈常会觉得在下腹部有轻微的刺痛，这是由于子宫日渐增大，导致支撑子宫的韧带过度牵引，因而出现牵扯性的阵阵痛感，尤其是在坐或卧了一段时间之后。这种腹痛是正常的，不需治疗也不用服食止痛药。如觉得有需要，可用热水袋敷，使肌肉松弛。

随着胎儿不断发育长大，孕妈妈到了妊娠中晚期，为了使重心前移的身体保持平衡，不得不使头部和肩部向后倾斜、腰向前挺，使背部肌肉处于一种不自然的紧张状态，这样就增加了腰部的负担，因而会有腹痛。其痛为绵绵作痛，兼见面色萎黄，或少寐心悸，苔薄白，舌质淡，脉细滑弱，宜用养血安胎之药膳治疗。

孕妈妈腹痛的时候，可能会想到一些外用药，比如膏药和云南白药等，但这类药最好还是少用，因为即便是外用的，药力也会渗入到血液中去，对宝宝多少会有影响。

要重视孕期腹痛

怀孕期，尤其是中晚期偶尔腹痛是正常现象，但是还是要引起足够的重视，别让一些病理性腹痛钻了空子。除了正常按时孕检以外，腹痛超过 2 天或疼痛难忍，最好马上就医。

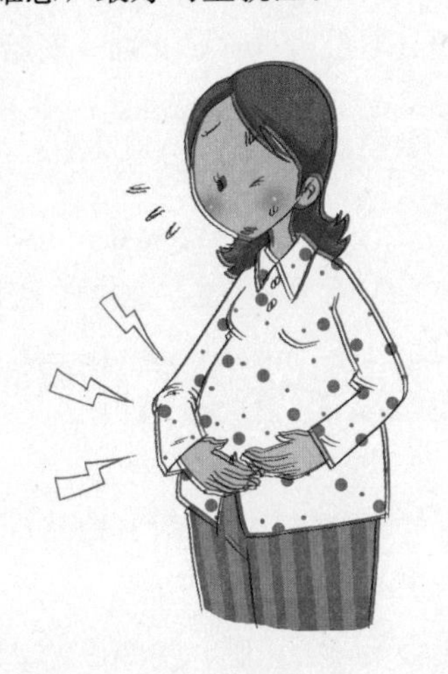

❀ 陈皮木香烧肉

原料：陈皮 3 克，木香 3 克，猪瘦肉 200 克，食油少许，盐适量。

做法：

❶ 先将陈皮、木香焙脆研末，备用。猪瘦肉洗净，切片。

❷ 在锅内放食油少许烧热后，放入猪肉片，炒片刻，放适量清水烧熟。

❸ 将熟时，放陈皮、木香末、食盐，搅匀，食肉片及汤。

营养解析：舒肝、解郁、止痛，适用于气郁之妊娠腹痛。

小贴士

陈皮性热，木香性燥热，所以阴虚内热的人不宜。

❀ 枣杞鸡汤

原料：大红枣 10 个，枸杞子 30 克，童子鸡 1 只（500 克）。

做法：

将鸡去毛及内脏，洗净，与枣、枸杞子同炖至鸡烂熟，吃鸡喝汤，食时可入精盐少许。

营养解析：养血、止痛、安胎，适用于血虚妊娠腹痛。

小贴士

平时用枸杞子泡水喝，也可以缓解疼痛。

苹果豆蔻煲乌骨鸡

原料：乌骨母鸡 1 只（约 500 克），苹果、草豆蔻各 5 克。

做法：

鸡去毛，去内脏，洗净，置苹果、草豆蔻入其腹内，以竹扦缝好切口，加水煮熟，调味食。

营养解析：温中健胃，适用于虚寒妊娠腹痛。

小贴士

乌鸡是女性进补最好的食物之一，除了孕期以外，产后恢复也可以多吃一些。

黄酒蛋黄

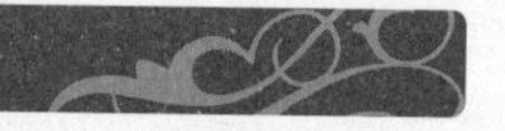

原料：黄酒 500 毫升，鸡蛋黄 14 个。

做法：

将黄酒和鸡蛋黄同放入锅内，用小火炖煮至黏稠，待冷，存罐中备用。平时当饮料喝。

营养解析：养血、安胎、止痛，适用于血虚妊娠腹痛。

小贴士

每次饮用 1～2 个蛋黄的量。

绿梅茶

原料：绿茶、绿萼梅各6克。

做法：

绿茶、绿萼梅共用沸水冲泡，当茶频饮。

营养解析：理气、解郁、止痛，适用于气郁之妊娠腹痛。

小贴士

绿茶不要用刚采下没多久的新茶。

孕期静脉曲张

约有1/3的妈妈会产生严重程度不等的下肢静脉曲张或微血管扩张。轻度静脉曲张不会引起严重症状，当其加重时，会出现沉重感和疲劳感。

静脉曲张会出现在妈妈的双腿、直肠（也就是所谓的痔疮）甚至阴道口周围。在怀孕的较晚阶段，随着胎儿越来越大，静脉曲张通常会加重。

孕期静脉曲张的主要原因是：

❶ 子宫增大，身体后倾及腹腔内压增高，可对腹腔静脉形成压迫，阻碍下肢静脉回流。

❷ 妊娠中晚期血量增加，活动减少，使得静脉壁变薄，易扩张，尤以下肢浅静脉变化为著。

日常饮食护理建议

❶ 适当吃一些新鲜菠萝。菠萝里含菠萝蛋白酶，能够分散引起静脉曲张的血纤维蛋白，从而能防止血液凝块。

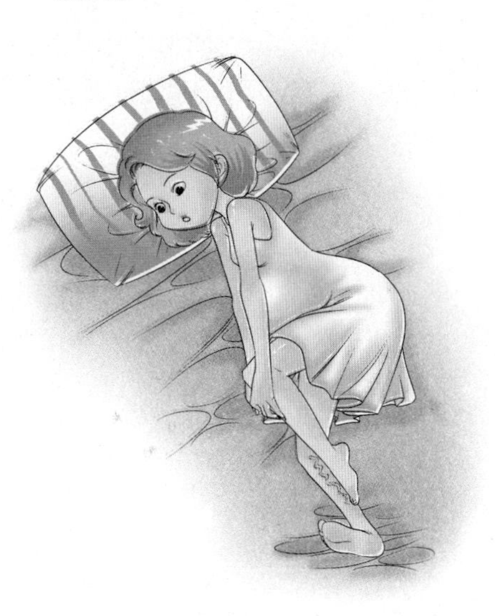

不过，孕妈妈吃菠萝别太多，特别是有孕期出血症状的孕妈妈更需谨慎，因为大量菠萝蛋白酶会引发分娩。

❷ 多喝一些新鲜的果汁。特别是用那些红色浆果（例如树莓、黑莓、蓝莓和覆盆子等）制作的果汁，有助于防止静脉曲张形成，因为这些浆果里含有一种能强韧静脉壁的色素。

❸ 多吃一些富含维生素 E 的食物。维生素 E 不足会导致静脉曲张，葵花子、小麦胚芽、大豆、坚果、绿叶蔬菜、全麦、蛋黄等均含有丰富的维生素 E。

❹ 不要穿紧身的衣服。腰带、鞋子都不可过紧，而且最好穿低跟鞋。睡觉时尽量左侧躺，避免压迫到腹部下腔静脉，减少双腿静脉的压力。尽量避免长期坐姿、站姿或双腿交叉压迫。休息的时候可将双腿抬高，帮助血液回流至心脏。

❺ 孕期不要提重物。重物会加重身体对下肢的压力，不利于症状的缓解。

❁ 芦荟玉米粒

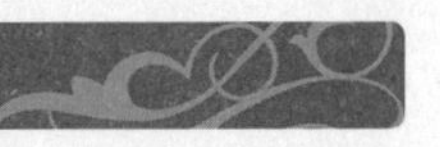

原料：嫩甜玉米粒 250 克，芦荟肉 50 克，胡萝卜 30 克，嫩豌豆 25 克，植物油适量，盐少许。

做法：

❶ 甜玉米洗净，在沸水中焯一下，捞出凉凉；芦荟、胡萝卜洗净切粒。

❷ 将植物油入旺火油锅中，加入甜玉米、芦荟粒、胡萝卜粒、豌豆爆炒，待熟后放盐调匀即成。

营养解析：此菜具有利水降压、美容减肥、通便的作用。

❁ 拌双笋

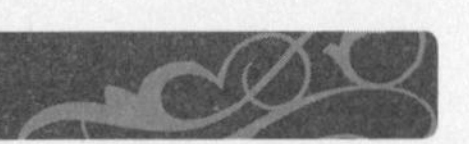

原料：竹笋 300 克，莴笋 200 克，香油、料酒、盐、姜末、白糖各适量。

做法：

❶ 将莴笋去皮洗净，竹笋去壳洗净，均切成滚刀块，入沸水中焯一下，捞出沥水。

❷ 将竹笋块、莴笋块放入大碗中，加盐、姜末、料酒、白糖调匀，淋入香油即可。

营养解析：竹笋性味甘寒，具有清热化痰、和中调胃的作用，配以清热化痰、利气宽胸的莴笋，清化的功效增强，并能理气调中，对防治孕妈妈孕期静脉曲张有一定作用。

鳕鱼苹果糊

原料：鳕鱼 100 克，苹果 1 个，柠檬汁少许。

做法：

❶ 将鳕鱼洗净；苹果洗净。

❷ 苹果去皮、核，榨成泥，加少许柠檬汁。

❸ 锅内盛水，煮沸，将鳕鱼放入水中煮熟，剔刺，压碎。

❹ 将苹果泥与碎鱼肉混合拌匀即可。

营养解析：苹果热量很低，丰富的钙和纤维素有助于人体代谢，排除体内多余盐分，帮助孕妈妈防治静脉曲张。

牛肉软饭

原料：白萝卜、牛肉、大米各 50 克，盐少许。

做法：

❶ 牛肉洗净，切碎；白萝卜去皮，切小块，入沸水中焯透。

❷ 大米淘洗干净，放水，在电饭煲内煮成软饭。

❸ 牛肉入沸水锅焯烫，换水煮至熟，放入白萝卜块、盐，炖至牛肉软烂、与米饭同食即可。

营养解析：牛肉属于温性食物，可以温通经络，帮助孕妈妈预防静脉曲张。

蓝莓酱

原料：蓝莓 200 克，原味酸奶 150 毫升，养乐多 100 毫升，冰糖少许。

做法：

❶ 蓝莓洗净表皮后擦干水。

❷ 将蓝莓摘去蒂去头后放入果汁机内，加入其他材料一起搅打均匀即可。

营养解析：蓝莓生长在纯天然环境中，属纯粹天然食品。它含有很低的热量但营养成分比较高，其中还有大量抗氧化物质，可以防治静脉曲张。

防治肾结石

肾结石是一种痛苦的肾脏疾病，在女性怀孕阶段发生率比较高，尤其多在右侧肾发生病变。女性怀孕后输尿管会发生一定程度的扩张、积水、尿流减慢，从而为结石埋下伏笔。妊娠时的女性内分泌功能发生很大变化，这些变化导致肾盂和输尿管的正常排尿功能异常，表现为收缩蠕动作用减慢、瘀滞或通畅性降低，这样都容易诱发肾结石。

本病有肾虚、气虚之分：

❶ 肾虚型肾结石防治。身体肾气不足，胞系于肾，孕后肾气愈虚，系胞无力，胎压膀胱，或肾虚不能温煦膀胱化气行水，故小便难。症状：妊娠小便频数不畅，继而闭而不通，小腹胀满而痛，坐卧不宁，畏寒无力。宜用温肾扶阳、化气行水之药膳治疗。

❷ 气虚型肾结石防治。身体虚弱，中气不足，妊娠后宝宝逐渐长大，气虚无力举胎，胎重下坠，压迫膀胱，溺不得出。症状：妊娠期间，小便不通，或数量少，小腹胀急疼痛，坐卧不安，精神疲倦，头重眩晕，短气懒言，大便不爽，舌质淡，苔薄白，脉虚缓滑，宜用补气、举胎之药膳治疗。

日常饮食护理建议

❶ 孕妈妈每天要保持适量的运动，以预防肾结石的发生，这样既能促进肾盂、输尿管的蠕动，又能经常改变体位，防止子宫持久地压迫尿道。

❷ 孕妈妈不要偏食，尤其不要过多地进食某些诱发肾结石的食物，如动物内脏、可可、咖啡、白薯、菠菜等。

❸ 还要多饮水，特别是夜间也要尽量喝点水，以增加尿量，促进输尿管蠕动，防止尿液过于浓缩，形成结石。

❹ 对于病毒感染，无特殊的治疗药物，主要是加强预防，隔离传染源，流行时节加强病室空气消毒，发现并治疗隐匿性感染。

小便不通不一定是结石

在妊娠过程中，小便不通畅，甚至小腹胀、急疼痛，烦躁不安，称为妊娠小便不通。病因主要是胎气下坠，压迫膀胱，以致膀胱导尿不利，水道不通，尿流不出。

香滑鲈鱼球

原料：鲈鱼肉180克，姜0.9克，长葱段9克，白糖0.6克，汤45毫升，香油0.9毫升，料酒9毫升，湿淀粉3克，生油750毫升（约耗油45毫升），精盐0.9克，胡椒粉0.4克。

做法：

❶ 将鱼肉切成方块，入油锅炒到六成熟，倒在笊篱里，去油。

❷ 把锅放回火位，放入汤、姜、料酒、盐、糖、胡椒粉、鱼块，加盖煮至熟时，放入葱段，并调入湿淀粉、香油便成。

营养解析：补肾、利水，适用于肾虚之妊娠小便不通。

小贴士

皮肤病及体表创伤者慎食。

桃花熘黄菜

原料：鲜桃花5朵，大海米10克，熟火腿10克，鸡蛋4个，鲜姜、猪油、鸡汤、料酒、白胡椒面、精盐、湿淀粉各适量。

做法：

❶ 鲜桃花摘去花蕊，取下花瓣，洗净，控水，切成丝；海米淘洗净，加入料酒，上笼蒸透，切成碎末；火腿、鲜姜分别切成末；鸡蛋在碗内打散，加入鸡汤、料酒、白胡椒面、精盐、湿淀粉搅拌均匀。

❷ 炒锅置火上烧热，放入猪油，入鲜姜末煸炒出味，捞出姜渣，放入调好的鸡蛋，用锅炒熟，盛入盘内，撒上鲜桃花丝、海米、火腿。

营养解析：补气、利水，适用于妊娠小便不通。

小贴士

桃花除了利水以外，还有美颜的功效。

孕晚期

胃痛

到了怀孕晚期，孕妈妈常觉心口难受，以及感到体内湿热不适，这都属于正常现象。

因为胎儿日益长大，子宫的底部上升，压迫到胃部附近，影响了消化机能及有少量的胃酸反流进入食道，令人不适。

日常饮食护理建议

❶ 要减轻症状，首先要减轻胃肠的负担，维持少量多餐的饮食习惯，睡前不进食。

❷ 少吃酸味强及含强烈香料的食物，以免刺激肠胃。

❸ 睡时在床上用软垫把自己垫起来，也有帮助。

❹ 在食物之中，木瓜最能对付胃胀痛，清热而不寒，很适合中国人的肠胃，常吃木瓜，对人治疗胃痛很有帮助。可以选尚未熟透的小木瓜榨汁，每天在饭后饮 1 小杯，十来次后便可见效。亦可以直接吃瓜肉，每天吃小半个，七八天后便会感到胃痛减轻了。

冰糖蒸木瓜

原料：长形熟木瓜（外皮金黄的）1 个，冰糖适量。

做法：

❶ 在瓜顶切开一小截做盖，用匙挖去木瓜子，将冰糖放进木瓜内，盖上木瓜盖子，用牙签固定稳。

❷ 将木瓜放锅中，隔水蒸上一小时即成。饮汁吃木瓜，清甜有益。

营养解析：这款甜品有清润燥热的功效，更能健胃助消化。

小贴士

治病多采用宣木瓜，也就是北方木瓜，不宜鲜食；食用木瓜是产于南方的番木瓜，可以生吃，也可作为蔬菜和肉类一起炖煮。

木瓜鲩鱼尾汤

原料：番木瓜1个，鲩鱼尾100克，生姜片适量。

做法：

番木瓜削皮切块。鲩鱼尾入油锅煎片刻，加木瓜块及生姜片少许，放适量水，共煮1小时左右。

营养解析：番木瓜对消化不良、胃痛、胃溃疡等均有疗效。鲩鱼味甘、性温，有暖胃和中、消食化滞的功效。此汤滋养、消食，对食积不化、胸腹胀满有辅助疗效。

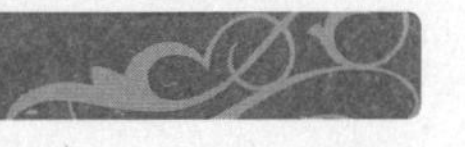

参芪猴头炖鸡

原料：猴头菇100克，母鸡1只（约750克），黄芪、党参、大枣各10克，姜片、葱结、料酒、清汤各适量。

做法：

❶ 将猴头菇洗净去蒂，发胀后将菇内残水挤压干净，以除苦味，再切成2毫米厚片待用。

❷ 把母鸡去头脚，剁方块，放入炖盅内，加入姜片、葱结、料酒、清汤，上放猴头菌片和浸软洗净的黄芪、党参、大枣。

❸ 将所有材料用文火慢慢炖，直至肉熟烂为止，调味即成。

营养解析：猴头菇有助消化及利五脏的功能。适用于消化不良、胃溃疡、十二指肠溃疡、慢性胃炎、胃窦炎、胃痛、胃胀及神经衰弱。母鸡益气养血，健脾胃，疗虚损，善补五脏。

砂仁黄芪猪肚

原料：砂仁 6 克，黄芪 20 克，猪肚 1 个。

做法：

猪肚洗净，将砂仁、黄芪装入猪肚内，加水炖熟，调味食用。

营养解析：砂仁能行气和胃、醒脾，用于胃呆食滞。临床服用砂仁适量具有促进消化液分泌和增强胃肠蠕动的作用。猪肚能健脾胃、补虚损，适用于脾胃虚弱之食少便溏、胃脘疼痛。

黄芪内金粥

原料：生黄芪 12 克，薏苡仁、赤小豆各 10 克，鸡内金粉 7 克，金橘饼 1 个，糯米 80 克。

做法：

将生黄芪加水煮 20 分钟，取汁，加入薏苡仁、赤小豆、糯米、金橘饼煮成粥，加入鸡内金粉即可。

营养解析：黄芪能补气固表，敛疮生肌。薏苡仁健脾渗湿，除痹止泻。赤小豆能利湿退黄，清热解毒。鸡内金消食健脾，能使胃液分泌量及酸度增加，胃的运动机能增加，排空加速。糯米能补中益气。此粥可消食和胃。

心悸气喘

到了怀孕晚期，孕妈妈常会出现心悸气喘的现象。这是因为体内的血液循环量增加，心脏负荷加重，且子宫胀大，横膈受压迫，觉得呼吸急促而不畅顺。如果你睡觉时习惯平卧的姿势，更感气促不适。因为平卧时会将子宫及宝宝更推向上，抵住横膈。

日常饮食护理建议

❶ 孕妈妈在怀孕晚期宜采用侧卧的睡姿，以减少心脏及横膈的压力，令气喘的情况不加重。

❷ 平日减少活动多休息，不要讲话太多，以免气促加重。

❸ 孕妈妈心悸气喘的现象是常见的，但是若再加上胸痛或有贫血的症状，

便应请医生诊治。

❹ 在食疗方面，取桂圆9克，用2碗水以文火熬成八分满的1碗便可，这款桂圆汤对心悸有显著功效。另外，猪心党参汤也有同样的疗效。

猪心党参黑豆汤

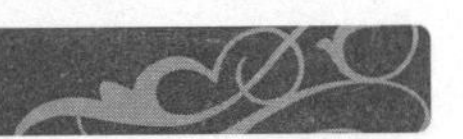

原料：猪心1个，党参3钱，黑豆1/4杯，冬菇6个，葱1根，姜1片，盐适量。

做法：

❶ 黑豆预先用水浸过夜；冬菇浸软，去蒂；猪心洗去血污，切成2块，放入沸水中略焯一下盛起。

❷ 党参略冲洗后放入煲内，注入2杯清水，以中火煲成1杯水，备用。

❸ 煲中注入适量水，放入猪心，煲约10分钟，除去水上的浮油及泡沫，然后加入姜、葱及黑豆，以慢火煲约1小时。

❹ 放入冬菇、党参和水，改以中火煲约30分钟，加盐调味便可饮用。

营养解析：对虚悸气逆、心虚等最有疗效，配以党参煲成汤，更能使血行通顺，补血强心。

小贴士

实证、热证禁用。

猪心枣仁汤

原料：猪心500克，远志6克，酸枣仁15克，盐少许。

做法：

❶ 将猪心剖开，洗净，置沙锅内。

❷ 再将洗净打破的枣仁及洗净的远志一并放入锅内，加清水适量。

❸ 先用武火烧沸，打去浮沫。

❹ 改用文火，烧至猪心熟透即成，食时加食盐少许调味。

营养解析：补血养心，益肝宁神，适用于心肝血虚引起的心悸、怔忡、失眠等症。

梅干莲子蛋花糊

原料：鸡蛋 50 克，莲子 15 克，梅子 30 克，藕粉 50 克，冰糖 15 克。

做法：

❶ 事先将莲子泡涨。

❷ 锅中放水烧开，放入莲子、梅子，用中小火煮至莲子变软。

❸ 先在碗中将藕粉冲开，搅拌均匀，将藕粉糊倒入锅中，拌匀，置中火烧沸。

❹ 将蛋打散，依顺时针方向淋入锅中，约 10 分钟后用汤勺拌动，随即加入冰糖即可起锅食用。

营养解析：莲子与梅子都具有清心宁神的功效。

玉竹莲子瘦肉汤

原料：猪瘦肉 500 克，玉竹 30 克，莲子 50 克，百合 30 克，红枣（干）20 克，盐少许。

做法：

❶ 将玉竹、莲子、百合、红枣洗净；猪瘦肉洗净，切块。

❷ 把全部用料一齐放入锅内，加清水适量，武火煮沸后，文火煮 3 小时，调味即可。

营养解析：可补气健脾、养心安神，适用于心悸、心慌、失眠、多梦、饮食减少、体倦乏力，亦可用于神经衰弱之失眠心悸。

小贴士

肝阳上亢型高血压见心悸者、失眠者不宜饮用本汤。

白醋鸡蛋

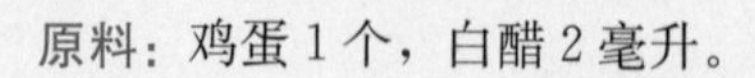

原料：鸡蛋 1 个，白醋 2 毫升。

做法：

❶ 将鸡蛋打入碗中，搅打至起泡，放入白醋，置笼屉内，蒸熟即成。

❷ 趁热服食，可加少量蜂蜜调味，每日晨起 1 碗蒸蛋，连服半月以上。

营养解析：养心安神。适用于心气虚、心血不足的心悸、失眠等症。

消除妊娠期黄褐斑

黄褐斑的发生与孕妈妈体内的雌孕激素升高是密切相关的，因此，调节人体的激素平衡，纠正人体的内分泌紊乱是防斑治斑的关键。

日常饮食护理建议

❶ 孕妈妈要切忌吃油腻的食物。

❷ 烹调方法也应注意，尽量避免煎炸，以免上火，加重内分泌的失衡。

❸ 多吃富含维生素 C 的食物，如猕猴桃、番茄、柠檬、各类新鲜蔬菜。

❹ 多吃富含维生素 E 的食物，如黄豆、牛奶、带谷皮类的食物。

红枣菊花粥

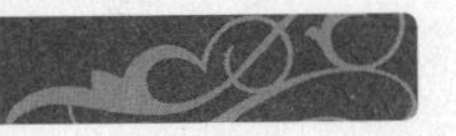

原料：红枣 50 克，大米 100 克，菊花 15 克，红糖适量。

做法：

将红枣、大米、菊花一同放入锅内，加清水，煮至浓稠，放入红糖调味食用。

营养解析：补血美颜。

小贴士

菊花与鸡肉、猪肉同食会中毒，忌与芹菜同食。

香杏美白茶

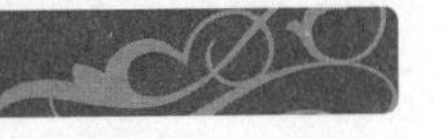

原料：鲜牛奶 500 毫升，杏仁粉 1 大匙（15 克），薏苡仁粉 1 大匙（15 克），白砂糖适量。

做法：

鲜牛奶倒入锅中，再加入白砂糖，加杏仁粉、薏苡仁粉，用小火慢慢煮开即可。

营养解析：健脾止泻、利尿及美白润肤。

小贴士

杏仁有苦甜之分，甜杏仁可以作为休闲小吃，也可做凉菜用；苦杏仁一般用来入药，并有小毒，不能多吃。

猕猴桃果汁

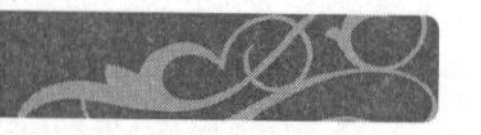

原料：猕猴桃 3 个，苹果 1 个，薄荷叶 2 片，冰水适量。

做法：

❶ 将猕猴桃削皮切块；苹果削皮去核切块；薄荷叶洗净。

❷ 将猕猴桃、苹果、薄荷叶一起放入果汁机中搅成泥，加入适量冰水搅匀即成。

营养解析：猕猴桃中的维生素 C 能有效抑制皮肤内多巴醌的氧化作用，使皮肤中深色氧化型色素转化为还原型浅色素，干扰黑色素的形成，预防色素沉淀，让孕妈妈保持皮肤白皙。

菠菜煮田螺

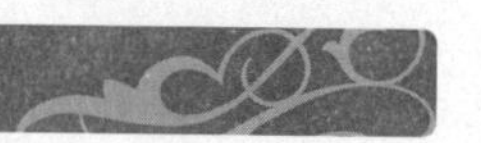

原料：菠菜 250 克，芥菜 150 克，田螺肉 100 克，料酒、盐、植物油各适量。

做法：

❶ 菠菜、芥菜洗净，切 4 厘米长的段；田螺肉洗净，切薄片。

❷ 炒锅置大火烧热，加入植物油，烧至六成热，下入田螺肉片，炒至变色。

❸ 加入清水烧沸，煮 15 分钟，下入料酒、菠菜、芥菜、精盐炒匀即成。

营养解析：这道菜有清热、解毒、祛斑的功效。

南瓜子茶

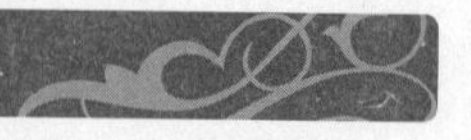

原料：南瓜子、茶叶各适量。

做法：

将南瓜子、茶叶放入盖杯中，用沸水冲泡，加盖闷 5 分钟即成。

营养解析：常喝南瓜子茶可让孕妈妈肌肤饱满、光泽、有弹性。

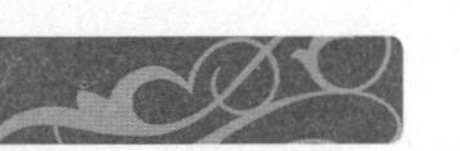

❀ 卤五花肉

原料：猪五花肉500克，料酒、蒜末、青葱段、八角、小茴香、甘草、草果、五香粉、冰糖、酱油、白糖、盐、油各适量。

做法：

❶ 猪五花肉洗净切块，入沸水中略焯，捞出沥水。

❷ 锅中加油烧热，下冰糖干炒至呈焦状，加入五花肉块炒至变黄。

❸ 再入其他调料和水煮沸，中火煮30分钟即可。

营养解析：这道菜有利于预防肌肤干燥，能柔嫩肌肤。

❀ 美丽佳人茶

原料：玫瑰花、马鞭草、矢车菊各5克，茉莉花3克。

做法：

❶ 玫瑰花、马鞭草、矢车菊、茉莉花放入杯中，加适量沸水冲泡。

❷ 加盖闷5分钟，即可饮用。

营养解析：这款茶含B族维生素、维生素C，能抑制黑色素形成，是养颜美容佳品。

产前抑郁

由于体内激素水平的变化和各种孕期不适，孕妈妈的心理很容易出现波动，情绪也更容易低落，如果没能及时得到安慰和调节，就会因为心理压力过大，而出现产前抑郁症。

产前抑郁症的主要表现是爱哭，容易发脾气，容易对生产过程的痛楚、胎儿是否畸形、分娩过程中是否会出错、是否会难产等问题产生焦虑。患有产前抑郁症的妈妈通常会把忧虑和抑郁的情绪延续至产后，因而也较容易患上产后抑郁症。

产前抑郁对孕妈妈的情绪影响十分不利，精神过度紧张会使大脑皮层与内脏之间的平衡关系失调，引起循环系统功能紊乱，如果情绪长期受到压抑，宝宝出生后很容易出现身体功能失调。

缓解产前抑郁的食物推荐

香蕉：香蕉可向大脑提供重要的物

质酪氨酸，使人精力充沛、注意力集中，并能提高人的创造能力。此外，香蕉中还含有可使神经“坚强”的色氨酸，还能形成一种叫作“满足激素”的血清素，它能使人感受到幸福、开朗，预防产前抑郁症的发生。

豆类食物：大豆中富含有人脑所需的优质蛋白和8种必需氨基酸，这些物质都有助于增强脑血管的机能。身体运行畅通了，心情自然就舒畅了。

南瓜：南瓜富含维生素 B_6 和铁，这两种营养素能帮助身体所储存的血糖转变成葡萄糖，葡萄糖正是脑部唯一的燃料。多吃南瓜可以让人感觉快乐。

菠菜：菠菜除含有大量铁质外，更有人体所需的叶酸。人体如果缺乏叶酸会导致精神疾病，包括抑郁症等。

❁ 香蕉鲜桃汁

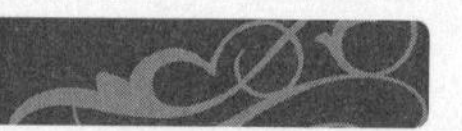

原料：鲜桃1个，香蕉1根，冷开水适量，蜂蜜1小匙。

做法：

❶ 将香蕉去皮；鲜桃洗净，去皮，去核。

❷ 将香蕉、鲜桃一起放入榨汁机中，加入冷开水榨出果汁，加入蜂蜜，调匀即可。

营养解析：香蕉中含有色氨酸和丰富的维生素 B_6，它们是合成血清素的重要成分，而血清素具有镇痛、催眠、安神等作用。因此，吃香蕉能够减少紧张、缓解压力。缺少色氨酸是引起情感性精神障碍的基础，可造成抑郁症体质的发病倾向。香蕉中的色氨酸则能使人心情愉快，从而起到预防和治疗抑郁症的作用。

❁ 笋香猪心

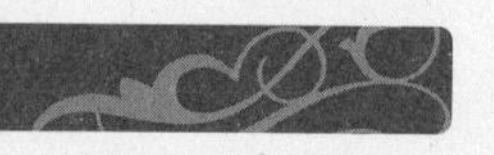

原料：猪心1个，莴笋200克，葱末、姜末、花椒、干椒粒、植物油、盐、香油各适量。

做法：

❶ 将猪心洗净，煮熟切片；莴笋去皮，洗净切片。

❷ 净锅上火，倒入植物油烧热，下葱末、姜末、干椒粒、花椒爆香。

❸ 倒入莴笋煸炒至八成熟，调入盐，加入猪心片炒匀，淋入香油，装盘即可。

营养解析：这道美食有良好的营养滋补之功，特别是对产前抑郁、神经衰弱等症大有裨益。

产 后

产后缺乳

哺乳期产妇乳汁稀少或全无称为产后缺乳，多发生于产后第 2～3 天至半月内，也可发生于整个哺乳期。

日常饮食护理建议

❶ 中医认为，乳汁乃气血而化生，资于冲任，赖肝气疏泄和调节，故缺乳多因气血虚弱和肝气郁滞所致，产妇产后要注意加强营养，尤其是要食用含蛋白质的食物和新鲜蔬菜，以及足够的汤水。

❷ 乳少属于虚者，进补主食有米饭、蒸饼、面片汤、粳米粥、豌豆粥等，副食如牛肉、羊肉、鸡、蛋类、骨汤等，各物务必炖烂熟透。

❸ 属血瘀者饮食宜清淡，忌食辣椒、大蒜、酒等。

❹ 除了饮食上吃一些下乳的食物以外，还可以增加喂奶的次数来刺激下乳，也可以按摩催乳。

❁ 豆腐蛋羹

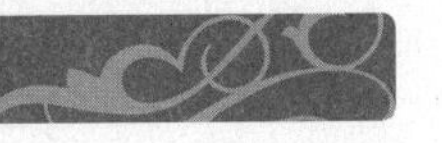

原料：鸡蛋 4 个，豆腐 200 克，猪肉 50 克，精盐、葱花、姜末、五香粉、酱油、香油各少许，花生油适量。

做法：

❶ 将豆腐放沸水锅里焯一下，取出沥净水分，碾压成泥；猪肉洗净，剁成肉末。

❷ 将鸡蛋磕入碗内，用筷子搅打均匀后放入豆腐泥和肉末，再用精盐、葱花、

姜末、五香粉调匀，上面淋上花生油，放入蒸锅内，蒸15分钟后出锅，淋入酱油、香油即可。

营养解析：咸香适口。滋补产妇身体，并有通乳功效，适合产褥期女性食用。

小贴士

五花肉肉末比纯瘦肉肉末做菜更有味。

醋猪蹄

原料：猪蹄2只，鸡蛋4个，醋1000毫升，生姜10克，红糖、植物油、精盐各适量。

做法：

❶ 猪蹄去毛，洗净后，剁成小块；鸡蛋煮熟，剥皮备用；生姜去皮，切成厚片。

❷ 炒锅置火上，放植物油烧热，放姜片、精盐，微火炒至五成干。

❸ 醋置沙锅中煮沸，加入姜片、鸡蛋煮15分钟左右，加入红糖至甜酸适口为度，然后放入猪蹄块，煮至猪蹄烂熟即可食用。

营养解析：补气血，通乳汁，活血脉，祛风寒，开胃气。此猪蹄味道独特、酸甜可口，易于吸收，可食肉和鸡蛋、饮汤。

小贴士

红糖加热时间不宜过长。

核桃仁酪

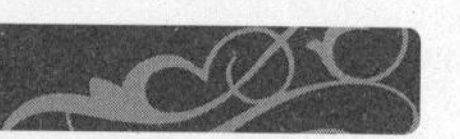

原料：牛奶250毫升，核桃仁50克，糯米200克，红枣10枚，白糖适量。

做法：

❶ 先将核桃仁用水浸泡，去皮，晾干后捣成碎粒；把糯米、红枣分别用水泡好，剥去红枣内核，留枣肉，再同核桃仁一起捣碎。

❷ 上锅，加入适量水、糯米、牛奶，用中火烧沸，与红枣核桃碎同煮成粥，待粥稠米烂时加入白糖，略煮一会儿即可食用。

营养解析：鲜香可口，营养全面，对乳母健康和增乳下奶均较有利。

小贴士

放入一些碾碎的花生碎末，味道会更好。

炒三丝

原料：芹菜丝200克，豆腐丝50克，猪瘦肉50克，酱油10毫升，花生油50毫升，精盐3克，葱丝3克，姜丝3克，淀粉、料酒各适量。

做法：

❶ 先将瘦猪肉洗净，自横断面切成细丝，放碗内，用淀粉和适量酱油、料酒调匀。

❷ 炒锅上火，放油烧热，放入肉丝，用旺火炒至八成熟时出锅，备用。

❸ 原锅留底油，上火炒芹菜丝、豆腐丝，炒至八成熟时，放入炒过的猪肉丝及余下的酱油、姜丝、精盐、葱丝、料酒，拌匀后即可出锅。

营养解析：清香不腻，咸中稍辣。可提高乳母奶汁的质量。

小贴士

芹菜丝用开水焯一下，颜色会更好看，还可以去味。

丝瓜炒鸡蛋

原料：丝瓜、鸡蛋、精盐、料酒、色拉油各适量。

做法：

鸡蛋入碗打散，加精盐、料酒；丝瓜切片，放入蛋液内，入油锅同炒至熟即成。

营养解析：健脾养血，清热通络。含蛋白质及维生素，适用于纳呆、神疲、咽干、乳汁不畅者。

小贴士

腹泻的时候不要吃丝瓜。

黄酒蒸虾

原料：鲜虾300克，黄酒60毫升，葱、姜、精盐各适量。

做法：

❶ 将葱剥去外皮，洗净，切成葱花；生姜去皮，洗净，切成细丝。

❷ 将虾洗净，剪去须、脚，沥干水分，放入碗内，放入黄酒、精盐，加入清水、姜丝、葱花，上屉用大火蒸20分钟即可食用。

营养解析：鲜美香醇，酒香味浓。有明显的养血通乳功效，适于产后肾虚乏力、乳少、乳汁不通的女性食用。一般产妇分娩后食用，可起到良好的催乳作用。

小贴士

用河虾为宜，海虾壳较硬，吃的时候要去壳。

香椿拌豆腐

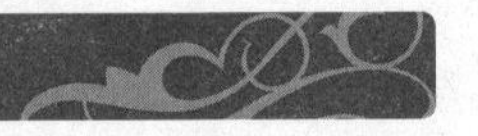

原料：嫩豆腐2块，嫩香椿250克，香菜20克，精盐、香油各适量。

做法：

❶ 把豆腐洗净后切成1厘米见方的丁，用开水焯一下；香椿也用开水焯一下，切成末；香菜洗净，切末。

❷ 将豆腐丁放入盘内，加入精盐、香椿末、香油和切碎的香菜末，拌匀后即可食用。

营养解析：豆腐鲜，香椿香，别有香味。含有丰富的蛋白质，有增乳作用。

小贴士

有些人喜欢腌渍香椿，腌渍的时间最好在1天之内或者4天以上，否则会有毒。

炒鳝鱼丝

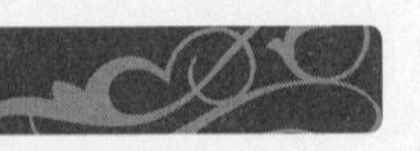

原料：鳝鱼肉150克，芹菜15克，葱头15克，玉兰片5克，水淀粉适量，香菜5克，酱油20毫升，料酒5毫升，白糖2克，胡椒粉少许，花生油500毫升

（约耗 250 毫升），肉汤适量。

做法：

❶ 先把芹菜、葱头、玉兰片分别择洗干净，均切成细丝；把鳝鱼肉洗净，切成细丝；香菜洗净，切段；将水淀粉、酱油、料酒、白糖、胡椒粉一同放入碗内，兑成调味汁。

❷ 炒锅上火，放花生油烧热，把鳝鱼丝倒入热油锅中滑透，加入芹菜丝、葱头丝、玉兰片丝，煸炒至断生时倒入调好的汁和肉汤，翻炒片刻，待汤汁浓稠时淋明油，出锅装盘，撒上香菜段即可。

营养解析：香咸、鲜美，食之可口，是产妇健身壮骨和增加乳汁的佳肴。

❀ 糯米素烧鹅

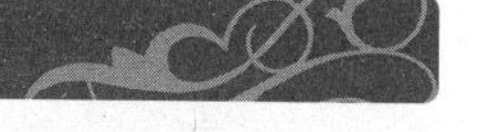

原料：豆腐皮、糯米饭、细豆沙、白糖、猪油各适量。

做法：

白糖、猪油拌入糯米饭中，将拌好的糯米饭摊在豆腐皮上，加入细豆沙，摊匀，卷成筒状，放入煎锅内煎成两面金黄色，切成块上桌。

营养解析：色泽金黄，外脆里软，香糯甜美。产后神疲乏力、乳汁稀少、不思饮食者宜食用。

❀ 牛奶蒸蛋

原料：鸡蛋 2 个，牛奶 300 毫升，白糖 20 克，奶油 10 克。

做法：

❶ 将牛奶、白糖、奶油等量分别盛于碗内调匀，放入屉内蒸熟。

❷ 在蒸熟的牛奶碗里磕入 1 个鸡蛋，上屉再蒸 8 分钟，下屉即可食用。

营养解析：羹软滑，味香甜。除为产妇补钙、铁、蛋白质外，还有生津液、润大肠、增乳、防便秘的作用。

小贴士

可用鲜牛奶、脱脂牛奶、早餐奶等，不可用酸奶制品。

乌鸡香菇汤

原料：乌鸡 1 只（约 500 克），干香菇 50 克，大葱、生姜片、料酒、盐各适量。

做法：

❶ 乌鸡宰杀后，去毛，去内脏及爪，洗净；香菇泡发洗净。

❷ 沙锅添入清水，加生姜片煮沸，放入乌鸡，加料酒、大葱、香菇，用小火炖煮至酥烂。

❸ 加盐调味后煮沸 3 分钟即可起锅。

营养解析：这道菜补益肝肾，生精养血，养益精髓，下乳。适用于产后缺乳、无乳或女子乳房扁小不丰、发育不良等。

山药红枣炖排骨

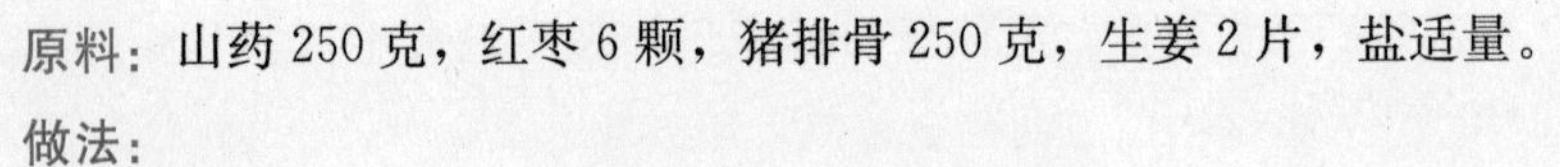

原料：山药 250 克，红枣 6 颗，猪排骨 250 克，生姜 2 片，盐适量。

做法：

❶ 山药去皮，切小块；猪排骨洗净，汆烫，去血水。

❷ 锅中加清水煮滚后，加入排骨、山药煮数分钟。

❸ 待其快煮好时，放入红枣、姜片及盐，再稍微煮一下即可。

营养解析：产后新妈妈身体多会比较虚弱，体虚则消化吸收功能比较差。不妨多煮些富有营养的汤来喝，既易于消化，又可促进食欲。

鲫鱼炖木瓜

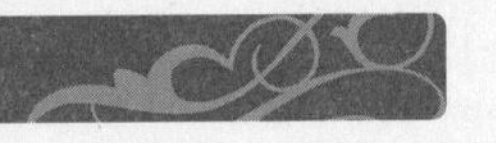

原料：鲫鱼 1 条，木瓜半个，红枣 10 颗，姜 2 片，料酒、盐、油各适量。

做法：

❶ 将鲫鱼处理干净，撕去腹内黑膜，再彻底清洗干净；木瓜去皮，切成块；红枣去核，冲洗干净。

❷ 锅置火上，放油烧热，放入姜片煸香，加入鲫鱼稍微煎一下出锅。

❸ 另起锅烧热，加入水烧开后放入鲫鱼、木瓜、红枣、料酒，烧开后用小火煲两个小时，加盐调味即可。

营养解析：木瓜有催奶的效果，乳汁缺乏的妈妈食用此汤可增加乳汁。要提醒的是，木瓜一定要煮熟了吃，生吃不但无效，还对身体恢复不利。

产后贫血

产后贫血是由于产时或产后出血较多所致，也有的因怀孕时就有贫血症状，分娩后加重贫血。贫血病情轻者，除面色略苍白外，无其他明显症状；病情较重，则可有面黄、水肿、全身乏力、头晕、心悸、胃纳减退、呼吸短促等症状。

人以血为本、为用，产妇贫血对产后身体恢复和哺育宝宝都有不良影响，需及时治疗，而饮食调养则是治疗的主要措施之一。

产后贫血和孕期贫血的区别

孕期贫血是因为需求旺盛，胎儿和妈妈都需要足够的铁。产后贫血则多是因为身体虚弱，所以在补铁的同时补元气、恢复体力也很重要。

❀ 蒸乌鸡

原料：乌鸡 1 只（重约 1000 克），黄芪 30 克，葱段、生姜、黄酒、精盐各适量。

做法：

❶ 将乌鸡去毛及内脏，留肝、心，洗净，备用；黄芪洗净，切片，放入乌鸡腹内，加适量的清水，同时放入葱段、生姜、黄酒、精盐。

❷ 将盛放乌鸡的盆放蒸锅中，隔水蒸烂，约需 2 小时。

营养解析：益气养血，滋补肝肾。乌鸡味甘性平，入肝、肾经，滋阴清热，补益肝肾。适宜产后失血过多导致贫血者食用。

小贴士

黄芪不宜与萝卜、茶叶同食。

❀ 葱烧猪蹄

原料：葱 50 克，猪蹄 4 个，精盐、黄酒、生姜各适量。

做法：

❶ 将猪蹄去毛洗净，用刀划口；葱洗净，切成段。

❷ 将猪蹄和葱段一起放入锅中，加入清水适量，先用大火烧沸，撇去浮沫，加入黄酒、精盐、生姜片，改用文火炖熟即可。

营养解析：补血通乳。猪蹄味甘咸性平，入胃经，能补血通乳。适用于产后血虚乳汁稀少者。

小贴士

大葱多用于加热调味，取葱白部分。香葱则多切碎直接撒在食物上，一般不加热。

蒸拌猪肝肾

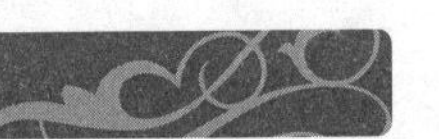

原料：猪肾1个，猪肝150克，姜丝、葱花、红辣椒粒各少许，姜汁、料酒、老抽、香油、花生油、胡椒粉各适量，汤水500毫升。

做法：

❶ 将猪肾洗净，对半切开，用刀割净白筋，去掉腰臊，斜切成厚片；猪肝洗净，切成厚片。

❷ 将猪肾片、猪肝片分别用清水浸泡1小时，换水2～3次，浸至水没有血色为止，取出放入盆中，加入姜汁、料酒、花生油腌好，入锅蒸熟，取出，撒上姜丝、葱花。

❸ 将汤水放入锅中，上火煮沸，放入猪肾片、猪肝片氽过，随即盛入碟中，加入老抽、香油、胡椒粉、红辣椒粒，拌匀即成。

营养解析：清淡，鲜香。《本草纲目》说，猪肝“甘、苦、温。补肝养血，明目，血虚萎黄、脚气浮肿、夜盲目赤者，最宜食之”。此菜肴有养肝、补肾、补血的作用，适用于产后贫血女性食用，以利于补血强身。

小贴士

猪肾异味较大，一定要去掉里面的白筋。

桂圆鸡翅

原料：鸡翅膀12只，桂圆200克，花生油75毫升，红葡萄酒100毫升，白糖20克，酱油10毫升，盐4克，水淀粉10毫升，糖色少许，汤1000毫升，葱段15克。

做法：

❶ 鸡翅膀去毛洗净，用酱油、盐腌渍。

❷ 锅置火上，放油烧热，下鸡翅炸至金黄色捞出。

❸ 锅内留油少许，置火上烧热，放入10克葱段，煸炒至出香味，加汤、红葡萄酒及鸡翅，放盐、白糖、糖色，调好色味，将鸡翅烧至热透、脱骨，整齐地码放在盘中。

❹ 桂圆用汤烧热，围在鸡翅周围。将余下的葱段用油煸出香味，把烧鸡翅的汤汁滤入，用水淀粉勾芡，浇在鸡翅上即成。

营养解析：鸡翅酥香，软烂适口。此菜营养丰富。桂圆具有补心健脾、养血安神、益智强体等功效，鸡翅可温中益气。此菜对产后气血虚弱有良好的补益作用。

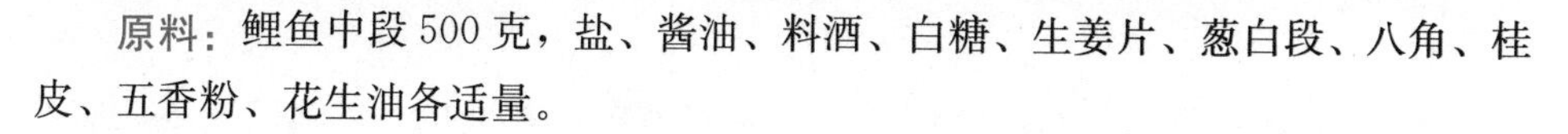

小贴士

孕期禁食，产后可食。

五香鲤鱼

原料：鲤鱼中段500克，盐、酱油、料酒、白糖、生姜片、葱白段、八角、桂皮、五香粉、花生油各适量。

做法：

❶ 将鲤鱼中段洗净，沥干水分，放砧板上，用刀剁成约1厘米厚的角块摆放于盘内，放入盐、料酒、酱油，拌匀，腌渍30分钟。

❷ 锅放火上，放入花生油，油烧至六成热时将鱼块逐个丢入锅内油炸，炸至棕黄色起壳时，用漏勺捞出鱼块，锅离火，去剩余花生油。

❸ 起热油锅，放入葱段、生姜片、八角、桂皮，略煎出香味时即倒入炸好的鱼块，加水漫过鱼面，再加酱油、白糖、料酒，旺火煮沸后改文火煮，使鱼入味，再用旺火收干卤汁，撒上五香粉，整齐地摆在盘内即成。

营养解析：香嫩醇口，有保健价值。鲤鱼含钙丰富，有补中益气、利水通乳等功效，此菜对贫血、缺钙、营养不良者都有一定的辅助治疗作用。

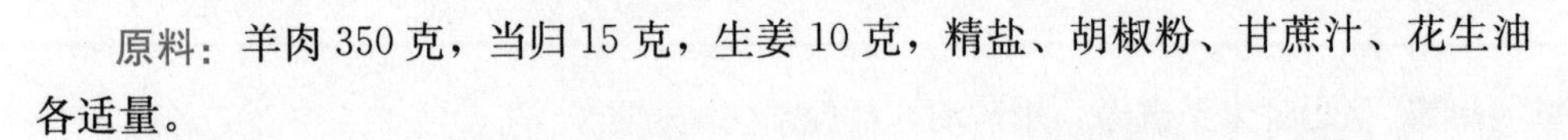

当归生姜炖羊肉

原料：羊肉350克，当归15克，生姜10克，精盐、胡椒粉、甘蔗汁、花生油各适量。

做法：

❶ 将生姜去外皮，与当归一起洗净，姜切片；羊肉洗净，切成块，放入沸水锅中烫一下，过凉水控干水分，备用。

❷ 锅置火上，加适量清水煮沸，放入生姜片、当归、羊肉块、甘蔗汁，锅加盖儿，用文火炖至烂熟，放入胡椒粉、花生油、精盐，稍煮片刻即可食用。

营养解析：鲜嫩，辣中带甜。羊肉含蛋白质、脂肪、糖类、维生素B_1、维生素B_5、尼克酸、磷、铁、钠等，具有补中益气、安心止痛、固肾壮阳等功效。当归有补血活血作用。此菜有暖胃祛寒、温补气血、开胃健脾、益胃气的功效，是适宜产妇的美味佳肴。

小贴士

甘蔗汁可用少量砂糖代替。

红枣炖兔肉

原料：红枣15克，兔肉200克，盐适量。

做法：

❶ 将兔肉洗干净，切成5厘米见方的块；红枣去核洗净。

❷ 将兔肉块、红枣放在炖盅内，加适量水，隔水炖至兔肉熟烂，放入盐，吃肉饮汤。也可用瓦煲煮兔肉、红枣至熟烂，调味食用。

营养解析：肉烂，汤微甜。红枣是一味缓和性滋养食品，有养血补脾、益气强力的功效；兔肉能补血气、利大肠、治消渴。红枣炖兔肉可治产妇因血虚引起的疲乏倦怠。

小贴士

用高压锅也可，但时间不宜过长。

香肥带鱼

原料：带鱼 500 克，牛奶 150 毫升，熟芝麻末 20 克，黄酒、精盐、胡椒粉、番茄酱、干淀粉、花生油、香油各适量。

做法：

❶ 带鱼洗净，切成 5 厘米长、1.5 厘米宽的小长块，用黄酒、精盐、胡椒粉拌均匀，腌 10 分钟，再滚上干淀粉。

❷ 锅内放花生油，烧至七八成热时，将带鱼块逐块放入锅内，炸至金黄色时捞出，装盘。

❸ 锅内留底油烧热，加少许牛奶、番茄酱，待汤汁烧开时，放入盐，停火，用淀粉勾芡，再上旺火烧滚，用锅铲不断地搅动，使汤汁不粘锅，淋入香油，撒上熟芝麻末，浇在鱼块上即成。

营养解析：补虚损，益肠胃。此菜味道鲜美而香嫩，带鱼、牛奶、芝麻相配，不仅可以提高口味，还能增强补益的功效。产妇体质虚弱、贫血者宜服。

小贴士

选购带鱼以个大为宜。

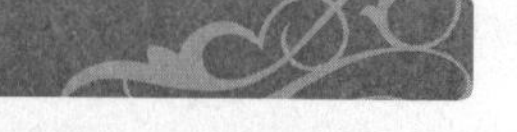

枸杞蒸鳗鱼

原料：鲜鳗鱼 300 克，枸杞子 10 克，生姜、葱、精盐、生抽、胡椒粉、淀粉、植物油各适量。

做法：

❶ 鳗鱼剖开腹，去内脏，洗净，用热水洗去黏液，切成片；枸杞子洗净，沥干；葱、生姜洗净后也切成细丝。

❷ 将鱼片放入盘中，加入精盐、生抽、胡椒粉、淀粉拌匀，再加入枸杞子，入锅中隔水蒸熟。

❸ 出锅时将葱姜丝撒在鳗鱼上，淋上少许热油，拌匀即可食用。

营养解析：补肾益精，养肝明目。含有蛋白质、脂肪、钙、磷、铁、维生素 A、维生素 C、维生素 B_1、维生素 B_2、尼克酸。枸杞子专补肝肾之阴血，产妇肝肾阴虚、腰膝酸软、头晕目眩者宜服。

小贴士

鳗鱼是发物，体表疾病患者禁用。

香炒干贝

原料：干贝 100 克，猪里脊肉 100 克，鸡蛋 2 个，精盐、花生油、鲜汤、香油各适量。

做法：

❶ 猪里脊肉用刀剁成蓉泥；干贝洗净，放碗内，加清水，上笼屉蒸 1.5～2 小时，取出后用刀面压碎。

❷ 猪蓉碗内兑入鲜汤，打入鸡蛋，用筷子快速搅拌打匀，加入干贝碎末、精盐拌匀，即成干贝的糊料。

❸ 锅内放花生油烧至六七成热，将干贝糊倒入，用锅铲不断翻炒，待鸡蛋凝结成形时，淋入香油即成。

营养解析：补五脏，益精血。此菜味道香鲜，软嫩而不油腻，含有丰富的蛋白质、多种维生素、微量元素，是医治产妇体虚劳损、贫血的良好食品。产后虚劳羸瘦、肢体乏力、贫血者宜用。

小贴士

猪里脊肉也可以用鸡胸脯肉代替。

当归大枣鸡

原料：当归 10 克，红枣 6 粒，鸡腿肉 60 克。

做法：

❶ 先将鸡腿洗净，切块，放入开水中汆烫一下。

❷ 把当归、红枣、鸡肉一起放入炖锅中。

❸ 炖锅中加水适量，盖上保鲜膜后隔水炖煮 1 个小时即可。

功效：当归可以补血，可帮助新妈妈滋养产后虚弱的身体。

花生红枣莲藕汤

原料：猪骨 200 克，莲藕 150 克，花生 50 克，红枣 10 粒，生姜 1 块，盐、鸡粉各适量，料酒少许。

做法：

❶ 将花生洗净；猪骨砍成块；莲藕去皮切成片；红枣洗净；生姜切丝。

❷ 锅内烧水，待水开后，投入猪骨，用中火煮尽血水，捞起用凉水冲洗干净。

❸ 取炖盅一个，加入猪骨、莲藕片、花生、红枣、姜丝，加入适量清水加盖，炖约 2.5 小时，调入盐、鸡粉、料酒，即可食用。

营养解析：莲藕含铁量高，对缺铁性贫血有食疗作用，红枣也是补血佳果，分娩使新妈妈血流失过多，一碗浓浓的花生红枣莲藕汤将会是你的最佳选择。

小贴士

藕性偏凉，产后不宜过早食用，一般产后 1～2 周后吃藕，可以补血逐瘀。

阿胶糯米粥

原料：糯米 100 克，阿胶 50 克，红糖适量。

做法：

❶ 阿胶洗净，捣碎；糯米淘洗干净，用清水浸泡约 2 小时。

❷ 锅内放入清水、糯米，先用大火煮沸后，再改用小火熬煮成粥。

❸ 下阿胶拌匀，再用红糖调味即可。

营养解析：这道菜滋养补血，能固表止汗，缓解气虚所导致的盗汗、产后腰腹坠胀、因劳动损伤后气短乏力等症状。

产后腹痛

产妇分娩后小腹持续疼痛，或者产后以小腹痛为主症者称为产后腹痛。导致产后腹痛的原因是气血运行不畅，多由血虚或血瘀所致。血虚者为胞宫失

濡，“不荣而痛”；血瘀者为瘀血停滞，“不通而痛”。

分清症状治疗产后腹痛

产后腹痛食疗要分清是实还是虚，实症者多腹痛而拒按，恶露量少而色紫黑有块；虚症者腹痛而喜按，恶露色淡。血瘀者宜温经散血，血虚者宜温经养血止血。总之，要考虑产后产妇多虚的特点。

红鸡冠花鸡蛋

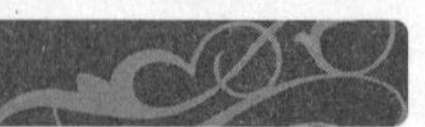

原料：红鸡冠花 3 克，鸡蛋 2 个。

做法：

将红鸡冠花用水煎取汁，鸡蛋磕入碗内，用煎好的药汁冲入鸡蛋碗内调匀，隔水蒸至蛋液熟时即可（温食，每天 1 次）。

营养解析：松软适中，行血化瘀，适用于产后气血不和、腹痛。

小贴士

鸡冠花是一种中药，分红黄两种，要注意区分。

当归煮猪肝

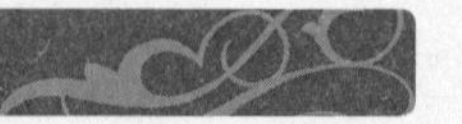

原料：当归 15 克，胡椒、红花、肉桂各 9 克，猪肝 1 具（约 1500 克）。

做法：

❶ 将四味中药碾为粗末。

❷ 在猪肝上切挖数孔，装入药末，放入锅中，加入清水约 2500 毫升，上火煮约 1 小时，食肝饮汤。

营养解析：温经散寒、暖肾回阳、养血活血、化瘀止痛、养肝明目，对产后寒凝经脉所致的腹痛有较好的治疗作用。

小贴士

也可将猪肝切片与药同煮。

麦芽田七蒸肉

原料：田七 8 克，麦芽 8 克，瘦猪肉 150 克，料酒、茹粉、植物油、精盐各适量。

做法：

❶ 田七、麦芽研成粉末；瘦猪肉洗净，剁成蓉。

❷ 盆中放入药末、茹粉、猪肉蓉、料酒、植物油、精盐，搅拌至黏，摊平，入锅隔水蒸熟即可。

营养解析：田七生品止血活血、消肿止痛；熟品可补血和血，用于气血不足、贫血等症。此菜具有活血化瘀、消肿止痛作用。可用于防治产后瘀血、全身青肿疼痛。每天 1 剂，连食 3～5 日。

小贴士

食少量麦芽可以通乳，过量食用麦芽会导致断乳。

蜜饯红娘

原料：京糕（即山楂糕）300 克，淀粉、面粉各 50 克，白糖 150 克，蜂蜜 30 毫升，花生油 500 毫升。

做法：

❶ 将淀粉、面粉在碗内用水调成稠糊；京糕切成 1 厘米见方的条块，放入淀粉糊中浆匀。

❷ 锅内放油，上火烧至七成热，将京糕条逐条下锅内（不能粘连），炸至金黄色时捞出。

❸ 锅内加水上火，放入白糖、蜂蜜，用文火熬至糖汁将能拔成丝时将京糕条下锅，抖匀，装盘即可。

营养解析：外焦里嫩，酸甜适口。活血化瘀，消食化积。适用于瘀血所致的腹痛。

小贴士

炸制过程中要注意火候，时间不要太长。

清蒸木耳猪肉

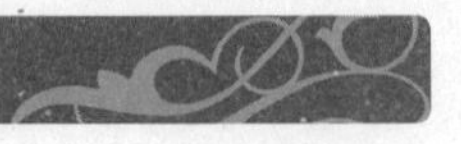

原料：黑木耳30克，猪肉100克，淀粉、葱段、生姜片、精盐、黄酒各适量。

做法：

❶ 黑木耳用温水泡发，择洗干净；猪肉洗净后切片，用淀粉、葱段、生姜片、精盐、黄酒拌匀。

❷ 拌好的猪肉片和黑木耳同放在碗中，于锅内隔水蒸熟烂即可。

营养解析：滋阴润燥，活血止血。此菜味鲜嫩，且原料和制作均方便，产后腹痛喜按者宜常服。

小贴士

用猪五花肉或者猪里脊肉为佳。

雪菜煮莲藕

原料：雪菜150克，莲藕100克，鱼丸50克，红枣10克，生姜10克，清汤适量，熟鸡油5毫升，盐6克。

做法：

❶ 雪菜去叶留茎切成段；莲藕去皮切块；红枣泡透；生姜去皮切片。

❷ 烧锅加水，待水开时投入雪菜段、莲藕块，煮去其中苦味，捞起冲透。

❸ 另烧锅下油，放入姜片、雪菜段、莲藕块、红枣，注入清汤，放入鱼丸煮透，调入盐，再煮5分钟即可食用。

营养解析：此菜可和脾、利水、止血，适用于由血瘀引起的产后腹痛、子宫出血淋漓不断等症。

小贴士

雪菜腌制前就是雪里红，没腌制好的雪菜不能生吃。

海带豆瓣炖猪蹄

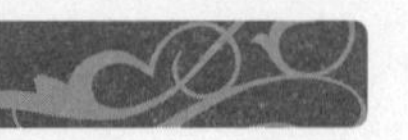

原料：海带100克，猪蹄2只，豆瓣酱适量。

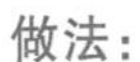

做法：

❶ 海带洗净后用冷水泡发，再洗净，切成菱形片。

❷ 猪蹄拔净残毛，除去猪蹄壳，刮洗干净，放入锅中，加清水适量，再将海带片、豆瓣酱放入，用旺火烧开，再改用文火炖至猪蹄烂熟即可。

营养解析：此菜用豆瓣酱作为调料，味道独特，既保持了养血化瘀的功效，又能消食导滞，增进食欲。养血益阴，软坚化瘀止痛，对产后腹痛属血虚血瘀、脉络不通者均有疗效。

小贴士

海带浸泡后先用刷子刷干净，然后再用清水漂洗。

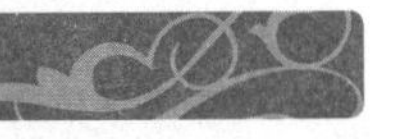

桂姜蒸瘦猪肉

原料：肉桂 3 克，姜黄 3 克，瘦猪肉 250 克，香油、精盐各适量。

做法：

❶ 将肉桂、姜黄研成细末；猪肉洗净，剁成肉蓉。

❷ 将肉桂末、姜黄末、猪肉蓉一起放入蒸盘中，加入香油、精盐搅拌至黏，然后摊平于盘中，入锅蒸熟即成。

营养解析：鲜嫩，有草药清香味。肉桂，味辛甘，性大热，有补阳、散寒、止痛的作用。姜黄，味苦辛，性温，有破血行气的作用，可以消痈肿、破瘀血，治气滞血瘀的胸痛和腹中结块的腹痛。此菜能温寒散血，可用于防治产后寒凝血淤作痛。

小贴士

阴虚内热者禁用。

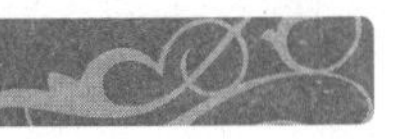

蒜苗牛心菜

原料：蒜苗 150 克，牛心菜 100 克，红萝卜 10 克，黑木耳 10 克，生姜 5 克，花生油 10 毫升，盐 6 克，白糖 1 克，水淀粉适量，麻油 1 克，料酒 2 克。

做法：

❶ 蒜苗切成段洗净；牛心菜切粗条；红萝卜去皮切粗条；黑木耳切条；生姜去皮切条。

❷ 锅内烧水，待水开时放入料酒、牛心菜，用大火快速烫一下，马上捞起。

❸ 另烧锅下油，待油热时投入姜条、蒜苗、红萝卜条，加少许盐炝炒片刻后，加入黑木耳、牛心菜条，调入盐、白糖炒透，用水淀粉勾芡，淋入麻油即可。

营养解析：蒜苗含丰富纤维素，对治疗虚冷引起的腹痛特别有效，是治疗因分娩时大量出血或产后贫血引致月经不顺、腰痛等症状的最佳菜品。

小贴士

蒜苗不宜炒时间太长，也不宜做汤。

八宝鸡

原料：肥母鸡1只（约1500克），猪肉500克，党参、白术、茯苓、炙甘草、熟地、白芍各10克，当归15克，川芎6克，食盐15克，葱、姜各10克。

做法：

❶ 鸡宰后去毛，剖腹去内脏，洗净，切成小块；猪肉洗净，切成小块；八味中药用干净纱布包裹。

❷ 将鸡块、猪肉块放入锅中，加水约4000毫升，并把药包放入锅中，置火上煎煮，先用旺火烧开，撇去浮沫，加入葱、姜、食盐。

❸ 改用小火炖至鸡肉及猪肉烂熟，去药包，分次食鸡肉、猪肉，喝汤。

营养解析：益气养血、生精濡脉、补养五脏，适用于产后气血虚弱、筋脉失养所致的腹痛。

小贴士

此菜分量较多，至少分4次以上食用。

荠菜汤

原料：鲜荠菜、红糖各60～90克。

做法：

将鲜荠菜洗净切碎，放入锅内，加红糖用微火炒香，加水煎十余分钟即可食用。

营养解析：养血活血、清肝调脾、和血利水，对于产后瘀血内阻所致的腹痛者较为适宜。又因其有利水之功，可用于治疗小便不利、淋漓涩痛等。

小贴士

荠菜等野菜平时吃一点对身体大有好处，但是不能代替平时的蔬菜，起调节口味作用即可。

桂皮红糖汤

原料：桂皮6克，红糖20克。

做法：

将桂皮碾成末。锅内加适量水，烧开，放入桂皮末及红糖，煮约20分钟后，取汁饮用。

营养解析：甜中有清香味。桂皮为中药，有发汗、解除肌表及四肢风寒和温通经络的作用，可治恶寒发热。红糖补血。此汤温经散寒，化瘀止痛，养血活血。适用于产后寒凝血瘀、经脉不畅所致的产后腹痛者。

小贴士

经期慎用。

白芷菠菜羊肝汤

原料：菠菜250克，羊肝200克，白芷末2克，香油、精盐各适量。

做法：

❶ 将菠菜择洗干净，切段；羊肝洗净，切片，放入碗中，加入白芷末、香油、精盐，拌匀腌渍，备用。

❷ 锅置火上，加适量清水煮沸，放入羊肝片、菠菜，煮熟时加入精盐调味即可。

营养解析：鲜香，清淡。白芷有发散风寒、止痛的作用。羊肝有益血、补肝、明目的作用。菠菜有养血、止血、补血的作用。适于产后血虚身痛者食用。

小贴士

阴虚内热者慎用。

肠宁粥

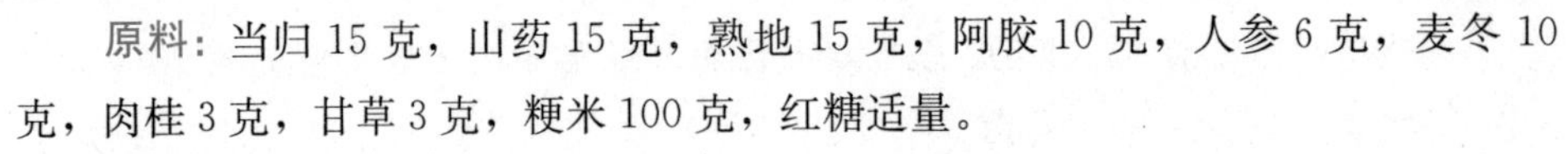

原料：当归15克，山药15克，熟地15克，阿胶10克，人参6克，麦冬10克，肉桂3克，甘草3克，粳米100克，红糖适量。

做法：

❶ 将诸药洗净后放入布包中，入清水中煮熬，留汁去渣。

❷ 粳米淘洗干净，用药汁煮成粥，加入红糖即可食用。

营养解析：当归、熟地、阿胶均为养血之品。当归养血活血、补血益气止痛。适于产后腹痛属于血虚气弱者。

小贴士

经期禁用。

兰花粥

原料：泽兰30克，粳米50克，红糖适量。

做法：

先将泽兰洗净，煎煮后取汁去渣；粳米淘洗干净，加入泽兰汁煮粥，至米烂加红糖适量即可。

营养解析：活血化瘀，利水消肿。适用于产后血瘀腹痛兼有水肿者。泽兰味苦辛性微温，入肝、脾经，能行血去瘀，通经消水。粳米补中益气，健脾养胃。红糖活血化瘀、缓急止痛。

小贴士

孕期禁用，产后可用。

羊肉萝卜粥

原料：羊肉500克，白萝卜100克，高粱米150克，橘皮5克，羊肉汤1500毫升，葱末、姜末、黄酒、五香粉、精盐、香油各适量。

做法：

❶ 橘皮洗净后切成末；白萝卜洗净后切成小丁，备用；羊肉洗净后切成薄片，放入锅中。

❷ 锅置火上，放入羊肉汤、黄酒、五香粉、橘皮末，煮至羊肉片成碎烂状。

❸ 高粱米淘洗干净，同白萝卜丁一起放入盛羊肉片的锅中，再煮，成稀粥，加入精盐、葱末、姜末、香油等调味料即可食用。

营养解析：白萝卜味辛甘性凉，入肺、胃经，消积滞，化痰热，宽中下气解毒，除含有葡萄糖、蔗糖外，还含大量的维生素C。补中益气，开胃消食，治产后虚劳腹痛。此粥既可补益脾胃之气，又能消食导滞、理气止痛，对于产后腹痛属虚寒虚弱者较为适宜。

小贴士

羊肉膻味较大，但是白萝卜可以去除这种膻味，所以羊肉常和白萝卜一起烹饪。

山药粥

原料：山药50克，羊肉100克，大米100克。

做法：

❶ 将羊肉去筋膜，洗净，切成碎末；山药去皮洗净后切块；大米用清水淘洗干净。

❷ 锅内放水，上火，将羊肉末、山药块与大米同下锅，旺火煮开后撇净浮沫，转中火煮至米熟肉烂即可。

营养解析：粥稠肉烂。益气补血，温中暖下。适用于产后虚冷腹痛。

小贴士

山药汁粘在手背或胳膊上会发痒，切山药的时候可戴上手套。

羊肉羹

原料：当归15克，羊肉100克，面粉150克，生姜3片，精盐、葱各适量。

做法：

❶ 羊肉用开水洗净，去膻味，切片；葱去皮切成葱花。

❷ 生姜片、葱花、羊肉片、当归同放入锅中，加水适量，放入精盐，置火上煲 2～3 小时。

❸ 从汤中捞出当归、生姜，留羊肉片，继续烧沸，加水、面粉搅拌，面粉糊熟即成。

营养解析：羊肉温中补血，益气补肾，能壮筋骨、厚肠胃。当归温润活血，行滞止痛。生姜温中散寒兼行滞止痛、补血虚、温脾胃。对产后腹中冷痛，为虚寒腹痛者疗效颇佳。此羹味鲜嫩，略有草药味，需热后服下。是由汉代医学家张仲景名著《金匮要略》中的“当归生姜羊肉汤”衍变而来，原方主治寒疝、腹中痛及胁痛里急者。在此取其温里补血止痛之效，治产后腹痛。

小贴士

将白萝卜去皮切条，和羊肉混在一起洗，可以去羊膻味。

羊排粉丝汤

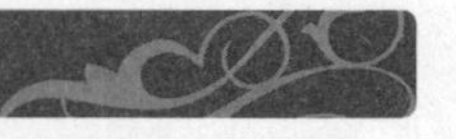

原料：羊排骨 500 克，粉丝 50 克，葱段、姜片、蒜片各适量，香菜段 10 克，醋、精盐各适量，花生油 50 毫升。

做法：

❶ 将羊排骨洗净后剁成块；粉丝用温水泡发好，备用。

❷ 炒锅上火，放油烧热，用葱、姜、蒜炝勺，放入羊排块，翻炒片刻，放醋，添水烧开，撇去浮沫。

❸ 转文火煮至羊肉酥烂时放入粉丝，用精盐调味后撒上香菜段即可。

营养解析：肉酥烂，汤味鲜。补虚散寒。适用于产后虚寒小腹冷痛。

小贴士

粉丝选择细粉，注意买正规厂家的粉丝，以防止含铅毒的粉丝。

产后便秘

产后大便艰涩不畅，或数日不解，　或大便干结疼痛，难以便出者，称为产后便秘。大多数产妇都会有不同程度的便秘现象。引起产后便秘的原因：

❶ 由于产褥期胃肠功能减弱，肠蠕动慢，肠内容物在肠内停留时间长，使水分吸收造成大便干结。

❷ 经过妊娠腹部过度膨胀，使腹部肌肉和盆底组织松弛，排便力量减弱。

❸ 产后人体虚弱，排便力量减弱。

❹ 饮食结构不合理，蔬菜、水果吃得少。

中医认为产后便秘是由于分娩失血，营血俱虚，肠道津液缺乏，不能蠕动肠道所致。

日常饮食护理建议

❶ 多吃富含粗纤维的蔬菜和水果。

❷ 在进行食疗的同时，还应养成定时排便的习惯。

❸ 此外，还要注意腹肌的锻炼。

鸡丝苋菜

原料：嫩苋菜 250 克，熟鸡丝 50 克，熟火腿丝 50 克，料酒 10 毫升，精盐 3 克，水淀粉 15 毫升，蒜片 4 克，熟鸡油 5 毫升，鲜汤少许，花生油适量。

做法：

❶ 将苋菜择去老梗和黄叶，洗净，切成 4 厘米长的段，放入开水锅中焯一下，捞出用凉水过凉，挤干水，备用。

❷ 炒锅上火，放入花生油，烧至七成热，用蒜片炝锅，捞出蒜片不要，下入苋菜段煸炒几下，加入料酒、精盐和少许鲜汤，烧开。

❸ 待苋菜入味后用水淀粉勾芡，淋上鸡油，撒上熟鸡丝、熟火腿丝，翻勺，起勺装盘。

营养解析：口感脆嫩。能清热除湿，补虚羸、通利二便，可辅助治疗女性产后便秘。

小贴士

烫苋菜 3～5 秒即可，时间长了破坏其营养物质。

大麻仁粥

原料：大麻仁 10 克，粳米 200 克，白糖 30 克。

做法：

❶ 将大麻仁洗净，用干净纱布包裹，备用。

❷ 将粳米淘洗干净，放入铝锅内，加水（约 800 毫升）及装大麻仁的包，置火上煮，待粳米开花即可取出大麻仁，至粥汁稠浓时离火，加白糖，稍冷却即可食用。

营养解析：润肠通便，对产后便秘效果较好。

小贴士

也可将大麻仁煎汁去渣，取汁加水用粳米熬粥。

首乌粥

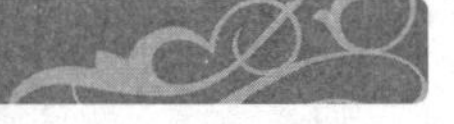

原料：首乌 30 克，粳米 60 克。

做法：

首乌洗净，切片，粳米淘洗干净；将首乌与粳米共置锅中，加入清水 400 毫升左右，上炉煮至粳米开花汁黏即可离火食之。

营养解析：生津养血、润肠滑便，适用于津血亏虚、产后便秘者。

小贴士

何首乌对肝脏不好，所以肝脏有问题者慎用。

恶露不止

恶露是胎儿娩出后，子宫内遗留的余血浊液。正常的恶露应在产后 3 周左右排干净，若超过正常时间，阴道内仍有暗红色血性分泌物排出，淋漓不断者，称为产后恶露不止，亦称恶露不尽或恶露不绝。

现代医学认为，恶露不止的原因主要是产后感染、子宫收缩恢复不良、胎盘残留宫腔等，对此病除应及时针对其病因进行治疗外，还可进行食疗。

小心产后妇科病

中国人产后要坐月子，坐月子除了补充营养补元气以外，就是为了恢复身体的正常状态，如果产后不注意保养，很容易留下各种难缠的妇科病。

五白糕

原料：白扁豆50克，白莲子50克，茯苓50克，白菊花15克，山药50克，面粉100克，白糖100克。

做法：

❶ 将白扁豆、白莲子、茯苓、山药、白菊花磨成细面，与面粉调匀；加水和面，或加鲜酵母令其发酵，发好后揉入白糖。

❷ 上笼沸水武火蒸30分钟，至熟，出笼后切成块状做主食用。

营养解析：此糕健脾和胃，补血养血，兼以清肝热，非常有益于乳母食用。

人参蒸乌鸡

原料：乌鸡1只（约750克），人参10克，精盐少许。

做法：

❶ 将乌鸡宰杀，去毛及内脏，洗净；将人参用温水泡软后切片，装入乌鸡腹腔内。

❷ 将乌鸡放入蒸碗内，放入适量精盐和水，隔水蒸至鸡酥烂时即可（食肉，饮汤）。

营养解析：鸡肉酥烂，汤鲜味浓。适用于气虚诸症，尤适宜产后恶露不绝者。

小贴士

人参大补元气，对怀孕不利，所以人参适合产后服用，不适合孕期服用。

莲藕羊排汤

原料：羊排、莲藕、鸡汤、料酒、精盐、葱结、姜片各适量。

做法：

❶ 羊排切块，入沸水锅中略烫。莲藕洗净，切块。

❷ 取沙锅一只，放入羊排块、莲藕块、鸡汤、料酒、葱结、姜片，上火炖至酥糯，加精盐即成。

营养解析：温补肝肾，养阳生津。此菜含丰富的蛋白质、维生素 B_1 和钙质，还有止血、止痛功效，是产后恶露不尽、小腹痛者复原的滋养佳品。

藕节芋头鸭蛋

原料：鲜生藕节 60 克，鲜芋头 60 克，鸭蛋 1 个，冰糖适量。

做法：

❶ 生藕节、鲜芋头洗净，去皮（去皮时要戴塑料手套，以免手沾上芋头的黏液后容易过敏发痒），切成小块。

❷ 鸭蛋磕入沸水中，煮成荷包蛋。

❸ 藕节块和芋头块放入清水锅中，煮至烂熟，再把鸭蛋放入，加入冰糖调味即可食用。

营养解析：鸭蛋中含有丰富的蛋白质、脂肪、糖类、维生素 A、钙、铁、钾、钠等物质。此菜味道香甜细腻，芋头和藕节都生长在有水的泥里，故性偏寒，很适合血瘀及恶露不止的产妇。

小贴士

芋头汁沾在手背或胳膊上会发痒，冲洗后用生姜片擦一下就好了。

鸡子羹

原料：鸡蛋 3 个，阿胶 30 克，甜酒 100 毫升，精盐 1 克。

做法：

❶ 先将鸡蛋打入碗内，用筷子搅匀，备用。

❷ 把阿胶打碎，在锅内泡，加入甜酒和少许清水，用小火煎煮，待胶化后，倒入鸡蛋，点入精盐调味，稍煮片刻即可食用。

营养解析：滋阴养血，清热宁血，调养冲任。对女性阴血不足、血虚生热、热迫血溢而致的产后恶露不尽很有效，既可养体又可止血。

小贴士

阿胶虽然是补血圣药，但是也不宜常吃，食用的话每周 1～2 次就可以了。

小米鸡蛋红糖粥

原料：小米 100 克，鸡蛋 3 只，红糖 100 克。

做法：

先将小米淘洗干净，备用；在洗净的煮锅内放入清水、小米，置于炉火上，先用旺火煮沸，再用文火熬煮至粥成，打入鸡蛋搅匀，略煮，以红糖调味即成。

营养解析：补脾胃，益气血，活血脉。适用于女性产后虚弱、口干口渴、产后虚泻、恶露不尽、产后血痢，是女性产后补养保健佳品。

小贴士

有些产妇不喜欢小米、鸡蛋打碎在一起吃，可以做小米红糖粥和鸡蛋一起吃。

鸡蛋大枣汤

原料：鸡蛋 2 个，大枣 10 枚，料酒 30 毫升，醋 30 毫升。

做法：

❶ 将大枣洗净，去核；鸡蛋打入瓦盅内，加入料酒、醋搅匀，再放清水搅匀，放入大枣。

❷ 锅置火上，放入盛蛋液的瓦盅，隔水炖 20 分钟，离火，即可食用。

营养解析：汤羹略酸，有酒香味。此汤有补气养血、收敛固摄的功效。可用于治疗产后气虚、恶露不尽。

益母木耳汤

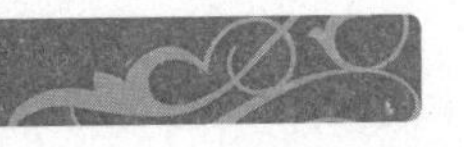

原料：益母草 50 克，黑木耳 30 克，白糖 30 克。

做法：

❶ 益母草用纱布包好，扎紧口；黑木耳水发后去蒂洗净，撕成碎片。

❷ 锅置火上，放入适量清水、药包、黑木耳，煎煮 30 分钟，取出益母草包，放入白糖，略煮即可。

营养解析：甜香，软滑。益母草是妇科要药，不论产前、产后都能起到生新血、去瘀血的作用。黑木耳有活血止血的作用。此汤能养阴清热、活血止血。可用于防治产后血热、恶露不尽。

小贴士

水要略多一些，避免煮成粥。

黄芪橘皮粥

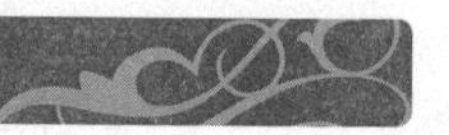

原料：黄芪 30 克，粳米 100 克，橘皮 3 克，红糖适量。

做法：

❶ 将黄芪、橘皮洗净，放入锅中，加适量的清水，上火煎熬后去渣，取汁备用。

❷ 锅置火上，放入粳米、黄芪橘皮汁和适量的清水煮粥，粥成后加入红糖调匀，即可食用。

营养解析：橘皮味苦甘性温，入肺、脾经，理气健脾，燥湿化痰，消胀止呕，含胡萝卜素、维生素 C、维生素 B_1 等营养素。能益气摄血止血。治产后气虚不摄、恶露不尽。

小贴士

黄芪每次的使用量是 10 克左右，所以本粥分 3 次吃为宜。

桃仁藕汁瘦肉汤

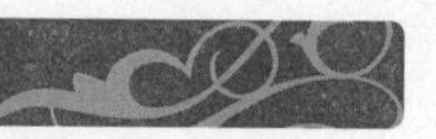

原料：核桃仁 100 克，莲藕 100 克，猪瘦肉 50 克，枸杞子 5 克，生姜 10 克，葱 5 克，花生油 8 毫升，盐 6 克，白糖 1 克，玫瑰露酒 2 毫升，熟鸡油 1 毫升，清汤适量。

做法：

❶ 核桃仁泡透；莲藕去皮斩成末；猪瘦肉斩成末；枸杞子泡透；生姜去皮切粒；葱切成葱花。

❷ 烧锅下油，放入姜粒、莲藕末、猪瘦肉末炒散，注入清汤、玫瑰露酒，用中火煮。

❸ 待汤煮至出味，下入枸杞子，调入盐、白糖、核桃仁，用大火滚透，撒上葱花，淋入熟鸡油即可。

营养解析：此汤有活血、散瘀的功效，可治产后恶露排不出的疾病。

小贴士

莲藕有通透的作用，各种凝滞、消化不良疾病患者平时都可以多吃一点莲藕。

三七粥

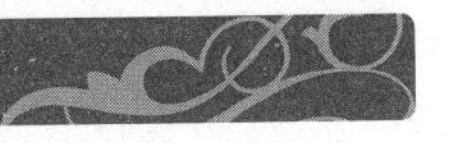

原料：三七粉 3 克，粳米 60 克，红糖 30 克。

做法：

❶ 将粳米淘洗干净。取一煮锅，加入清水适量，上火烧开，下入粳米和三七粉。

❷ 改用文火熬煮至米烂粥稠时，离火，加入红糖搅匀，出锅即成。

营养解析：粥稠，味甜香。三七为中药，有止血行瘀、消肿定痛的作用，并有止血不留瘀血、行瘀不伤新血的优点。此粥能化瘀止痛、益气养血。对女性产后瘀血阻滞、络脉不畅所致的产后恶露不下，疗效甚佳。同时，亦可用于因瘀血内停所致的其他产后疾病，如产后腹痛、恶露不尽等症。红糖还可以补血养血。

小贴士

三七粉，可分为生三七粉和熟三七粉。生三七粉多用于外伤治疗，熟三七粉多用于产后恢复。

藕节黄芪猪肉汤

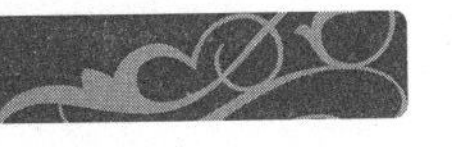

原料：藕节 30 克，莲子 15 克，黄芪 30 克，猪瘦肉 100 克，干山药 30 克，党参 30 克，精盐、黄酒、葱段、生姜片各适量。

做法：

❶ 猪瘦肉洗净后切成小块；将藕节、莲子、黄芪、干山药、党参洗净，加猪肉块，全都放入锅中，加适量清水。

❷ 锅置火上煮沸，撇去浮沫，加葱段、生姜片、黄酒、精盐，盖好锅盖，慢

火炖至肉烂汤浓即成。

营养解析：此汤猪肉嫩烂，有药之清香气味，所采用的药以补益之品居多，其中黄芪、党参专补中焦脾胃之气；山药、莲子性平而脾肾双补，四味入气分，以补气为主；猪肉以益阴润燥为主，专走阴分，以补阴为主；藕节活血。产妇若气阴不足，恶露不尽，则可食用此汤。

核桃仁粥

原料：核桃仁 50 克，粳米 100 克，红糖少许。

做法：

❶ 将核桃仁用温水泡一下，去皮，加水磨成浆；粳米淘洗干净。

❷ 锅置火上，放入清水，下入粳米、桃仁浆，用旺火煮沸后，改用小火煮至米熟烂后加入红糖，调味即成。

营养解析：具有活血通经、祛瘀止痛的功效，可用于治疗女性产后恶露不尽、瘀阻腹痛等症。

小贴士

核桃仁之所以有苦味，都是因为那一层种皮。

苎麻粥

原料：糯米 100 克，鲜苎麻根 100 克，红枣 10 枚。

做法：

❶ 将糯米淘洗干净；红枣洗净后去核；将苎麻根洗净，在沙锅内添水，上火煮 30 分钟后取汁去渣。

❷ 净锅添适量水，上火，放入糯米、枣、苎麻根汁，煮开后转中火，至糯米熟烂。

营养解析：粥稠米烂，微甜。清热活血。适用于血热所致的产后恶露不绝。

小贴士

肠胃不好、大便不成形者禁用。

五味蛋

原料：鸡蛋2个，当归15克，川芎12克，炮姜3克，田七粉1克，益母草30克，料酒、精盐、葱各适量。

做法：

❶ 将当归、川芎、炮姜、益母草、田七粉放入纱布袋内，扎紧袋口；鸡蛋用清水洗净；葱洗净后切段。

❷ 将药袋放入大沙锅内，加水，用旺火煮30分钟。

❸ 将鸡蛋放入煮熟，取出后剥壳，将蛋和蛋壳再放入药锅内，放料酒、精盐、葱段，改中火再煮20分钟，捞出葱段、蛋壳不要，吃蛋饮汤。

营养解析：汤汁微苦。活血化瘀，行气止痛。适用于瘀血内阻所致产后恶露不绝。

小贴士

产后的各种汤都不适合放太多盐，为了调节口味，可以放一点香油。

鸡蛋大枣汤

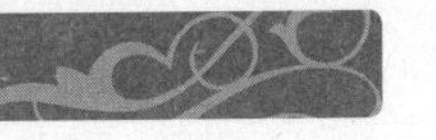

原料：鸡蛋2个，大枣10枚，料酒10毫升，醋10毫升。

做法：

❶ 将大枣洗净，去核；鸡蛋打入汤碗内，加入料酒、醋调匀，再放清水调匀，放入大枣。

❷ 锅置火上，放入盛蛋液的汤碗，隔水炖20分钟。

营养解析：汤羹略酸，酒香味浓。有补气养血、收敛固摄的功效。可用于治疗产后气虚、恶露不尽。

凉拌藕节丝

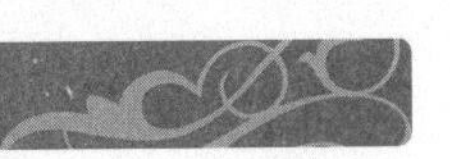

原料：生藕节500克，生姜、米醋、精盐、白糖、香油各适量。

做法：

❶ 藕节洗净后，去皮，切成细丝；生姜洗净后切成细丝，备用。

❷ 锅置火上，放入清水，烧沸，将藕丝倒入焯过，捞出后用清水浸泡，再控干水分，加姜丝、米醋、精盐、白糖拌匀，再淋入香油即可食用。

营养解析：清热凉血，活血化瘀。可治产后血瘀恶露不止。

小贴士

藕比较脆，切丝困难，切的时候要顺着孔洞的方向顺丝切。